力学で読み解く
からだの動き

――――― 動作理解のための
基礎バイオメカニクス

編著／関屋 昇
著／佐藤 満・山崎弘嗣・加茂野有徳

三輪書店

執筆者一覧

編著

関屋　　昇　　元 昭和大学保健医療学部理学療法学科

著者

佐藤　　満	昭和大学保健医療学部理学療法学科	1章, 2章, 5章担当
山崎　弘嗣	理化学研究所 BTCC 知能行動制御ユニット	3章, 4章担当
加茂野有徳	昭和大学保健医療学部理学療法学科	6章担当
関屋　　昇	（同上）	7章担当

はじめに

　このテキストは，ヒトがさまざまな姿勢や動作をするときに身体の内外で生じている現象を力学的に理解するための入門書です．身体運動のバイオメカニクスに関するさまざまなテキストがありますが，入門レベルで終始していたり，数式による記述ばかりで難解であったり，理論で終始して実際的でなかったりと，力学の初心者が身体運動の力学的理解を深めていくためのテキストとしては十分とはいえません．

　このテキストでは，力をイメージすることからはじめて，静力学の考え方，力を含めない運動解析法（キネマティクス），直線運動の動力学，流体力学，回転運動の動力学，多関節運動の動力学へとスモールステップで段階的に進め，一つひとつの事柄を，数式だけでなく，図と言葉で丁寧に説明するように心がけました．入門書ではありますが，バイオメカニクスや運動制御の専門書や専門雑誌を理解できるレベルに達することも意図しています．教科書としても，自習書としても使っていただけると思います．また，本文の内容を理解しやすいように，「付録」で数学的な基礎事項を説明しています．

　各章の概略は以下のとおりです．

　第1章：力とは何かを，身近な例を提示しながらわかりやすく説明しています．その中で，力の作用線，作用と反作用，力の合成と分解，重力と重心，筋収縮と張力，摩擦とその役割，物体の変形と力などがイメージしやすくなります．

　第2章：ヒトの身体を例として，静力学的解法が説明されます．力のつり合いと力のモーメントを考えることにより，身体の内部で作用する筋張力や関節に生じる力が推定できるようになり，想像以上に大きな力が身体内部に生じていることが明らかになります．また，重心の求め方，重心を用いた簡略化，安定性などにも言及します．

　第3章：力を含めない運動の解析法（キネマティクス）の重要事項が取り上げ

られています．位置や角度の変化，速度と角速度，加速度と角加速度，座標変換，順運動学と逆運動学，向心加速度とコリオリの加速度などが理解できるようになります．

第4章：並進運動の力学として，慣性の法則，直線運動の運動方程式，運動量，力積，仕事と力学的エネルギーなどが，立ち幅跳び，ジャンプ，スクワット，歩行などを例に説明されています．身体運動を重心の運動として単純化することにより運動の本質が明らかにされます．

第5章：流体力学の基礎的内容が説明され，大気圧や水圧，浮力，血流，血圧，点滴，筋の粘性などの問題への力学的理解が深まります．

第6章：回転運動の力学の重要事項が取り上げられ，歩行中の下肢関節を例に，多リンクの関節運動における関節トルクやパワーの求め方が理解できます．

第7章：3次元の角度表現の方法としてのオイラー角や行列法が説明され，その効用と限界が明らかになります．また，多リンク機構における関節トルクへの周辺の関節からの影響（相互作用トルク）が理解できるようになります．

付録：付録には，本文を理解するために必要な数学の基礎事項を取り上げました．数学の専門書へ手を伸ばす煩わしさを避けることができると思いますが，詳細は専門書をご参照ください．

目次

第1章
力とはなにか　　　　　　　　　　　　　　　　　　　　　　　　　1

1·1　力をどう表すか──力を図示する方法 …………………………… 2

　1·1·1　力とは　…2

　1·1·2　力をどう表現するか　…2

　1·1·3　力は物体間で作用する　…4

1·2　作用と反作用──間違えやすい2つの力 ……………………… 5

　1·2·1　反作用とは　…5

　1·2·2　反作用は実感しづらい？　…6

　1·2·3　作用と反作用は働く対象が違う　…7

　1·2·4　身体の内部でみられる作用と反作用　…8

1·3　力の合成──複数の力をひとつにまとめる ………………………… 9

　1·3·1　力の大きさと向き──ベクトルの表し方　…9

　1·3·2　力の足し算（合成）　…9

1·4　力の分解──ひとつの力を複数に分ける ……………………… 15

　1·4·1　力は分けることもできる　…15

　1·4·2　身体運動に関する力を分解する　…16

1·5　重力──身体運動に作用する重要な力 ……………………… 18

　1·5·1　地球からの力の作用である重力　…18

　1·5·2　重力の大きさ　…18

　1·5·3　もうひとつの力の単位「ニュートン」　…21

　1·5·4　重力の反作用　…22

1·6　重心──身体運動の理解に役立つ特別な点 ………………… 24

　1·6·1　身体の大きさは厄介者　…24

　1·6·2　重心はなぜ便利か？　…25

　1·6·3　身体の重心　…25

v

1・6・4　身体各部にも重心がある　…26

1・7　筋と張力——身体運動の力源　………………………………………………… 28

1・7・1　張力とは　…28

1・7・2　筋の張力　…29

1・7・3　曲がっている筋の張力が作用する方向　…29

1・7・4　筋の張力と身体の運動　…30

1・8　摩擦力——身体運動に関与するもうひとつの力　………………………… 32

1・8・1　摩擦による力　…32

1・8・2　物体が動いているときの摩擦　…34

1・8・3　歩行と摩擦力　…34

1・8・4　関節内の摩擦　…35

1・9　物体の変形——力に応じて形が変わる　…………………………………… 37

1・9・1　押されたときと引っ張られたときの変形　…37

1・9・2　弾性変形と弾性率　…38

1・9・3　いろいろな変形　…40

第2章
力学の基礎
45

2・1　力のつり合い——静止状態を維持する条件　……………………………… 46

2・1・1　力がつり合うとは　…46

2・1・2　身体での力のつり合い　…51

2・2　力のモーメント——物体を回転させる力の作用　………………………… 53

2・2・1　関節で生じる回転運動　…53

2・2・2　力のモーメントとは　…54

2・2・3　力のモーメントの大きさ　…55

2・2・4　関節運動での力のモーメント　…56

2・3　力のモーメントのつり合い——静止状態を維持するもうひとつの条件　……… 62

2・3・1　力のモーメントも加減算ができる　…62

2・3・2　力のモーメントがつり合えば回転しない　…63

2・3・3　関節での力のモーメントのつり合い　…64

2・4　関節にはたらく力の推定——力のモーメントのつり合いと力のつり合いを利用
する　………………………………………………………………………… 68

2・4・1　関節には大きな力が加わる　…68

2・4・2　物を持った肩関節に加わる力　…69

2・4・3　静止立位で身体に加わる力　…71

2·5 身体を扱いやすくする方法――自由体図とモデル化 ……………………………… 76

2·5·1 身体の一部を切り離すには …76

2·5·2 切り離した身体を扱いやすい形にする …77

2·5·3 身体を主要な部分に分割する（剛体リンクモデル） …79

2·6 重心の合成――分割した身体の扱い方 ……………………………………………… 81

2·6·1 身体各部の重心 …81

2·6·2 体節間の重心の合成法 …82

2·6·3 身体を体節の集合体として表す …83

2·7 身体重心の測定法――重心の位置を直接知る方法 ……………………………… 85

2·7·1 身体重心の位置を知る …85

2·7·2 身体重心を測るには …86

2·8 姿勢の安定性――身体重心と支える面との関係 ………………………………… 89

2·8·1 重力の作用線と支持基底面 …89

2·8·2 支持基底面の広さと安定性 …90

2·8·3 支持基底面と重心の高さ …91

2·8·4 支持基底面の有効性 …92

第3章
動きの観測と記述（キネマティクス） 97

3·1 運動の観測（観察）と座標系 ………………………………………………………… 98

3·1·1 「動き」を観測対象にする …98

3·1·2 座標系 …100

3·2 座標の並進運動と回転運動 ………………………………………………………… 103

3·2·1 並進運動と回転運動 …103

3·2·2 全体座標系と局所座標系 …104

3·2·3 視座の変換 …106

3·3 位置・速度・加速度の観測と分析 ………………………………………………… 113

3·3·1 並進運動の観測（リーチ動作時の手先の動き） …113

3·3·2 回転運動の観測（リーチ動作時の関節の動き） …115

3·3·3 円運動の観測 …118

3·3·4 速度の観測 …122

3·3·5 加速度の観測 …131

第4章
並進運動の力学   145

4·1　並進運動の運動法則 …………………………………………………… 146

4·1·1　運動の第一法則（慣性の法則）…146

4·1·2　運動の第二法則（ニュートンの運動方程式）…147

4·1·3　運動の第三法則（作用・反作用の法則）…149

4·2　質点の力学──重心の運動 ……………………………………………… 150

4·2·1　放物運動（等加速度運動と等速度運動）…150

4·2·2　スクワット動作時の重心運動 …154

4·2·3　エレベーターに乗っている人に作用する力と重心運動 …159

4·2·4　歩行中の重心運動 …161

4·3　運動量と力積 ……………………………………………………………… 165

4·3·1　運動量 …165

4·3·2　力積 …166

4·3·3　スクワット動作時の重心運動 …167

4·3·4　コインの衝突（運動量保存の法則とはね返り係数）…168

4·3·5　平面上での物体の衝突 …171

4·4　仕事と力学的エネルギー ………………………………………………… 174

4·4·1　仕事と仕事率 …174

4·4·2　力学的エネルギー …179

4·4·3　力学的エネルギー保存則 …182

第5章
流体の性質   187

5·1　流体の性質──固体ではみられない数々の特徴 ……………………… 188

5·1·1　流体とは …188

5·1·2　気体の密度と圧力 …188

5·1·3　水の密度と圧力 …190

5·1·4　大気圧や水圧の加わり方 …190

5·1·5　パスカルの原理の応用例 …191

5·2　浮力──流体中の物体に作用する力 …………………………………… 193

5·2·1　浮力とは …193

5·2·2　身体に作用する浮力 …194

5·3　流れている流体──流速と高さと圧力の関係 ………………………… 197

5·3·1　流体の運動 …197

5・3・2　パイプを流れる流体　…197

5・3・3　流れている流体のエネルギー　…199

5・4　粘性──流体が示す運動への抵抗 …………………………………… 205

5・4・1　流体の粘性　…205

5・4・2　流体中の粘性抵抗　…205

5・4・3　身体の軟部組織の粘性　…206

第6章
運動法則の回転運動への拡張──2次元平面上の剛体の回転運動　209

6・1　並進運動と回転運動 …………………………………………………… 210

6・2　関節まわりに働く筋力の測定 ………………………………………… 211

6・2・1　等尺性筋力測定法　…212

6・2・2　等速性筋力測定法　…213

6・3　剛体の運動法則と慣性モーメント ……………………………………… 216

6・3・1　剛体とは　…216

6・3・2　剛体の運動　…216

6・3・3　慣性モーメント　…218

6・3・4　身体セグメントの慣性モーメント　…224

6・3・5　平行軸の定理　…229

6・3・6　角運動量保存の法則　…231

6・4　関節モーメント ………………………………………………………… 233

6・4・1　関節モーメントとは　…233

6・4・2　剛体リンクモデル　…233

6・4・3　歩行時の関節モーメントの導出　…234

6・5　関節パワー …………………………………………………………… 238

6・6　歩行中の関節角度，関節モーメント，関節パワー …………………… 240

6・6・1　股関節　…240

6・6・2　膝関節　…240

6・6・3　足関節　…242

第7章
相互作用トルク，3次元の運動表現　243

7・1　相互作用トルク ………………………………………………………… 244

7・1・1　単リンクの運動を生じるための力とトルク　…245

7・1・2　2リンク平面連鎖の相互作用トルク　…247

7・1・3　3リンク平面連鎖への拡張　…255

7・1・4　3次元の相互作用トルク　…257

7・2　3次元の運動表現 …………………………………………………… 258

7・2・1　球座標による表現　…259

7・2・2　2つのセグメント座標系の座標軸間の相対角度による表現　…260

7・2・3　3次元肢位を表現するための関節座標系（joint coordinate system）　…273

7・2・4　3次元の回転における計算上の制約　…274

付録 A
数学の基礎事項 277

A・1　ベクトル ………………………………………………………………… 278

A・1・1　直交座標系におけるベクトルの成分　…278

A・1・2　単位ベクトルによるベクトル表現　…279

A・1・3　ベクトルの演算　…279

A・2　角度の表現 ……………………………………………………………… 282

A・3　三角関数 ………………………………………………………………… 283

A・4　微分と積分 ……………………………………………………………… 284

A・4・1　微分　…284

A・4・2　数値微分　…284

A・5　指数と対数 ……………………………………………………………… 289

A・6　行列 ……………………………………………………………………… 290

A・6・1　行列の演算　…290

A・6・2　行列による座標変換　…290

A・6・3　逆行列　…292

A・6・4　ベクトルと行列による回転運動の表現　…293

A・7　フィルター …………………………………………………………… 297

索引 ……………………………………………………………………………… 299

第1章 力とはなにか

1・1 力をどう表すか──力を図示する方法…2

1・2 作用と反作用──間違えやすい2つの力…5

1・3 力の合成──複数の力をひとつにまとめる…9

1・4 力の分解──ひとつの力を複数に分ける…15

1・5 重力──身体運動に作用する重要な力…18

1・6 重心──身体運動の理解に役立つ特別な点…24

1・7 筋と張力──身体運動の力源…28

1・8 摩擦力──身体運動に関与するもうひとつの力…32

1・9 物体の変形──力に応じて形が変わる…37

1・1

力をどう表すか──力を図示する方法

1・1・1 力とは

われわれは物を持ち上げたりボールを蹴ったりといった日常的な体験から，力は物を動かす原因となることを知っている．しかし，われわれは「力」自体を直接目で見ることができない．そのために，物に対して個々の力がどのように作用しているのか，あるいは力が物をどのように運動させているかについて知ることは意外と難しい．一般に用いられる「力」という言葉は，例えば，理解力や影響力というように，才能や技量を指し示す使われ方をされる．また身体の運動でも，瞬発力や持久力のように，身体能力を表すような使われ方もする．

これらの例とは異なり，力学用語としての力（force）は，物を動かす作用のほかに，物の動きの速さや向きを変化させる作用や，物を変形させる作用をもたらすと理解されている．身体においても，筋が発生する力のほかに，重力や摩擦力などの力が関与して，腕を動かしたり，動きの速さや向きを変化させたり，身体表面を変形させたりする．

身体は可動する場所が多いうえに，ひとつの部位にいくつもの力が作用することが一般的である．複雑な身体の動きを理解するための糸口はどうすれば見つかるのだろうか．そのためには，身体に作用する力をひとつずつ発見して，それらの力が身体運動にどう関連しているかを考えるという手順を踏む．この章では，それらの手順を行うために必要な基礎的な事項を取り上げる．

1・1・2 力をどう表現するか

力は対象物を動かす原因である．対象物を移動させる働き方をする場合もあれば，対象物を回転させる働き方をする場合もある．その一方で，力を加えても対象物がまったく動かない場合や，力を取り去って初めて動き出す場合もあるので，静止しているからといって，力が働いていないと解釈してはいけないことがわかる．身体あるいは他の物体に力が作用したとき，それらの対象物がどのように振る舞うのかを考えることが最初の課題である．力学を通して身体運動を考える方法を学ぶと，いくつかの基本的な概念と，いくつかの仮定に基づいて身体運動を説明できる

ようになる．その手始めとして，力をどう表現するかという課題を考えよう．

❶ 力は矢印で表すと便利

目に見えない存在である力を図示するのに便利なのは，矢印（ベクトル）を用いる方法である．力は，その大きさはもちろんのこと，作用する向きが重要で，矢印はその両方を表すことができる．図 1–1 のように，ある物体に働く力は矢印で表現され，力が加わる点，すなわち矢印の始点を**作用点**，力の向きを示す直線を**作用線**という．作用点は作用線上にあり，力を示す矢印も作用線上にあって，力が作用線のどちら側を向いて作用しているかを矢印の先端が示す．矢印の長さは力の大きさを反映するが，あくまで相対的なもの（目安）と考えてよい．

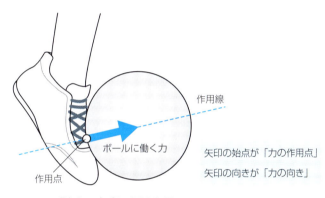

図 1–1 「力」は矢印で示される

❷ 身体内部の力も矢印で示す

図 1–1 は，身体が外部の物体に力を及ぼしている例である．一方，身体運動に関与する力には，筋の張力や関節の骨と骨の間で作用する力などがあり，いずれも身体の内部で生じている．図 1–2 A は上肢の内部において，上腕二頭筋の筋収縮が橈骨の付着部に力を及ぼしている様子を示したイラストである．上腕二頭筋の収縮によって，橈骨には上向きの力が作用していることがわかる．肘関節の屈曲はこの力によって生じる．また，図 1–2 B は足関節を構成する脛骨と距骨の間に，身体の重さが力として作用している様子を示している．この例では，身体の重さが脛骨から距骨に下向きに作用している．

このように，外部の物体に作用する力と同じく，身体の内部で作用する力も矢印で表すことができる．身体運動に関与する力を考える場合，これらの例のように筋の張力や関節面を構成する骨の間に作用する力など，身体内部の力の存在が重要と

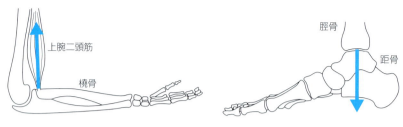

A：橈骨に作用する上腕二頭筋の張力を示す矢印

B：脛骨から距骨に身体の重さによる力が作用する様子を示す矢印

図 1–2 「身体の内部に作用する力」も矢印で表現できる

なる．はじめのうちは身体内部の力の発見に戸惑う人もいるが，眼が慣れてしまえばそれほど難しいことではない．

1・1・3 力は物体間で作用する

　重要な事実でありながら意外と見落とされがちなのが，原則的に力は物体と物体の間で生じるという事実である．ある物体は別の物体に力を及ぼすという関係にあるので，力は2つの物体間の相互作用である．これは言い換えると，力を加える側と力を受ける側を指定できるということである．

　図 1–2 の矢印では，力を受ける側は A が橈骨，B が距骨である．上腕二頭筋と脛骨が力を加える側であり，力の作用点は力を受けている側の橈骨と距骨にある．図 1–1 のボールを蹴る例では，力を加える側と受ける側をイメージしやすいので矢印を描きやすいが，身体内部の力では力を加える側と受ける側を取り違えやすく，混乱のもとになることが多い．はじめのうちは，この点に細心の注意を払うとよい．

Column 1・1　方向と向き

　ここまで，「向き」という用語を何げなく使ったが，似たような用語に「方向」がある．方向と向きは特に区別されずに使われることが多いが，あえて区別して使用する場合には，方向は空間中で直線（または面）を使って指定され，「x 軸方向」や「東西方向」というような使い方をされる．向きは方向が指し示すうちのひとつの側を指定する用語であり，「東向き」や「x 軸方向の正の向き」といった使い方をする．英語では方向が direction，向きが sense に対応するが，英語でも厳密に区別されずに使われていることが多い．

1・2

作用と反作用——間違えやすい2つの力

1・2・1 反作用とは

　ボールを蹴る様子を示した図1–1では，足がボールに及ぼす力を右斜め上向きの矢印として図示していた．ボールを蹴るという目的に着目すると，図示された力がボールの運動に大きく関与することは確かである．しかし，足とボールの間に働いている力は実はこれだけではない．

　ボールを蹴ると同時に，足はボールから力を受けるのを実感できる．ボールが重いほど，より大きな力が足に返ってくるのを感じ取ることができるだろう．ということは，足がボールに力を及ぼすのと同時に，ボールから足に働く何らかの力が存在していることになる．

　この事実は，力の存在のしかたの重要な特徴を示している．その特徴とは，力は図1–1で示した矢印の向きのように，ある物体（足）から他の物体（ボール）へ一方的に作用することはなく，2つの物体の間で互いに影響を及ぼしあう形で作用するということである（図1–3）．この2つの力は大きさが等しく，ともに同じ力の作用線上にあるが，向きは正反対となる．

　この例のように，力は1組になって存在している．このとき，一方の力を**作用**（action）といい，もう一方を**反作用**（reaction）という．ボールを蹴るという目的

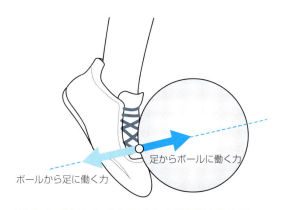

図1–3　足でボールを蹴るときの作用と反作用
ボールに加える力を「作用」とすると，ボールが足に加える力が「反作用」となる．

を意識すると，足がボールに及ぼす力が作用で，ボールから足へ返ってくる力が反作用になるが，力学的にはどちらが作用でどちらが反作用かという区別はないので，どちらを作用としてもかまわない．

1・2・2 反作用は実感しづらい？

先に示した2つの物体間での力の存在形式は作用・反作用の法則（law of action reaction）と呼ばれている．身体に作用する力が身体運動にどのように影響するのかを考えるときにも，作用・反作用の法則はとても重要なポイントになると同時に，混乱の原因にもなりやすい．

作用・反作用の法則はボールを蹴る例のように，力を加えられた物体が動くようなケースに限った話ではなく，静止している物体同士でも成り立つ．図1–4はヒトが立位で静止した状態を示しているが，身体の重さによって足の裏は床を押している．つまり，床に下向きの力を加えているが，その反作用は床が足を上向きに押す力となる．当然のことながら，この作用と反作用は同じ作用線上で向きが逆だが，大きさは同じである．このときの反作用を運動学では床反力と呼んでいる．

立っているときは床を踏みつけているという実感はあるが，床から押し返されているようには感じられないという人も多い．足底面は寝ているとき以外は常に床などに接しており，その状態に慣れてしまっているため，床反力で押し返されているという実感はもちづらいのかもしれない．

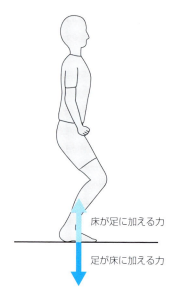

図1–4 立っているときの足と床の間の作用と反作用
体重で足底面が床を押す力（下向き矢印）と床が足底面を押し返す力（上向き矢印）の2つの力が作用と反作用である．

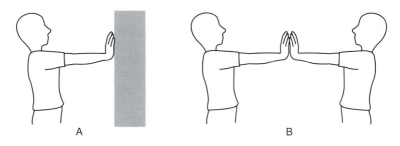

図 1–5　手で押しているときの作用と反作用
壁を押す図 A と相手の手を押す図 B は，ともに自分の手で押した力と同じ大きさの反作用を受ける．壁を押す場合も相手の手を押す場合も，ともに押した対象が動かないので，本質的に同じことになる．

図 1–5 に示す例も同様で，手で壁を押したときに，壁から同じ力で押し返されているという実感は湧きづらい．これと似たようなケースで，真正面に立っている人の手を押している場合を考えると，もし相手の手からまったく同じ大きさの力で押し返されて，ともに動かないとすると，壁を押しているのと本質的には同等の現象と理解してよい．図 1–4 の場合の床もそうであるが，壁は身体のように主体的に力を発揮するような対象ではないという思い込みもあるため，このような反作用を実感しづらいのかもしれない．しかし，図 1–5 B だと押し返されていることが理解しやすい．

図 1–4 の立位姿勢の例もこれと同じで，身体の重さに応じた力が床から足に加わっている．ごつごつした砂利を敷きつめた上に裸足で立つと，足の裏が押されて痛みを感じることは想像しやすいと思われるが，このことからも，足の裏に反作用の力が返されていることが確認できるだろう．

1・2・3 作用と反作用は働く対象が違う

先のボールを蹴る例や，床の上で立っている例では，作用と反作用の作用点が同じような位置に，まるでひとつの点のように描かれている．しかし重要なポイントは，作用と反作用は作用している対象がそれぞれ別であるという事実である．ボールを蹴る例の図 1–3 では，青矢印の力の作用点はボールにあり，水色の矢印の作用点は足にある．同様に図 1–4 の立位姿勢の例では，青矢印の作用点は床に，水色の矢印の作用点は足にという具合に，それぞれ力が働く対象が異なっている．

力の矢印が複数現れるとき，それぞれがどの物体に作用しているか，つまり力の作用点がどちらの物体にあるのかを明確にすることはきわめて重要である．作用点の位置を勘違いすることで，力の作用が不明確となってしまい，理解に苦しむとい

1・2　作用と反作用──間違えやすい 2 つの力

う例がよくみられる．特に次章で取り上げる力のつり合いを考える際には，このポイントがさらに重要になるので覚えておこう．

1・2・4 身体の内部でみられる作用と反作用

ローラースケートをはいた状態で図 1–5 のように壁を手で強く押すと，壁からの反作用で押し返されて，後ろに動いてしまう．作用と反作用の考え方を一度理解すると，人の身体が身体外部の他の対象に力を加えるケースでは，このように，力の現れ方が理解しやすい．それでは，ひとつのかたまりともいえる身体の内部に生じる力ではどうだろうか．

身体の内部には多数の骨や筋があり，それらが一体となって筋骨格系を構成している．当然のことながら，身体の内部でも作用・反作用の法則は成り立ち，身体のあらゆる場所に，数々の力が作用と反作用のセットで現れる．図 1–6 A は静止した立位姿勢の足関節の関節面に作用する力を示している．足関節の上部にある脛骨は，そこから上の身体の重さに相当する力を関節面に対して，つまり足関節の下側にある距骨に加えている．これを作用とすると，その反作用として距骨が脛骨の関節面に反対向きで同じ大きさの力を加えている．

図 1–6 B の例は，上腕二頭筋の張力が橈骨に加える上向きの力と，それに対して橈骨が上腕二頭筋を引っ張り返している反作用の力を示している．双方の力が作用している対象は骨，筋とそれぞれ別であることは先に触れたとおりである．身体に作用する力が，どのように身体運動に影響を及ぼすかを知るためには，作用・反作用の法則を常に意識したうえで，身体の図に力の矢印を描けるようになることが，まずは必須の課題である．

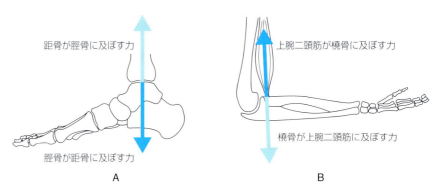

図 1–6　身体の内部での作用と反作用

1・3

力の合成──複数の力をひとつにまとめる

1・3・1 力の大きさと向き──ベクトルの表し方

大きさのほかに向きをもつ量はベクトル（vector）と呼ばれるが，力もベクトルの一種である．一方，大きさだけで表現できる量はスカラー（scalar）と呼ばれ，時間や質量がこれに当たる．

ベクトルであることを表すには，$\boldsymbol{F}$ のような太字や，$\vec{F}$ のように矢印をつけて表記する．また，ベクトルであることを表すために，点 P から点 Q までの有向線分を示す $\overrightarrow{PQ}$ と書くこともある（図 1–7 A）．数学でベクトルを習った人は，大きさと向きが同じベクトルは平行移動させても等しいと理解している人も多いだろう．しかし，力をベクトルで表す場合，平行移動させると作用が変わってしまう場合があるので，注意が必要である．ただし，図 1–7 B のように力をその作用線上で移動させる場合は，その効果は変わらない．

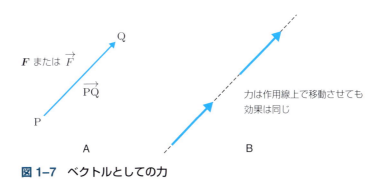

図 1–7　ベクトルとしての力

1・3・2 力の足し算（合成）

複数の力を足し合わせることを力の合成という．さらに，足し合わせる前の力のベクトルを力の成分，足し合わせたあとのベクトルを合力（合成ベクトル）と呼ぶ．
力はスカラーのように単純な足し算や引き算はできないが，向きを考慮すれば加減算が可能である．ここではまず 2 つの力の足し算を考えよう．

❶ 同じ作用線上にある力の足し算

図 1–8 は，作用線が共通である 2 つの力を示している．このような力同士はそのまま大きさだけの加減算ができる．この場合，右向きを正とすると左向きの力 F は $-F$ となるので，

$$2F + (-F) = F$$

というように，スカラーと同じような計算ができて，右向きの力 F が答えとなる．これはあくまで同一の作用線上に複数の力がある場合の計算例である．

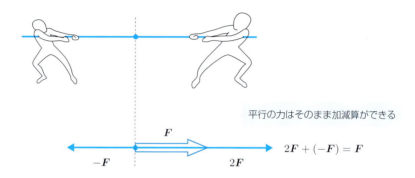

図 1–8 同じ作用線上にある力の加減算（力の合成）

❷ 同じ作用線上にない力の足し算

図 1–9 のように 2 つの力が同一線上で平行の関係ではない場合は，単純な足し算ではなく，向きを考慮した計算を行う．図で表現すると，2 つの力のベクトルの始点が同じであれば，このベクトルを 2 辺とする平行四辺形を作図して，その対角線が 2 つの力の和となる．これを**平行四辺形の法則**と呼ぶ．2 つの力を足し合わせた大きさ $|F_1 + F_2|$（図 1–9 の白矢印）は，2 つの成分の大きさ $|F_1|$ と $|F_2|$ の単純な和 $|F_1| + |F_2|$ よりも小さくなる．

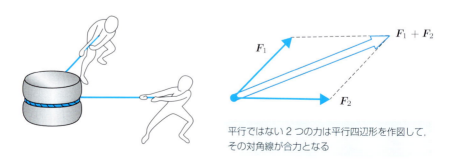

図 1–9 同じ作用線上にない力の足し算（力の合成）

❸ 3つ以上の力の合成

3つ以上の力を合成することももちろん可能で，図1–10のように F_1 と F_2 を合成したベクトルに，さらに F_3 を合成するという具合に順次合成を繰り返せばよい．このとき，順序を変えて F_2 と F_3 を合成したものに F_1 を合成した場合でも，最終的に得られる合力は同じとなる．つまり，ベクトルの合成は加える順序にかかわらず結果は等しく，この性質を加法の結合則と呼ぶ．

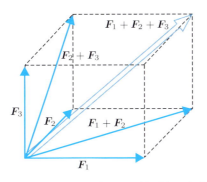

3つ以上の力では順次合成を繰り返す

$F_1 + F_2$ に F_3 を足しても，
$F_2 + F_3$ に F_1 を足しても
同じ結果になる

図 1–10　3つの力の足し算（力の合成）

❹ 作用点が同じではない力の合成

実際には，力の作用点の位置が異なる複数の力を合成することのほうが多い．図1–11は細長い物体に向きと大きさが異なる2つの力 F_1 と F_2 が作用している例である．この2つの力は向きと大きさに加え，作用点も異なっている．物体に作用する力はその作用線に沿って移動させる場合に限り，物体に与える効果に違いが生じない．このことから，2つの力の作用線を延長させると交わる点が矢印の始点となるように2つの力を作用線に沿って移動させると，先の項で示した平行四辺形の作図によって力の合成が可能となる．こうして得られた合力 $F_1 + F_2$ の作用点

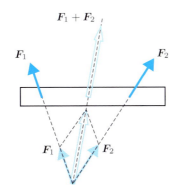

図 1–11　作用点が同じではない
　　　　2つの力の合成
2つの力をそれぞれの作用線の交点が始点となるように移動して力を合成する．合成した力はその作用線上で移動できる．

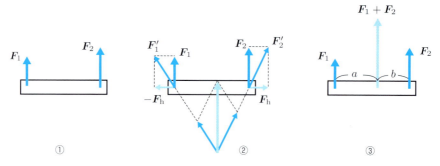

図 1–12　作用点が同じではない 2 つの平行な力の合成

は，もとの物体上にないことが多い．このような場合は，図 1–11 にも示しているように，$F_1 + F_2$ の作用線に沿って，力の作用点がもとの物体上にくるように移動させることができる．

❺ 互いに平行な力の合成

前項の方法は，2 つの力の作用線が平行ではない場合に限って用いることができる．もし 2 力の作用線が平行であったら，2 本の作用線は交点をもたないので，この 2 力は同じ方法で合成することができない．

図 1–12 の①のように，互いに平行で，向きは同じだが大きさが異なる力が物体の異なる点に作用している場合，これらの力の作用線を延長しても交わることはない．こうしたときには，図 1–12 の②のように，2 つの力 F_1 と F_2 のそれぞれに垂直に作用する大きさが同じで向きが異なる力，F_h，$-F_h$ を書き加える．この 2 つの力は互いに打ち消しあう関係にあるので，書き加えても物体の動きにはまったく影響を与えない．F_1 と $-F_h$，F_2 と F_h を合成した合力を，それぞれ F_1' と F_2' とする．これらは平行ではないので，前述の方法を用いて合成することができる．この合力を物体上まで作用線に沿って移動させたのが図 1–12 の③である．この合力ともとの成分 F_1 と F_2 との距離をそれぞれ a，b とすると，F_1 と F_2 の大きさと a と b の大きさは逆比となる．すなわち，

$$|F_1| : |F_2| = \frac{1}{a} : \frac{1}{b} = b : a$$

となる．また，合成した力の大きさは $|F_1| + |F_2|$ と，単純に 2 力の大きさを足した値となる．このような向きが同じである平行な 2 力を合成する方法は，第 2 章の「重心の合成」の節（→ 81 ページ）で再び用いるので覚えておこう．

❻ 互いに平行で逆向きの力の合成

互いに平行で大きさと向きが異なる 2 つの力の合成も，前項と同様の方法で可能

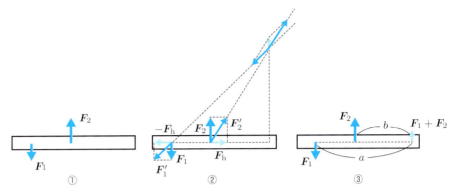

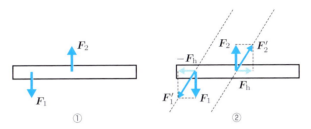

図 1–13 作用点が同じではない平行で逆向きの 2 つの力の合成

である．図 1–13 A に示すように，2 つの力のそれぞれに垂直に作用する，大きさが同じで向きが異なる力 F_h，$-F_h$ を書き加えて，これらを合成する．もとの 2 力の大きさを $|F_1| < |F_2|$ とすると，合成した力の大きさは $|F_2| - |F_1|$ となり，向きは大きいほうの力 F_2 と同じ向きとなる（②）．また合力の位置は，合力と F_1，F_2 との距離をそれぞれ a，b とすると，F_1 と F_2 を結ぶ線分を 2 つの力の大きさの逆比に外分する点となる（③）．すなわち，

$$|F_1| : |F_2| = \frac{1}{a} : \frac{1}{b} = b : a$$

となる．

　その一方で，これらの方法によっても合成することができない 2 つの力もある．図 1–13 B に示すような向きが反対で大きさが同じ 2 力は，これと垂直な F_h，$-F_h$ を書き加えて合成した力同士も作用線が平行になる（②）．したがって，この場合は力の合成ができず，そのまま 2 力を 1 組とみなして扱う．このような力を**偶力**（couple）と呼ぶ．

　偶力には物体を移動させる働きはないが，それが作用する物体を回転させる働きがある〔第 3 章の「並進運動と回転運動」の項（→ 103 ページ）参照〕．図 1–13 B の F_1 と

F_2 の作用点間の距離を d とすると，偶力が物体を回転させる能力〔第 2 章の「力の モーメント」の節（➡ 53 ページ）参照〕は

$$\boldsymbol{F}_1 \times d \quad (\boldsymbol{F}_1 = \boldsymbol{F}_2 \text{ なので } \boldsymbol{F}_2 \times d \text{ でもよい})$$

となる．

1・4 力の分解——ひとつの力を複数に分ける

1・4・1 力は分けることもできる

力の合成とは逆に，ひとつの力のベクトルをいくつかの成分に分けることを**力の分解**という．分解された力の成分は**分力**とも呼ばれる．もとの力を F として，これをいくつかの分力に分解しても，それらの成分を合わせると力の作用に変化はない．

❶ 直交した方向への力の分解

図 1–14 のように，ひとつの力 F を水平方向（x 軸）と垂直方向（y 軸）の直交した 2 つの分力に分解してみよう．まず，力のベクトル F の始点（作用点）を原点として，力のベクトルが対角線となるように長方形を作図する（2 つの軸と点線）．長方形の辺のうち x 軸と y 軸上の辺が，分解された力の分力（2 つの白抜き矢印）となる．

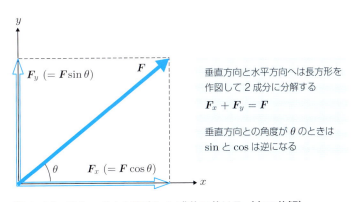

垂直方向と水平方向へは長方形を作図して 2 成分に分解する

$F_x + F_y = F$

垂直方向との角度が θ のときは sin と cos は逆になる

図 1–14　ひとつの力を直交した成分に分ける（力の分解）

もとの力 F と軸との角度がわかれば，2 つの分力の大きさを計算で求めることができる．力 F と x 軸とのなす角を θ とすると，x 軸，y 軸方向の成分 F_x，F_y は，

$$F_x = F\cos\theta \qquad F_y = F\sin\theta$$

というように，三角関数〔付録の「三角関数」の節（➡ 283 ページ）参照〕を使った計算が

できる．力 F と y 軸とのなす角が θ である場合は，

$$F_x = F\sin\theta \qquad F_y = F\cos\theta$$

と逆になるので注意しよう．

ひとつの力を直行した2方向に分解するこの方法は，身体と力の関係を考える過程で，きわめて多く用いられる重要な手法なので，使いこなせるようになろう．

❷ 直交していない方向への力の分解

力の分解は直交した方向以外でも，もちろん可能である．図 1–15 のように分解したい向きを決めたら，矢印の始点からその2つの方向への補助線を引き，その線を使ってもとの力のベクトル F が対角線となるような平行四辺形を作図する．その平行四辺形の辺のうち，矢印の始点からの2つの辺が分解された力の成分が F_1，F_2 となる．この方法からわかるように，分解したい向きの組み合わせの数だけ，分解された力の組み合わせがあることになる．

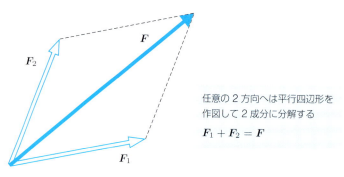

任意の2方向へは平行四辺形を作図して2成分に分解する
$F_1 + F_2 = F$

図 1–15　ひとつの力を任意の方向の2成分に分ける（力の分解）

1・4・2 身体運動に関する力を分解する

力の合成と分解は，身体運動と力のかかわりを考えるときにも盛んに用いられる．身体に作用する力や身体が発揮する力を合成・分解することで，その力がどのように身体や外部の対象に影響を及ぼすかを理解しやすい形で示すことができる．

例えば，図 1–16 は歩行中に片側の下肢を前方に振り出して踵が接床した瞬間に踵が床に加える力を青矢印で示している．この力を床に垂直な方向と水平な方向に分解すると，図の水色の矢印で示すように，鉛直下向きに作用する分力 F_1 と，水平右向き（歩行の進行方向）の分力 F_2 があることがわかる．このうち水平右向きの分力の存在は，踵が床を前方に押すことを示している．もし床と踵の間に適度な摩擦〔「摩擦力」の節（→ 32 ページ）参照〕がなければ，踵が前方に滑ることを意味して

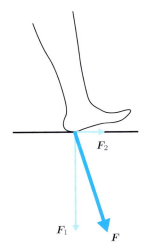

図 1–16　歩行中に足が床に加える力の分解

おり，まともに歩くことはできない．なお，図 1–16 には，足が床に加える力の反作用である床が足に加える力を記入していない．考える対象が床に限定されているような場合には，床に作用する力のみに着目して力を図示すればよい．

図 1–17 は，大腿四頭筋が収縮して膝関節を伸展させる様子を示している．大腿四頭筋の収縮力は，脛骨の付着部に対して図の青矢印の向きに作用しているが，これを脛骨の長軸に対して垂直方向と水平な方向に分解した分力が図の水色の矢印となる．2 つの分力のうち，脛骨長軸に対して垂直な分力 F_1 は脛骨の運動に利用される〔第 2 章の「力のモーメント」の節（→ 53 ページ）参照〕．残りの脛骨長軸に対して水平な分力 F_2 は脛骨を大腿骨に押し付ける力として作用する．つまり，筋の張力はすべてが関節運動に使われるわけではなく，一部は関節面への圧縮力になって回転運動には関与しないという現実がわかるだろう．なお，この図は脛骨を対象として考えているので，脛骨が大腿四頭筋側に加える反作用は図示していない．

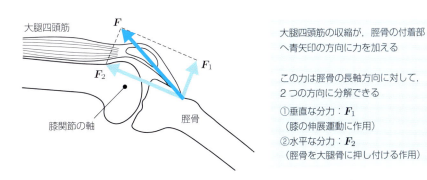

図 1–17　大腿四頭筋が脛骨に加える力の分解

1・4　力の分解——ひとつの力を複数に分ける

1・5

重力──身体運動に作用する重要な力

1・5・1 地球からの力の作用である重力

　身体運動に関与する重要な力には，筋の張力のほかに重力がある．人は地上で生活している以上，地球からの力の作用である重力から逃れることはできない．重い荷物を持ち上げたり運んだりという作業は，まさに重力と格闘しているともいえるが，身体は重力を上手に利用しながら目的の動作を行っているという一面もある．
　重力（gravity）は，人の身体も含めて地球上にある物体が地球から同じ割合で受ける力である．手から物を放すと地面に向けて落下するが，これも重力の作用による．したがって，物を持ったときに感じる重さは，その物体に作用する重力そのものである．質量が 2 kg の物体を持ったときに感じる重さは，1 kg の物体の重さの 2 倍に感じる．3 kg なら 3 倍，10 kg なら 10 倍という具合に，物体に作用する重力はその質量に比例して増加することは，日常的に体験する事実である（図 1–18）．

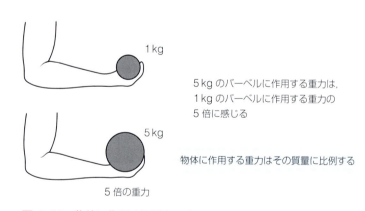

図 1–18　物体に作用する重力の大きさ

　さらに，身体も質量をもっているため，身体自体にも重力が作用する．ここでは，身体運動と重力の関係を取り上げる．

1・5・2 重力の大きさ

　物体にはその質量に比例した重力が作用するので，質量が 1 kg の物体に作用す

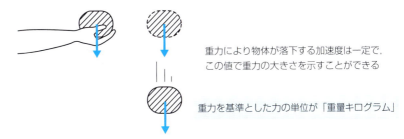

図 1–19 重力を基準とした力の単位「重量キログラム」

る重力を基準にして重力の大きさを考えると便利である．

　1 kg の物体に作用する重力は 1 重量キログラム，またはキログラム重（じゅう）という単位でその大きさを表す（図 1–19）．これは 1 kgw（kilogram weight の略），または 1 kgf（kilogram force の略）とも表記される．10 kg の物体に作用する重力は 10 kgw，100 kg なら 100 kgw と，われわれが日常的に実感しやすい単位である．

　重力は，厳密にいうと，地上のどこでも一定というわけではない．例えば，赤道付近と北極や南極のあたりとを比べると，重力の作用にわずかながら差がある．これは地球の自転による遠心力の影響を受けるためで，重力は地球による引力（コラム 1・2）と自転の遠心力の差として地上の物体に現れる．そのため，自転の遠心力が大きい赤道では，両極より重力が 0.5％ ほど小さい値となる．また，標高の高いところほど重力は小さく，1000 m 高くなるごとに，およそ 0.03％ ずつ小さくなることも知られている．赤道のあたりで体重計に乗ったとすると，北極で計った体重より 0.5％ 軽い値になるが，体重 50 kg の人なら 250 g ほどの差にしかならないので，地上での重力はどこでも一定として取り扱っても差し支えない．

　体重計で 50 kg という表示が出たとすると，これは身体の質量と解釈する．ここで体重計が測っている実体は，身体に作用する重力である 50 kgw である．国際宇宙ステーションのような重力がほとんどない場所では，体重計での計測はできない．また，月の重力は地球のおよそ 6 分の 1 なので，ここでも体重計は正しい体重を示すことができない．すなわち重量キログラムという力の単位は，地上のように一定の重力が作用する環境でのみ便利に計測できて，質量と力を同等の値で示すことができるという単位である．

　重量キログラムは感覚的に理解しやすい利点がある一方，質量と力を混同しやすいという欠点もある．質量（単位は kg）と力（単位は kgw）のどちらを扱っているかは，常に明確にしておかなければいけない．

> **Column 1·2　万有引力**
>
> 　地上で生活しているわれわれは，重力は地球に引っ張られる引力として知覚できるが，こうした引力は地球と地上の物体に限らず，あらゆる物体間に存在する．例えば，太陽と惑星との間にも引力があり，惑星同士にも引力が存在する．さらに惑星のような巨大な物体のみならず，あらゆる物体間でも引力が存在する．
>
> 　ニュートンは「2つの物体間には，それぞれの質量 m_1，m_2 の積に比例し，距離 r の2乗に反比例する大きさの引力が普遍的に働いている」と考え，これを**万有引力**と呼んだ．これを式で表現すると，万有引力の大きさ F は，
>
> $$F = G\frac{m_1 \cdot m_2}{r^2}$$
>
> と表される．G は**万有引力定数**と呼ばれ，$G = 6.67 \times 10^{-11}$ [N·m²/kg²] で，どの物体でも共通な値である．m_1 が地球の質量，m_2 が自分の身体の質量，r が地球の中心と身体との距離とすると，身体に作用する地球との万有引力の大きさが計算でき，これが地上でいう重力のもととなっている．
>
> 　われわれの身体は周囲のあらゆる物体との間でも引力の作用を受けるが，地球の質量と比べると身体の質量も物体の質量もきわめて小さいので，F は無視してかまわないほど小さな値となる．
>
>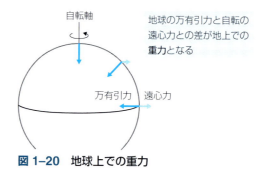
>
> **図 1–20　地球上での重力**
>
> 　本文で触れたように，重力は厳密には万有引力と地球の自転による遠心力の差であると解釈できる．そのため図 1–20 に示すように，赤道では重力がわずかに小さくなり，赤道と両極の中間では，万有引力と遠心力の方向が同じ作用線上にないので，重力は地球の中心とはわずかにずれた方向に作用することになる．ただし，この図では遠心力の大きさがきわめて過大に描かれており，実際は万有引力に比べて遠心力ははるかに小さいので，身体運動への重力の影響を考える際には無視して差し支えない．万有引力の大きさを表す上記の式から，標高の高いところでは r が大きくなるので，引力が小さくなることも理解できるだろう．ただし，これもきわめてわずかな差なので，同様に無視してかまわない．

1・5・3 もうひとつの力の単位「ニュートン」

　　重量キログラムは地上以外の場所だと必ずしも適当な単位ではないので，重力とは無関係な力の単位も必要である．重力と関連がない力の単位は**ニュートン**（N）である．1ニュートンは，質量が1キログラムの物体に1メートル毎秒毎秒（m/s²）の加速度を生じさせる力と定義される．ニュートンという単位は，力と物体の運動の関連を表している単位であり，この詳細については第3章であらためて取り上げる．

　　ニュートンと重量キログラムとの関係は，1 kgw がおよそ 9.8 N という換算になる．重力の大きさはそれに引かれて落下する物体の加速度で表現できる．加速度とは単位時間（たいていは1秒）当たりの速度変化の割合であり，速度（単位 m/s）を時間で割ることで求められるので，単位は m/s² となる．

　　地上における落下する物体の加速度の大きさ（**重力加速度**）はおよそ 9.8 m/s² である．重量キログラムという力の単位は重力が基準なので，重力加速度の大きさがすでに含まれている．もう一方のニュートンは重力加速度に当たるぶんが含まれていない．そのため，質量 1 kg の物体に作用する重力 1 kgw をニュートンで表すと，1 kg に重力の大きさ 9.8 m/s² を掛けた 9.8 N となる．国際単位系（SI）（**コラム 1・3**）では，力の単位はニュートンを用いるよう決められている．また，重力加速度の大きさは g と表記されることが多い（$g = 9.8\,\text{m/s}^2$）．

Column 1・3　　**国際単位系（SI）**

　　ある量の値は，数字と単位の積で表される．例えば，身長は 165 cm とか 1.65 m という具合である．単位はその量に対する基準であり，長さではメートル（m）が用いられ，長さの基準を与えている．長さの単位にはそのほかにもヤード（yd：0.9144 m），インチ（inch：0.0254 m），尺（約 0.303 m）など国や地域によってさまざまな単位がある．長さに限らず，ほとんどの物理量には固有の単位が規定されているが，国際単位系はこうした複数の単位が存在することの不便さを解消し，世界のほとんどの国で特定の単位を合法的に使用できるように，1960 年に国際的な合意を得た単位系である．

　　国際単位系では 7 つの基本単位（長さ [m]，質量 [kg]，時間 [s]，電流 [A]，温度 [K]，物質量 [mol]，光度 [cd]）が定められている．その他の単位は，この基本単位を使って表現することができる．このような単位を**組立単位**と呼び，その中でもよく使われるものには，固有の名称とその記号が与えられている．

力の単位は，固有の名称をもつ組立単位である N（ニュートン）を用いるように定められている．国際単位系の基本単位を用いてニュートンを表すと $kg \cdot m/s^2$ となるが，これについては第 4 章で触れる「運動の法則」（→ 147 ページ）を理解するとその意味が把握できる．その他の固有の名称をもつ組立単位には，圧力の単位 Pa（パスカル）やエネルギーの単位 J（ジュール），仕事率の単位 W（ワット）などがある．また，国際単位系には含まれない単位でも用途を限定する形で使用が容認されているものもある．例えば，圧力は Pa（パスカル）が指定されているが，医療で血圧を測る際には mmHg（水銀柱ミリメートル）を使ってよいとされている．

1・5・4 重力の反作用

これまでに示したボールを蹴る例や身体に作用する筋の収縮力，あるいは関節面で骨と骨の間に作用する力の例は，いずれも接触した 2 物体間で及ぼしあう形であった．それに対して重力は，落下する物体と地球という接触していない物体間に働く遠隔作用である．本書で扱う力の中では，重力のみが遠隔作用に該当し，その他の力はすべて接触している物体・物質間で発生する．

高い場所からボールを落とすと，ボールは地球から重力の作用を受けて，ほぼ鉛直下向きに落下する．地球からボールに作用する重力を図に示すと，図 1–21 のように力は下向きの矢印で表現できる．ここで，ある物体から他の物体に力が作用しているとき，他の物体からは同じ大きさで反対向きの力も作用して，力は 1 組になって存在するという力の存在形式を示す作用・反作用の法則を思い出そう．

図 1–21 のような落下するボールに作用する重力の反作用とはどんな力だろう

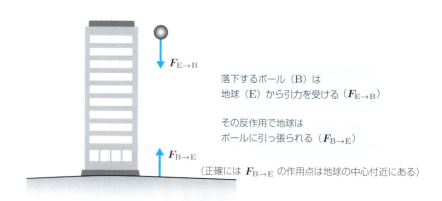

落下するボール（B）は
地球（E）から引力を受ける（$F_{E \to B}$）

その反作用で地球は
ボールに引っ張られる（$F_{B \to E}$）

（正確には $F_{B \to E}$ の作用点は地球の中心付近にある）

図 1–21 重力の反作用

か．答えはボールが地球を引っ張る力である．図 1–21 の上向き矢印がその力に相当する（正しくは，矢印の作用点は地球の中心付近にある）．ボールが地球を引っ張る力というのは，とって付けたような実感しづらい力である．しかし，地球の質量があまりに大きいため，実際はボールの質量に引かれて地球が加速するのが観察できないだけで，こうした力は存在しているのである．

1・5　重力——身体運動に作用する重要な力　　**23**

1・6

重心──身体運動の理解に役立つ特別な点

1・6・1 身体の大きさは厄介者

　身体に作用する重力が身体運動にどのような影響を与えるかを考えるときに，部位によって異なる身体の大きさや形が問題を複雑にする．ボールのような単純な形状の物体であれば，重力の作用は直感的にわかりやすいが，身体には無視できない大きさがあり，四肢は体幹から細長く伸びるなど実に複雑な形をしている．重力は身体のあらゆる部分に均等に作用するので，身体運動に与える重力の作用の扱いは簡単ではなさそうである．

　そうした場合に便利なのが重心（center of gravity）である．重心は比較的理解しやすいので，日常的にもよく使われる用語である．重心がなぜ便利なのかといえば，物体のあらゆる部分に働く重力の作用をひとまとめにして扱えるからである．ボールのような単純な形状の物体でも，図 1–22 A のように，すべての部分に重力は作用しており，無数の下向き矢印が描ける．重心とは，物体各部に作用するこれらの無数の重力の矢印をひとつにまとめたときに，そのひとつの力が働く点，つまり合力の作用点であると説明できる（図 1–22 B）．

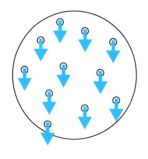
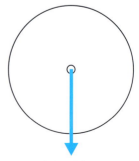

A：物体を細かく分割すると，そのすべての部分に重力が作用する（無数の矢印で表現できる）

B：すべての部分の重力をひとつに合わせた合力の作用点が重心である（力は 1 本の矢印で表現できる）

図 1–22　大きさがある物体に作用する重力

1・6・2 重心はなぜ便利か？

物体のすべての部分に作用する重力の作用をひとまとめにしたのが，重心に作用する重力なので，物体のあらゆる部分に描かれるはずの無数の重力の矢印が1本の矢印にまとめられる．それがもつ意味は実はとても重要である．重力の作用を1本の線で表示できるということは，その物体の全質量が重心という1点に集中している状態と本質的に同じということになる．図 1–23 の3つの物体の質量が同じだとすると，作用する重力の大きさは同じであるうえに，いずれも重心に質量が集中しているものとして扱える．つまり重力に関するかぎりは，物体に大きさがないかのように扱え，それぞれの形状は気にしなくてもよいことになる．

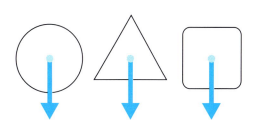

図 1–23　さまざまな形の物体に作用する重力
重心に作用する重力は1本の矢印で表現でき，重心に全質量が集まったとして取り扱える．

これがどんな利点をもたらすかというと，複雑な形状の物体の運動であっても，重心の位置の変化は単純な運動で示すことができる．例えば，図 1–24 のように，放り投げられたバットは回転しながら飛んでいくが，バットの重心はボールを投げたときと同じような放物線の軌跡を描く．この例のように，一見複雑な動きをしている物体でも，重心にだけに着目すると運動を単純に表現できるのである．

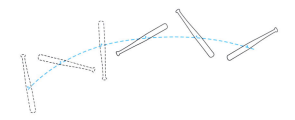

図 1–24　飛んでいくバットの重心の軌跡
回転しながら飛んでいくバットの重心は単純な放物線の軌跡を描く．

1・6・3 身体の重心

もちろん人の身体にも重心がある．直立姿勢（解剖学的肢位）では，身体の重心

は骨盤に囲まれた腹腔内の仙骨の前あたりに存在する（図1-25 A）．姿勢が変わると，それに応じて重心の位置も変化する．極端な例では，身体の重心は身体の外部に位置することもある（図1-25 B）．

　先の例と同様に，重力の作用に関しては，身体の重心に身体の質量（体重）が集中しているかのように扱うことができる．その利点はいくつもあり，例えば，立位姿勢が安定であるかどうかを検討するのに役立つ．身体に作用する重力は重心から鉛直下向きの1本の矢印で表され，この矢印の作用線は床と1点で交わる．この点と床に接触している足の裏との位置関係から，姿勢の安定性の良し悪しを評価することが可能となる．これに関しては，第2章で詳しく取り上げる．

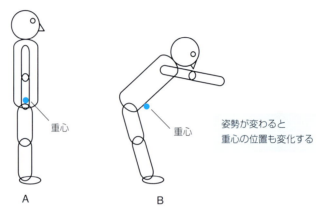

図1-25 身体の重心

1・6・4 身体各部にも重心がある

　大まかにいって身体は，比較的質量が大きい体幹から頭部や四肢が伸びているという構造である．頭部には頭部の質量があり，上肢や下肢にもそれぞれ質量があるのはいうまでもない．したがって，頭部や四肢といった身体の一部分にもそれぞれの重心を考えることができる．

　例えば，図1-26に示す肘関節から手関節の間にある前腕の部位の質量は，女性の場合で全体重の約1.3％，男性の場合で1.5％に相当する〔第2章の表2-1（➡82ページ）参照〕．つまり，体重50 kgの人では，およそ0.7 kgになる．この部位だけに注目した場合，ここにも重力が作用するので，独自に重心を求めることができる．同様に，手関節から先の手と指の全体も体重の約0.6％（女性の場合）の質量があり，ここにも同じように重心がある．

　こうしてみると，身体全体を対象にするとその重心はただ1点のみだが，身体に

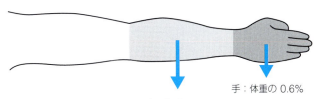

前腕：体重の 1.3%　　　手：体重の 0.6%

図 1-26　身体の部分的な重心（女性の場合）
主要な関節を挟んだ身体部分はそれぞれの質量に応じた重力を受け，それぞれその重心を考えることができる．

は各部位にひとつずつの多数の重心があって，その集合体が 1 点の身体全体の重心になると考えることができる．物体の全体に作用する重力の作用を 1 点にまとめられるという重心の利点が損なわれてしまうと思える考え方だが，実はこの考え方には，ともすれば扱いきれないほど複雑になる可能性がある身体構造を，うまく単純化できるというメリットが隠されている．この点についても，第 2 章で詳しく説明する．

1・7

筋と張力──身体運動の力源

1・7・1 張力とは

ひもや糸のような細長い物体を伸ばす方向に力が働いたとき，その力を張力と呼ぶ．天井からつるした糸の先に物体がつり下がっている図 1–27 の例では，物体に作用する重力によって糸に張力が働く．物体が糸を引く力は下向きの矢印で，天井が糸を引く力は上向きの矢印で示されている．糸の質量を無視すると，糸の上端と下端にはこのように同じ大きさで向きが反対の張力が作用している．物体の質量を 1 kg とすると，糸の張力は上向き矢印と下向き矢印とも 1 kgw（= 9.8 N）となる．

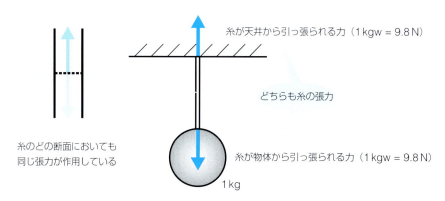

図 1–27　糸に作用する張力

この張力は糸の上端と下端だけではなく，糸のどの断面をとっても同じように作用している．また，張力が作用する方向は糸を伸ばす方向になるので，常に糸の長さの方向，すなわち糸の断面に垂直な方向になる．

張力（tension）は大文字の T で表すことが多い．高校などの物理で習う張力は「糸が物体を引っ張る力」を指していることが多く，この場合，張力は物体に作用するので，糸に働く力の反作用ということになる．図 1–27 の例では，糸が丸い物体に及ぼす力（上向きの矢印で表される）を「物体に作用する張力」と表現することがある．このように，状況に応じて使われ方が異なる用語なので注意しよう．

1・7・2 筋の張力

　身体運動をもたらす力として真っ先に思い当たるのは，骨格筋の収縮力であろう．ヒトの場合，上肢と下肢だけでも100種類を超える大小さまざまな骨格筋がある．

　骨格筋の両端は起始腱と停止腱で，その多くは骨に付着している．付着している2つの骨が関節を構成しているなら，筋の収縮によってその関節は曲げられたり伸ばされたりする．能動的な関節運動をもたらすほかに，筋は意識的に収縮させなくても，ある程度の張力を発揮して姿勢の維持などに貢献する．

　筋はそれ自体が収縮することで発生する力によって大きな張力を生みだす点がひもや糸とは異なっているが，張力の現れ方はそれらと同様で，筋の長さ方向（断面に垂直な方向）に張力が現れる．

　筋の作用は骨に付着している起始と停止を接近させる動きをもたらすことで，関節運動を行わせる．図1–28のように，多くの骨格筋では，起始と停止およびその走行をみると，関節運動に対する作用が明らかである場合が多い．狭い範囲に付着している腱はそこが作用点となり，腱の延長線が作用線となる方向に，筋張力が骨に及ぼす力の矢印が描ける．

　なお，筋は伸びる方向には力を発揮できない．つまり，起始腱と停止腱を遠ざける方向への力は出ない．

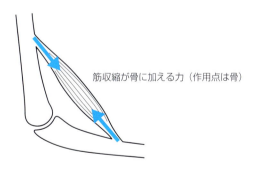

図1–28　筋が発揮する張力

1・7・3 曲がっている筋の張力が作用する方向

　関節のまわりにある筋はほぼ直線的な走行をもつものが多いが，なかには起始と停止の方向が一致しない筋も存在する．骨格筋は中央部の筋腹（収縮する部分）と骨に付着する部分の腱に分かれるが，その途中で方向を変えられると，両端の腱の方向が一致しない．

　図1–29はそのような筋の一例として，足関節を外がえし（外側にそり返す）さ

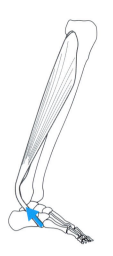

図 1–29　筋の張力が方向を変える例
長腓骨筋は腓骨の下端部で腱の方向を変えられる．筋が中足骨に加える力の向きを矢印で示す．

せる作用をもつ長腓骨筋の走行を示している．長腓骨筋の筋腹は下腿の長軸方向，つまり腓骨に沿う方向に位置しており，この部位での筋収縮による張力は下腿の長軸方向に作用している．それが筋の末梢部に行くと腱に移行して，これが腓骨の外果（外くるぶし）の後方を通って，前方に回り込むように向きを変え，中足骨に付着している．この場合，中足骨に作用する力の方向は筋線維の収縮が生じる筋腹に沿った方向ではなく，外果を回り込んだ腱が骨に付着している停止腱の方向に作用することになる．これは筋線維が並んでいる方向と関節運動をもたらす方向を変えることで，目的に合った向きに関節運動をもたらすための巧妙な仕組みであるといえる．

　この例と同様の仕組みは身体の他の部分にいくつもあり，力の方向を変える「滑車」に似た仕組みであることから，解剖学的滑車と呼ばれる．

1・7・4　筋の張力と身体の運動

　筋はそれ自体が縮もうとする向きに力を発生させるので，筋の起始と停止が付着している骨の位置が互いに近づくような力をもたらす．しかし筋が収縮するときに，常に起始と停止が付着する部分が近づくような骨の動きが得られるとは限らない．筋の収縮力よりも大きな外力の作用があるケースでは，筋は起始と停止を近づけようとする力を発揮しながら伸ばされる動きとなる．

　例えば，図 1–30 に示す上腕二頭筋の収縮による筋の張力は，付着している橈骨を上方に引き上げ肘関節を曲げる作用をもたらすはずだが，手に持っている物体の質量が極端に大きく，前腕を水平に保持できなければ，上腕二頭筋の収縮にもかかわらず肘関節は伸ばされるかもしれないし，筋の収縮がもたらす力の作用とこの外

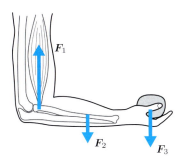

図 1–30　筋の張力は常に関節を運動させるとは限らない
上腕二頭筋の収縮による張力 F_1 は橈骨を上向きに動かす作用をもつが，手と前腕，手に持った物体に作用する重力（F_2 と F_3）があるため肘関節が動くとは限らない．

力の作用が同程度なら，筋が力を発揮することで停止の位置を一定に保つ，つまり身体を外力に負けないで静止させる働きをすることになる．

　筋力が発揮されることで身体のある部位が静止状態に保たれるケースは，第 2 章において筋力と身体運動とのかかわりを考える入り口になる．身体は静止しているので運動をしていない状態ともいえるが，こうした場合の力と運動の関係は<u>静力学</u>（statics）と呼ばれ，本書で扱う重要な基礎的知識を与える．ここでは，筋の収縮による張力が作用しても，それが必ずしも関節運動を生じさせるとは限らないことを覚えておこう．

1・8

摩擦力──身体運動に関与するもうひとつの力

1・8・1 摩擦による力

摩擦力（friction force）とは，接触している2つの物体のどちらかが動いているとき，または動こうとしているときに，2物体の接触面に働く力で，その向きは常に運動を妨げる方向に作用する．双方の接する面がともに凹凸のない滑らかな面であれば摩擦力は小さいが，ざらざらした面であると大きな摩擦力が発生する．

面に沿って物体を動かすために必要な力が接触面の状態によって異なるのは，日常的にもよく経験する．図1–31のように，床上にある物体を引っ張って動かそうとするとき，床と物体の接触面に摩擦力が生じる．この例では，右側に動かそうとするのを妨げる方向になるので，摩擦力は物体に対して左向きに生じる．引っ張る力が弱く物体が動かないとすると，引っ張る力と摩擦力は互いに打ち消しあって物体は静止している状態である．静止している物体を動かそうとする際に働く摩擦力は，静止摩擦力（static friction force）と呼ばれる．

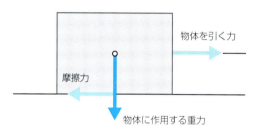

図 1–31　床上にある物体に作用する摩擦力

引っ張る力を徐々に大きくすると，それに応じて摩擦力も大きくなるが，その大きさには限界があり，限界を超えると物体は右向きに動き出す．この限界の摩擦力を最大静止摩擦力（maximum static friction force）という．先に触れたように，最大静止摩擦力は接触面が粗いほど大きくなり，滑らかなほど小さくなる．この接触面の状態による最大静止摩擦力の大きさを反映する量が静止摩擦係数で，通常はμという記号で表される．μが大きいほど最大静止摩擦力は大きくなる．

また，接触面同士が粗くても，軽い物体なら少ない力で摩擦に打ち勝って動き出

すことも，われわれは経験的に知っている．この事実は物体の質量に応じて最大静止摩擦力が変化するということであり，接触面の状態が同じでも，重い物体ほど最大静止摩擦力が大きくなる．

以上をまとめると，図 1–31 の物体を引っ張って動かすには，最大静止摩擦力よりも大きな力を必要とし，物体と床の接触面によって決まる静止摩擦係数および物体の質量によって，最大静止摩擦力の大きさが変化する．

最大静止摩擦力の大きさは，静止摩擦係数と物体の質量の双方に比例して増加することが実験的にわかっている．正確にいうと，物体の質量自体ではなく，図 1–31 の例では物体の重さが床に作用し，その反作用として床が物体を上向きに押し返す力の大きさに比例して最大静止摩擦力は変化する．この床が物体を押し返す力を**垂直抗力**（normal force）という．物体と床との間の静止摩擦係数を μ，垂直抗力を N とすると，物体と床の間に働く摩擦力 F は，

$$F = \mu N$$

となる．

なぜ垂直抗力を考える必要があるかというと，図 1–32 のように斜面に置かれた物体では，同じ質量であっても斜面の角度によって垂直抗力が変わってくるからである．物体の質量を m，重力加速度の大きさを g とすると，図の斜面から物体に作用する垂直抗力 N は，

$$N = mg\cos\theta$$

となる．したがって，θ が大きくなるほど垂直抗力が減少して，最大静止摩擦力も小さくなるので，滑りやすくなることがわかる．

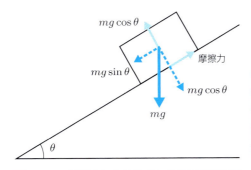

物体が斜面に加える力は $mg\cos\theta$
垂直抗力 N も $mg\cos\theta$
これは mg より小さく，θ が大きくなるほど小さな値となる
斜面に沿って落下させる力は $mg\sin\theta$

図 1–32 斜面上にある物体に作用する摩擦力

1·8·2 物体が動いているときの摩擦

　物体に作用する力が最大静止摩擦力を超えて物体が動きだしたのちも，摩擦力は作用し続ける．このときの摩擦力は**動摩擦力**（kinetic friction または dynamic friction）と呼ばれ，最大静止摩擦力とは異なる値となる．物を押して動かすとき，動きだすまでに大きな力が必要だが，いったん動きだすとそれよりやや小さな力で動かすことができるのは，経験的に実感できる事実である．動摩擦力も摩擦係数と垂直抗力に比例するが，静止していても動いていても垂直抗力に変化はないので，動摩擦力が最大静止摩擦力より小さいのは摩擦係数が小さいからということになる．動摩擦力の摩擦係数は**動摩擦係数**と呼ぶ．動摩擦力を F'，物体と床との間の動摩擦係数を μ' とすると，

$$F' = \mu' N$$

となる．

　なお，摩擦係数は接触している 2 つの物体の間の接触面の状態だけで決まる量で，接触面の大小による変化はない．つまり，摩擦力は接触面の面積によらないことが実験的にわかっている（表 1–1）．

表 1–1　摩擦係数のおおよその値

	静止摩擦係数 μ	動摩擦係数 μ'
コンクリートとゴム	1.0	0.6〜0.85
ガラスとガラス	0.9〜1.0	0.4
鋼鉄と鋼鉄	0.74〜0.78	0.42〜0.62
木と木	0.25〜0.5	0.2
氷と氷	0.05〜0.5	0.02〜0.09

氷以外は乾燥した状態での参考値．ただし摩擦係数は接触面の凹凸の状態により大きく変化する．
〔Serway RA, Jewett JW (2004). Physics for Scientists and Engineers, 6th ed. Thomson Brooks/Cole Publishing, Pacific Grove, CA より〕

1·8·3 歩行と摩擦力

　摩擦は常に運動を妨げる向きに作用するので，運動には邪魔な存在である．しかし摩擦がなければ，ひもをいくら固く結んでもほどけてしまうし，釘を打っても容易に抜けてしまうだろう．仮に地面と足底面の間の摩擦係数が 0 になったら，おそ

らく立っていることはできない．身体運動も摩擦力をうまく利用して成り立っているのである．

図1-33Aは，図1-16で取り上げた歩行中の足底面と床の摩擦力を示している．この図は歩行中に前方に振りだした足の踵が床に接触した瞬間で，歩行周期の踵接地期（heel contact）に当たる．この瞬間に踵は床に対して斜め前方下向きの力を加える．この力を分解すると，垂直方向に加わる力（垂直抗力と同等）と，水平方向では前方に向かう力の成分がある．もし床がよく滑る氷であったとして，通常の速さで歩こうとすると，踵を付いたときに前方に滑ってしまうであろう．それを防いでいるのが，常に運動を妨げる向きに作用する摩擦力で，この場合は水平方向の後ろ向きに作用していることがわかる．

図1-33Bは，足を前方に振り出す直前につま先で床を蹴っている瞬間で，歩行周期の足尖離地期（toe off）である．このときにつま先は前方への推進力を得るため，後方に向けて蹴り出す力が働く．このときも摩擦がなければつま先は後方に滑ってしまうが，それを妨げる向き，つまり床と水平に前方に向けて摩擦力が働くことで，つま先は床を蹴ることができる．このように，歩行は摩擦力と密接に関連しながら遂行されているのである．他の身体運動も同様である．

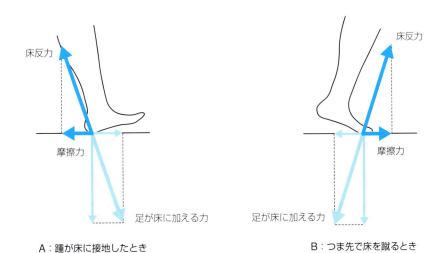

A：踵が床に接地したとき　　　　B：つま先で床を蹴るとき

図1-33　歩行時の足底と床の間に作用する摩擦力

1・8・4 関節内の摩擦

身体の中でも，物体同士が接触して移動する部位では摩擦が生じる．その代表的な例が関節である（図1-34）．関節面で骨と骨が直接接触しているのなら，その摩擦はかなり大きなものとなるだろうが，実際には接触面は軟骨に覆われている．さ

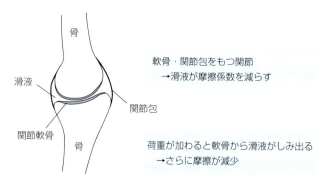

図 1–34 関節に作用する摩擦力

らに関節内には滑液が存在し，軟骨にしみ込むことで，関節内の摩擦はきわめて小さくなる．関節包で覆われた滑膜性連結の関節の静止摩擦係数はおよそ 0.01，動摩擦係数はおよそ 0.003 と，きわだって小さな値となることが知られている．腱と腱鞘の間でも接触面で擦れあいが起きるが，これにいたっては動摩擦係数が 0.001 程度のきわめて小さな摩擦しか生じない．人工的に同じような構造体を作ろうとしても決して真似できないほどの小さい摩擦を，身体は実現しているのである．

1・9

物体の変形——力に応じて形が変わる

1・9・1 押されたときと引っ張られたときの変形

物体に力を加えると，その強さに応じて形や大きさが変化する．押されたり引っ張られたりすると，鉄などの硬い金属であっても，ごくわずかに変形する．身体でも皮膚や筋などの軟部組織は容易に変形するし，比較的硬い骨もわずかに変形する．

図 1–35 は，骨のような細長い棒の両端に伸ばす側への力が加わった様子を示している．両端を引っ張る力の大きさ F によって棒は ΔL だけ伸びている．この ΔL は棒の本来の長さ L が長いほど大きくなる．すなわち，引っ張る力は同じでも，伸びる量は棒の長さに依存する．単位長さ当たりの変形量 ε を**ひずみ**（strain）と呼び，

$$\varepsilon = \frac{\Delta L}{L}$$

という式で求められる．ひずみは長さを長さで除しているので，単位はない．

また，同じ長さの棒を同じ力で引っ張ったとしても，棒が太い（断面積 S が大きい）ほど，ひずみは小さくなる．そのため，変形の原因となる力は単位断面積当たりの力が重要で，これを**応力**（stress）と呼ぶ．応力 σ は，

$$\sigma = \frac{F}{S}$$

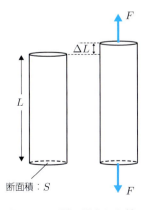

ひずみ：変形した量（単位長さ当たり）
$$\varepsilon = \frac{\Delta L}{L}$$

応力：変形させる力（単位断面積当たり）
$$\sigma = \frac{F}{S}$$

図 1–35 引っ張られた棒の変形

のように求められる．応力の単位は力の単位 N を断面積の単位 m² で割った N/m²
である．

これらの用語は棒の両端を押す力，すなわち圧縮力が作用している場合でも同様
に用いられる．この場合，ひずみは棒が短縮する方向に生じる．

1・9・2 弾性変形と弾性率

応力が加わっている固体はひずみを生じるが，応力が小さい範囲なら，それを取
り去るとひずみがなくなり元の形に戻る．この性質を弾性（elasticity）という．ば
ねは力を加えると伸びたり縮んだりするが，力を取り去ると元の長さに戻るので，
弾性を理解するためのわかりやすい例である．同じように，金属や骨のような丈夫
な物体でも，ひずみはきわめて小さいが，弾性変形をする．

弾性変形をしているひずみの大きさは応力の大きさに比例する．これをフックの
法則という．図 1–35 の例はフックの法則により，

$$応力 = E \times ひずみ$$

となるので，

$$\frac{F}{S} = E \times \frac{\Delta L}{L}$$

となる．比例定数 E をヤング率と呼び，物質ごとに値が決まっている．ヤング率
の値が大きいほど，同じひずみを与えるのに大きな応力が必要となる変形しづらい
物質といえる．なお，引っ張るときだけでなく，圧縮するときも同じ関係が成り立
つことが確かめられている．

表 1–2 は，さまざまな物質のヤング率を示している．金属のヤング率は大きく，

表 1–2 物質ごとのヤング率

物質	ヤング率（× 10⁶ N/m²）
鋼鉄	201000〜216000
銅	130000
木材（樫）	13000
ゴム	1.5〜5.0
骨（圧縮）	9000
骨（引張）	16000
血管	0.2

〔赤野松太郎, 他（1987）. 医歯系の物理
学. 東京教学社より〕

大きな応力を加えてもひずみはきわめて小さいが，ゴムでは桁が5つも小さい値なので，大きく伸び縮みすることがわかる．骨は木材と同程度で，血管は一般的なゴムよりも伸び縮みしやすい．

Column 1・4　塑性変形

図 1-35 で，応力を大きくしていくと，ある値からは外力を取り去っても元の長さには完全に戻らず，ひずみが残るようになる．この性質を塑性（plasticity）と呼び，残ったひずみを永久ひずみという．さらに応力を大きくすると物体は引きちぎられて破壊する．このときの応力を破壊応力という．

図 1-36 は金属に引っ張り方向の応力を加えたときのひずみの様子を示している．引っ張る力を徐々に大きくすると，応力とひずみの比例関係が崩れる点が出現する．これを比例限界という．さらに応力を増加させると，ひずみが完全には戻らなくなる点が出現し，これを弾性限界という．金属の特徴として，さらに応力を増加させると，わずかな応力の増加でひずみが急激に増え，容易に伸びるようになる．この現象が始まる点を降伏点という．さらに応力を増加させ破壊応力に達すると，破壊されて引きちぎられる．

ゴムやガラスの場合は，破壊応力の間際まで弾性限界が続くので，図 1-36 と同様の図では，破壊までほぼ直線となる．骨でも，特に圧縮方向では，破壊に至るまで，ほぼ直線的な性質を示すことが確かめられている（図 1-36 B）．

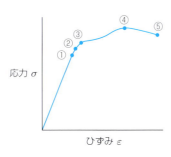
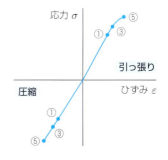

①比例限界（フックの法則の限界）
②弾性限界（ひずみが戻る限界）
③降伏点（応力増加で急激に変形）
④破壊応力（破壊を生じる応力）
⑤破壊点

● 比例限界①と降伏点③が近い
● 比例限界①と破壊点⑤も近い
● 特に圧縮方向では破壊に至るまで，応力とひずみはほぼ比例

A：金属　　　　　　　　　　　B：骨

図 1-36　引っ張られた金属と骨の変形

1・9・3 いろいろな変形

❶ せん断応力による変形

図 1–37 のように，物体のある面に水平な方向への力が作用したとき，その面が力の方向にずれるような形の変形が生じる．面に水平な方向への応力を**せん断応力**（shear stress）または**ずれ応力**という．断面積 S の面に大きさ F の力が作用しているので，せん断応力 τ は，

$$\tau = \frac{F}{S}$$

となり，せん断ひずみ γ は，

$$\gamma = \frac{\Delta L}{L} = \tan\theta$$

で表される．せん断応力による変形もフックの法則に従うので，以下の関係が成り立つ．

$$\tau = G\gamma = G\frac{\Delta L}{L}$$

$$G = \frac{FL}{S\Delta L}$$

この比例定数 G は**剛性率**，あるいは**せん断弾性率**，**ずれ弾性率**などと呼ばれる．

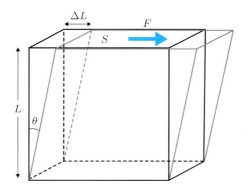

面（断面積 S）に水平な方向への力 F が作用したときの

せん断応力：$\dfrac{F}{S}$

せん断ひずみ：$\dfrac{\Delta L}{L} = \tan\theta$

図 1–37　せん断応力（ずれ応力）による変形

❷ 曲げ応力による変形

一端を固定した棒の他端に，棒に対して垂直な方向に力を加えたり，図 1–38 A のように，棒の両端を支えてその間のある点に上から力を加えたりすると棒は曲がる．このような変形を**曲げ変形**という．この変形は図に示すように棒の上縁と

下縁が円弧状になるが，棒の断面上で見た場合の変形のしかたは一様ではない．図 1–38 B に示すように，下に凸で曲がっている棒の上縁（円弧の内側）に近い部分は押し縮められる形の変形をしているが，逆に棒の下縁（円弧の外側）に近い部分は引き伸ばされる形の変形が生じる．その中間には点線で示されている「伸ばされも縮まされもしない面」が存在し，この面を中立面と呼ぶ．このように，断面の部分によって異なった変形を生じる点が，曲げ変形の特徴である．

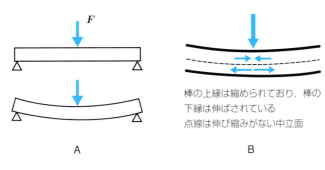

図 1–38　曲げ応力による変形

ここで図 1–39 A のような断面が長方形の棒を考えてみよう．断面が横長になるように置いたときと，断面が縦長になるように置いたときでは，棒を曲げようとする同じ大きさの力に対して，曲がりの大きさが異なる．断面が縦長になるように置いたときのほうが曲げ変形が生じにくいことは，経験的に理解しやすい．これはその材料の一部分が，中立面からより遠いところにあるほど，曲げに強くなるということを示している．

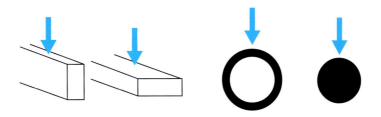

A：断面が縦長のほうが曲げに強い　　B：中空棒のほうが丸棒よりも曲げに強い

図 1–39　曲げに対する強さ

上腕骨や大腿骨のような長骨は断面の外周部の皮質骨が硬く，内部の海面骨は強度が低いという，中空といっても差し支えない構造になっている．これは同じ量の皮質骨を使うのなら，一様な丸棒よりも内部に空間がある中空棒のほうが，曲げようとする力に対して強度が高くなるという利点を与えている．図 1–39 B のよう

1・9　物体の変形――力に応じて形が変わる

に，中空棒のほうが中立面からより遠いところに硬い皮質骨を配置できるからである．長骨はこのような仕組みで曲げに対する強度を高めているばかりでなく，中空になった空間を造血に利用する骨もあり，限られた身体空間を有効に使っている人体には感心するばかりである．

❸ ねじり変形

図1–40のように，一端を固定した棒の他端に，棒の軸まわりに力のモーメントT〔第2章の「力のモーメント」の節（➡ 53ページ）参照〕を加えると，棒はねじれる．このようなタイプの変形を**ねじり変形**（ねじれ変形）という．トルクを加えた端が角度θだけ回転しているとき，より固定端に近い部分ほど変形は小さくなり，ねじり変形の大きさが異なる．また，軸に垂直な断面でも変形の大きさは一様ではなく，中心から遠い部分ほど変形は大きい．

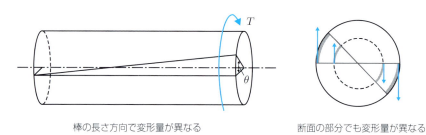

棒の長さ方向で変形量が異なる　　　断面の部分でも変形量が異なる

図1–40　ねじり変形

曲げ変形と同様に，同じ材料と量で棒を作るなら，一様な丸棒よりも内部に空間がある中空棒のほうが，ねじりの力に対して強度が高くなる．したがって，骨の中空構造はねじりモーメントに対しても有利である．

骨に過大なねじりモーメントが作用すると，図1–41のようならせん状の骨折が生じることが知られている．ねじりモーメントが作用した骨変形の特徴として，金属などと比べると大きなねじり変形に耐える点が挙げられる．図1–41の表の数値は，骨の破壊にいたるねじれ角を示している．細い骨ほど同じ大きさのトルクに対してねじれが大きくなるが，太い骨に比べて細い骨ではより大きなねじれ角を許容できるような性質をもっている．この性質によって，細い骨でも容易に骨折しないようになっているのが，骨の力学的特徴である．

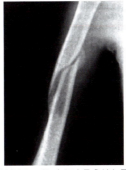

ねじりモーメントによるらせん骨折

	破壊にいたるねじれ角
大腿骨	1.5°
脛骨	3.4°
腓骨	35.7°
上腕骨	5.2°
橈骨	15.4°

図 1–41 ねじり変形と骨
〔右表は，赤野松太郎, 他（1987）. 医歯系の物理学. 東京教学社より〕

●引用文献

1) Serway RA, Jewett JW (2004). Physics for Scientists and Engineers, 6th ed. Thomson Brooks/Cole Publishing, Pacific Grove, CA.
2) 赤野松太郎, 他（1987）. 医歯系の物理学. 東京教学社.

第2章 力学の基礎

2・1 力のつり合い――静止状態を維持する条件…46

2・2 力のモーメント――物体を回転させる力の作用…53

2・3 力のモーメントのつり合い――静止状態を維持するもうひとつの条件…62

2・4 関節にはたらく力の推定――力のモーメントのつり合いと力のつり合いを利用する…68

2・5 身体を扱いやすくする方法――自由体図とモデル化…76

2・6 重心の合成――分割した身体の扱い方…81

2・7 身体重心の測定法――重心の位置を直接知る方法…85

2・8 姿勢の安定性――身体重心と支える面との関係…89

2・1

力のつり合い──静止状態を維持する条件

2・1・1 力がつり合うとは

　力がどのように身体運動を生じさせるのかという問いに答えるための入り口は，意外に思われるかもしれないが，身体が運動をしていない静止した状態を考えることである．

　物体に複数の力が作用しているにもかかわらず，物体が静止しているのならば，これらの力はつり合っている．この「つり合い」が静止した身体での力の作用を知るための最大のポイントになる．1章で述べたように，力のつり合いを考えるときの一連の手続きを静力学（statics）という．

　筋はやみくもに力を発揮すればいいのではなく，目的にかなった身体の運動を生成するために，適切な力となるよう筋張力を調節しなければならない．例えば，手に物を持って肘関節を屈曲させて静止させるような場合，筋は物の重さに応じた筋張力を発揮させる必要がある．こうした場合，力の「つり合い」を考えることで，計算によって筋張力の具体的な値を推定することができるようになる．この章では，このような手続きについての理解を深める．

❶ 物体に作用する複数の力

　あるひとつの物体に 2 つ以上の力が同時に作用しているとき，先に取り上げた「力の合成」（➡ 9 ページ）を考えることができる．図 2–1 は天井から糸でつるされて静止している球の様子である．図 2–1 A には，この状態で作用しているさまざまな力を図示している．糸の質量を無視するなら，天井には糸を通して球に作用する重力（下向き青矢印）と同じ大きさの力が下向きに働いている（白抜き矢印）．その反作用は天井が糸を上向きに引っ張る力である（上向き水色矢印）．一方，球と糸の接点では，球が糸を引っ張る力（下向き水色矢印）と，その反作用である糸が球を引っ張る力（上向き青矢印）が作用している．

　一通りの力を書き込んでしまうと，数が多いので混乱するかもしれない．このような場合は，「何に対して」作用する力なのかに着目して力を分類すると，その状況は一気にわかりやすくなる．つまり，力が作用する対象はこのケースでは「天井」「糸」「球」の 3 種類があり，それぞれの力がどの対象に作用しているのかを意識す

46　第 2 章　力学の基礎

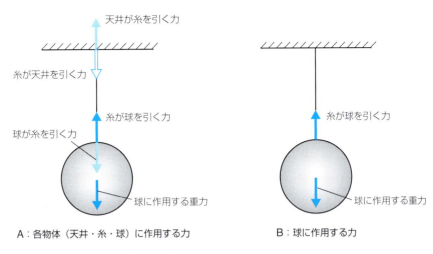

A：各物体（天井・糸・球）に作用する力　　B：球に作用する力

図 2–1 静止した球に作用する力

ると，理解が容易になる．図 2–1 B は 3 つの対象のうち「球」に作用する力だけを表している．「糸」に働く力は図 2–1 A の 2 つの水色の矢印である．このように，複数の力がある場合に最も重要な作業は，「何に対して」作用する力なのかを明確に把握することである．そして，球が静止しているのは，球に作用している 2 つの力が，向きが反対で大きさが同じで「つり合っている」からである．

❷ ばねの作用で静止している物体

第 1 章で取り上げた弾性という性質をわかりやすい形で示す身近なものとして，ばねがある．ばねは力が加わると伸び縮みするが，力がまったく加わっていないときには，ある決まった長さ（自然長）になる．ばねは「フックの法則」(→ 38 ページ）に従うので，ばねを引っ張る方向に力が作用したときのばねの伸びは力に比例する．すなわち，伸ばす方向への力の大きさを F，自然長から伸びた長さを Δx とすると，この 2 つの変数が比例関係にあるので，

$$F = k\Delta x$$

という関係になる．k はばね定数と呼ばれる比例定数である．第 1 章で弾性変形を説明した節「物体の変形」(→ 37 ページ）では，変形の原因となる力を断面積で割ったものを応力，変形の大きさを元の長さで割ったものをひずみと定義したが，ばねの場合は通常，ばねに作用する力そのもの（F）と，伸びた長さそのもの（Δx）を用いて計算をするのが一般的である．応力とひずみの比例定数はヤング率と呼んだが，ばねの性質を表す比例定数 k は，**ばね定数**（spring constant）と呼ぶ．

図 2–2 A に示すように，何も力が加わっていないばねが天井からつり下がってお

2･1　力のつり合い──静止状態を維持する条件

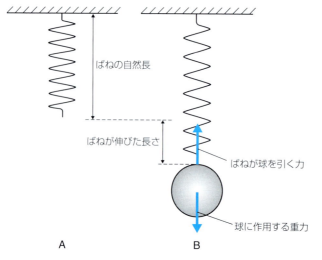

図 2–2 ばねにつるされて静止した球に作用する力

り，ばね自体の質量を無視するならば，このばねは自然長 L になっている．このばねに図 2–2 B のように質量 m の球を取り付けて手を離すと，ばねは球に作用する重力によって伸ばされる．球から手を離してしばらくは，ばねはある程度伸ばされたところで伸び縮みの振動をするかもしれないが，いずれ振動が収まって，ばねと球は静止する．このときのばねの自然長から伸びた長さを ΔL，このばねのばね定数を k，重力加速度を g とすると，

球に作用する重力：mg

ばねが球を上方に引っ張る力：$k\Delta L$

となる．静止している球に作用する力はこの 2 つで，これらはつり合っているので，

$$mg = k\Delta L$$

という関係が成り立つ．もし球の質量とばね定数がわかっていれば，計算によって，ばねの伸び ΔL が求められるし，ばね定数のみがわかっていれば，ばねの伸び ΔL の長さをメジャーで測ることで，球の質量を計算できる．このように，静止している物体に作用している力がつり合っていることを利用すれば，不明な力の大きさが計算によって明らかとなる．ばね定数が既知のばねを使って伸びた長さから質量を知る例は，ばねばかりの原理そのものである．また，このような関係はばねが伸びるときだけでなく，押し縮められる力によってばねが縮むときにも，同様に成り立つ．

❸ 静止物体は左右方向でも力がつり合う

ここまでの例は，球に作用している力が鉛直方向にだけ作用していたシンプルなケースである．水平方向への力の成分が存在する場合でも，物体が静止を維持するには，力のつり合いが必要である．図 2–3 は，棒が天井からの 2 本の糸でつり下げられて静止しているところである．例によって「天井」と「糸」に働く力は除外して，「棒」に働く力だけに着目すると，3 つの力が作用していることがわかる．ひとつは棒に作用する重力 W，残りの 2 つはそれぞれの糸が棒をつり上げている力 F_1，F_2 である．棒の質量を m，重力加速度の大きさを g とすると，$W = mg$ である．F_1 と F_2 は力の分解をすると，鉛直方向の成分と水平方向の成分に分けられる．

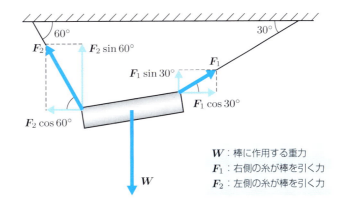

図 2–3 2 本の糸でつり下げられて静止した棒に作用する力

先の例と同様に，この 3 つの鉛直方向の力成分はつり合っているので，

$$mg = F_1 \sin 30° + F_2 \sin 60° = \frac{1}{2}F_1 + \frac{\sqrt{3}}{2}F_2$$

が成り立つ．

同じように，棒が静止しているなら，力の水平方向の成分もつり合うので，

$$F_1 \cos 30° = F_2 \cos 60° \quad \therefore \quad \frac{\sqrt{3}}{2}F_1 = \frac{1}{2}F_2$$

が成り立つ．

この例では 2 本の糸と天井とがなす角度がすでにわかっているので，例えば m の値が既知であれば，この 2 式を解いて F_1 と F_2 の値が計算で求められる．

❹ 摩擦のある斜面上での力のつり合い

斜面上にある物体が斜面との摩擦により，滑らずに静止しているような状態でも，力のつり合いは成り立つ．図 2–4 のように，斜面は水平面に対して角度 θ だ

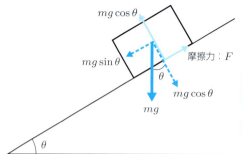

図 2–4 摩擦のある斜面上で静止した物体に作用する力

け傾いているとする．物体の質量を m，重力加速度の大きさを g とすると，物体には鉛直下向きに mg の重力が作用する．この力を斜面に垂直な方向と水平な方向とに分解する．

mg を斜面に垂直な方向に分解すると $mg\cos\theta$ で，これは物体に作用する重力の一部であるとともに，物体が斜面を押す力でもある．斜面は物体に同じ大きさの垂直抗力を反対向きに加える．物体に作用する力のうち，斜面に垂直な成分はこの 2 つであり，これらはつり合っている．

さらに，物体に作用する重力を斜面に水平な方向に分解した成分は，斜面に沿って左下向きに $mg\sin\theta$ である．斜面上で物体が静止しているのは，斜面と物体の間に摩擦力が作用しているからであり，その向きは物体の運動を妨げる向きなので，斜面に沿って右上向きである．この摩擦の大きさを F とする．物体に作用する力で斜面に水平な成分はこの 2 つであり，物体は斜面上で静止し，この 2 成分もつり合っているので，

$$mg\sin\theta = F$$

が成り立つ．

第 1 章の「摩擦力」の節（→ 32 ページ）で触れたとおり，静止摩擦力の大きさには限界があり，斜面と物体の接触面の滑らかさによって，最大静止摩擦力の大きさは異なる．図 2–4 の摩擦力 F の大きさが最大静止摩擦力を超えないうちは，物体は斜面上で静止できるが，斜面の角度 θ が大きくなると，物体への重力の「斜面に水平な成分 $mg\sin\theta$」も徐々に大きくなる．最大静止摩擦力 F_0 を超えて，

$$mg\sin\theta > F_0$$

になると，力のつり合いが維持できなくなり，物体は斜面に沿って滑りだす．

前節までは，力を鉛直方向と水平方向に分けて，そのつり合いを考えたが，この例のように，物体が動く方向が斜面上であると予想できる場合には，斜面に沿った

方向と，それに直交する 2 つの方向を決めて，それぞれの方向での物体に作用する力のつり合いを求めると考えやすくなる．

2・1・2 身体での力のつり合い

　もちろん，静止した身体でも力のつり合いが成り立つ．図 2–5 は手に物を持った状態で静止している前腕を示している．問題を簡単にするために，手関節と手指の関節は固定されて動かないものとする．すると，前腕と手先までは一体の物体とみなすことができる．前腕より末梢部は肘関節を軸とした回転運動をするが，問題を簡単にするために，肘関節を屈曲させる作用の筋は上腕二頭筋だけとする．

　一体とみなした前腕と手の部分に作用する力は，上腕二頭筋の収縮によって橈骨に加える力 F_m，前腕と手の質量に応じた重力 W_1，手に持った物体の重さが手掌面を押す力 W_2，肘関節の関節面で上腕骨が尺骨を押す力 F_j である．前腕は静止しているので，これら 4 つの力の鉛直方向の成分と水平方向の成分の合力はいずれも 0 で，力がつり合っている．よって，

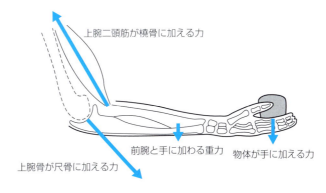

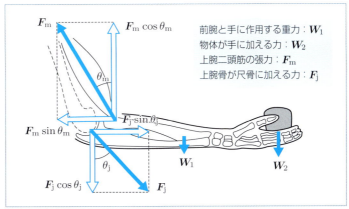

図 2–5　手に物を持った状態で静止している前腕に作用する力

鉛直方向上向きの力：$\boldsymbol{F}_{\mathrm{m}} \cos \theta_{\mathrm{m}}$

鉛直方向下向きの力：$\boldsymbol{W}_1 + \boldsymbol{W}_2 + \boldsymbol{F}_{\mathrm{j}} \cos \theta_{\mathrm{j}}$

となる．これらが同じ大きさなので，

$$F_{\mathrm{m}} \cos \theta_{\mathrm{m}} = W_1 + W_2 + F_{\mathrm{j}} \cos \theta_{\mathrm{j}}$$

が成り立つ．水平方向も同様に，

水平方向右向きの力：$\boldsymbol{F}_{\mathrm{j}} \sin \theta_{\mathrm{j}}$

水平方向左向きの力：$\boldsymbol{F}_{\mathrm{m}} \sin \theta_{\mathrm{m}}$

となる．これらが同じ大きさなので，

$$F_{\mathrm{j}} \sin \theta_{\mathrm{j}} = F_{\mathrm{m}} \sin \theta_{\mathrm{m}}$$

となり，以上の2つの方程式ができる．

　一体とみなした前腕と手に作用する重力の大きさ W_1 と，手に持った物体の質量がわかっており，上腕二頭筋の力の方向が鉛直方向となす角 θ_{m} を測り，さらに上腕二頭筋の張力 F_{m} の大きさがわかっていれば，上記の2つの方程式に値を代入して解くことで，直接的に測ることができない肘関節の中で生じている上腕骨が尺骨を押す力 F_{j} の大きさと，その力が鉛直方向となす角 θ_{j} を計算により求めることができる．上腕二頭筋の張力も直接計測することはできないが，これに関しては推定する便利な方法がある．次節ではこの方法について考えよう．

2・2

力のモーメント――物体を回転させる力の作用

2・2・1 関節で生じる回転運動

　前節で考えた力のつり合いは，それが成り立たない場合，物体は静止せずに動くということを意味している．図 2–1 の糸でつるされて静止している球は，仮に糸が切れてしまうと，球に作用する重力とつり合っていたひもの張力がなくなってしまい，おもりは下向きに落下を始める．これは物体が直線的な軌跡を描く運動となる（並進運動）〔第 3 章の「並進運動と回転運動」の項（→ 103 ページ）参照〕．

　一方，身体の主な運動は関節において生じる．四肢の関節で生じる運動は回転運動という．回転運動はある決められた軸のまわりに起きる運動で，関節から先の部位は円弧状の軌跡となる．回転運動をしている物体上のそれぞれの点は，図 2–6 のように回転の軸からの距離が常に一定であり，同じ角度を同時に動く．

　筋の発生する力がどのように関節の回転運動に反映されるかを知ることは，身体運動を理解するうえで，きわめて重要である．そのために必要な最も重要な概念が力のモーメント（moment of force）である．力のモーメントはトルク（torque）と呼ばれることもある．身体の筋骨格系を簡略化したモデルに置き換えて，力のモーメントの概念を適用することは，身体運動を理解する糸口となる．本節はこうした考え方に触れて，その取り扱いに慣れることを目標とする．

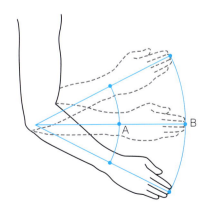

図 2–6　関節における回転運動
前腕の点 A と手先の点 B は同時に同じ角度だけ動く．移動距離は B のほうが大きい．

2・2・2 力のモーメントとは

ある固定した軸のまわりを回転する運動，例えば，図2–7Aは押し開きのドアを示しているが，これを上から見ると蝶番が軸になった回転運動となっている．ドアを手で押して開ける場合，ドアのどこを押すかによって，開けるために必要な力の大きさが異なる．回転軸から遠いドアのノブあたりを押すときに比べ，ドアの真ん中あるいはドアの蝶番の近くを押す場合では，大きな力を加えないとドアは開かない．これは重い防火扉などで試してみると簡単に体験できる．

また，図2–7Bに示しているのは工具のレンチだが，これも柄が長いほど少ない力でボルトを回せることは，使ったことのある人なら知っているだろう．長い柄が付いていても，柄の中間あたりを握って力を入れると，ボルトを回すのに大きな力が必要になる．

こうした例から，物体を回転させるとき，力を加えることで回転が生まれるのはもちろんだが，回転運動を発生させる効果は，力の大きさだけでは決まらないということがわかる．力の大きさとともに，回転軸から力を加える位置までの距離が，物体を回転させる効果に関係していることが推察できる．この点が，回転運動と力の関係を考えるうえで決定的に重要なポイントである．

力のモーメントは，ある点を軸として回転する物体にある大きさの力が作用しているとき，その力が物体を回転させる能力と定義される．本書の次章以降では「力のモーメント」よりも主に「トルク」という用語が用いられるが，どちらも同じ意味である．

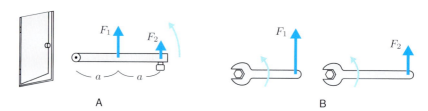

図 2–7　回転運動に作用する力
A：右図はドアを上から見たところ．ドアの蝶番から遠いところを押すと小さな力でドアが開く．
B：柄の長さが異なるレンチ．柄が長いレンチのほうが小さな力でボルトを回せる．

2・2・3 力のモーメントの大きさ

　力のモーメントの大きさは，実際にどのような計算で求められるのだろうか．例えば図 2–7 A のように，ドアに対して力が垂直に作用している場合の力のモーメントは，ドアの回転軸からドアを押した位置までの距離と力の大きさとの積で求められる．回転軸と力が作用する位置との距離をモーメントアーム（moment arm）または（てこの）腕の長さという．これを式で表すと，力のモーメントを M，力の大きさを F，モーメントアームを l とすると，

$$M = F \cdot l$$

となる．図 2–7 A の場合，ドアの真ん中あたりを押した場合とドアノブあたりを押した場合のそれぞれの力のモーメントは，ドアの回転軸からドアの真ん中までとドアノブまでの距離がそれぞれ a，$2a$ なので，

$$\text{ドアの中間}：M_1 = F_1 \cdot a$$
$$\text{ドアのノブ}：M_2 = F_2 \cdot 2a = 2F_2 a$$

となる．もしこの 2 つの力が同じ大きさ（$F_1 = F_2$）なら，ドアノブあたりを押した場合の力のモーメントは，中間あたりを押したときの 2 倍になることがわかる．

　力のモーメントの単位は，力の単位 [N] と長さの単位 [m] の積なので，[N・m] である．力の単位が [kgw] の場合は，[kgw・m] となる．前章で触れたとおり，$1\,\mathrm{kgw} = 9.8\,\mathrm{N}$ なので，$1\,\mathrm{kgw \cdot m} = 9.8\,\mathrm{N \cdot m}$ となる．

　本来は力のモーメントはベクトル量であるが，本書では，特に断りがない限り高校物理に準じて力のモーメントをスカラー量のように扱う．

　また，力のモーメントには 2 つの向きがある．力が書き込まれた図をもとに考えると，例えば図 2–7 では，力 F_1 と F_2 はドアやボルトを時計の針が回転する向きとは逆向きに回転させる．この回転の向きを反時計まわり（counter clockwise：CCW），または左まわりと呼ぶ．それとは反対の時計の針と同じ向きへの回転は時計まわり（clockwise：CW），または右まわりと呼ぶ．

　力のモーメントは力の大きさとモーメントアームの長さの掛け算という単純な計算で求められるが，注意すべき点がある．それは図 2–8 のように，力がモーメントアームの長さ方向と垂直ではない場合の計算である．回転する腕と垂直ではない力では，モーメントアーム方向と垂直な力の成分（$F\cos\theta$）だけが，物体を回転させる作用に関与する．ドアに対して水平な力の成分（$F\sin\theta$）は，ドアの回転にまっ

2・2　力のモーメント──物体を回転させる力の作用　**55**

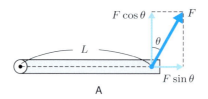

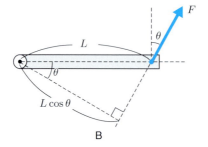

図 2–8　ドアと垂直ではない方向から力が作用している例
A：ドアに垂直な力 F の成分である $F\cos\theta$ が軸からの距離 L のところに作用している．
B：力 F と軸との距離は $L\cos\theta$ で，これがモーメントアームとなる．

たく貢献していないことが，この図からも直感的にわかるだろう．したがって，力 F を分解して，モーメントアームと垂直な成分の大きさとモーメントアームの長さとの積が力のモーメントの大きさになる．図 2–8 A での力のモーメント M は，

$$M = F\cos\theta \cdot L$$

となる．

　力とモーメントアームの方向が垂直ではない場合には，別の計算方法もある．それは傾いた力 F と垂直な新たなモーメントアームの長さを求めるという方法である．この場合は図 2–8 B のように，回転軸から力 F の作用線への垂線の長さが，新たなモーメントアームになる．もともとのモーメントアームとなす角は θ なので，これは $L\cos\theta$ であり，力のモーメント M は，

$$M = F \cdot L\cos\theta = F\cos\theta \cdot L$$

となって，いずれの計算法でも結果は同じになる．

2・2・4　関節運動での力のモーメント

　回転運動を与える能力である力のモーメントは，もちろん身体にも適用でき，関節運動を理解するための強力なツールとなる．例えば，図 2–9 は膝関節の屈曲 – 伸展運動であるが，この運動は，膝関節を軸として，下腿と足部からなる身体部位が回転運動する例である．重力に抗して膝を伸ばす運動に筋張力を要するので，膝関

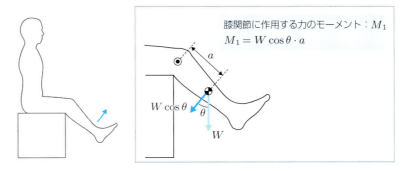

図 2–9 膝関節の伸展運動における力のモーメント

節の伸展筋である大腿四頭筋の筋力強化目的で行われる運動としておなじみである．この場合，回転運動をする下腿と足部に作用する重力が運動に意味をもつ．この重力が大腿四頭筋にどれだけの運動負荷を与えるかを知るためには，膝関節の軸に対して下腿と足部に作用する重力が，どれだけの力のモーメントを与えるかを考えればよい．

図 2–9 のように，下腿と足部を一体とした部分に作用する大きさ W の重力が，鉛直下向きに作用しており，膝関節の軸から重心までの距離（モーメントアーム）を a とする．下腿の長軸方向に対して垂直に作用する重力の成分が力のモーメントに関与するので，この力の成分と鉛直方向とがなす角を θ とすると，$W\cos\theta$ が下腿に対して直角に作用する力の成分になる．したがって，下腿と足部に作用する重力が，膝関節に与える力のモーメントの大きさ M_1 は，

$$M_1 = W\cos\theta \cdot a$$

になる．

この式から，θ の値によって，下腿と足部に作用する重力による膝関節への力のモーメントの大きさが変わることがわかるだろう．θ が小さくなるほど重力による力のモーメントは大きな値となり，大腿四頭筋の活動によって下腿が水平になるまで持ち上げられて $\theta = 0°$ となったとき，この力のモーメントの大きさが最大となる．その大きさは，

$$M_1 = W \cdot a$$

である．

下腿と足部の一般的な質量は，男性の場合で体重の 7.3%，女性の場合で体重の 6.9% を占めることがわかっている〔表 2–1（→ 82 ページ）参照〕．体重 50 kg の男性では 3.7 kg 程度になる．下腿と足部の重心と膝関節の軸との距離 a を 20 cm とすると，

$$M_1 = 3.7\cos\theta \text{ kgw} \times 0.2\text{ m} = 0.74\cos\theta \text{ kgw}\cdot\text{m}$$

$1\,\text{kgw} = 9.8\,\text{N}$ なので,

$$M_1 = 0.74\cos\theta \text{ kgw}\cdot\text{m} = 7.3\cos\theta \text{ N}\cdot\text{m}$$

であり,膝をまっすぐに伸ばしきったときには θ は $0°$ になるので,膝関節より遠位の体節に作用する重力による膝関節への力のモーメントの最大値は,

$$M_1 = 7.3\,\text{N}\cdot\text{m}$$

であると計算できる.

❶ おもりを巻いたときの力のモーメント

図 2–9 の運動は,筋力強化目的としては比較的軽めの運動である.図 2–10 のように,足首付近におもりとなる重錘バンドを巻いて同じ運動をすると,膝関節への力のモーメントが増加するので,より効果的な筋力強化運動ができる.

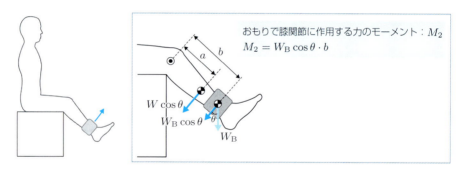

図 2–10 おもり(重錘バンド)を付けた膝関節の伸展運動

重錘バンドの重さを W_B [kg] とすると,膝関節の軸まわりの力のモーメントに関与する重錘バンドへの重力の成分は,前項と同様に $W_B\cos\theta$ である.

したがって,重錘バンドが巻かれることで増加する膝関節まわりの力のモーメント M_2 は,膝関節の軸から重錘バンドの重心までの距離を b とすると,

$$M_2 = W_B\cos\theta\cdot b$$

となる.下腿と足部の質量に作用する重力による力のモーメント M_1 と合わせた

$$M = (W\cdot a + W_B\cdot b)\cos\theta$$

が,この状態での膝関節の伸展運動への負荷の大きさになる.

重錘バンドの重さ W_B を $2.5\,\text{kg}$,膝関節の軸から重錘バンドの重心までの距離を

30 cm とすると，

$$M_2 = 2.5\cos\theta \times 0.3 = 0.75\cos\theta \text{ kgw}\cdot\text{m} = 7.4\cos\theta \text{ N}\cdot\text{m}$$

となり，この重さの重錘バンドを付けることで膝に加わる力のモーメント，すなわち大腿四頭筋に与える負荷は，ほぼ 2 倍となる．もちろんこれは体重 50 kg での計算なので，もっと体重が重かったり，下腿がもっと長かったりすると，2 倍には至らないが，その人の体重と膝関節から各重心までの距離を測るなどすれば，この計算を用いることで，膝関節への負荷となる力のモーメントが算出できる．

❷ 同じおもりで運動の種類が変わった場合

同じ部位に同じ重さの重錘バンドを巻いたとしても，運動の種類が異なるとおもりが与える効果も変わる．図 2–11 の右図のような股関節の屈曲運動の場合では，膝関節の伸展運動よりもモーメントアームが長いのが一目瞭然である．同じ重錘バンドを巻いていたとすると，回転運動に与える力のモーメントが大きくなると予想される．実際にどれだけの違いがあるのかを計算してみよう．

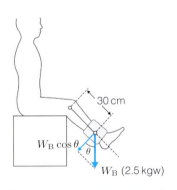
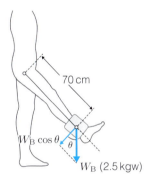

膝関節のおもりによる力のモーメント： $2.5\cos\theta \times 0.3 = 0.75\cos\theta \text{ kgw}\cdot\text{m}$

股関節のおもりによる力のモーメント： $2.5\cos\theta \times 0.7 = 1.75\cos\theta \text{ kgw}\cdot\text{m}$

図 2–11 図 2–10 の膝関節と同じ重錘バンドを付けた股関節の屈曲運動

図 2–10 の膝関節の運動では，おもりに作用する重力のモーメントアームは 30 cm としたが，股関節を回転運動の軸と考えると，おもりの重心までのモーメントアームは 70 cm 前後になる．したがって，同じ 2.5 kg の重錘バンドを巻いたとすると，それに作用する重力が与える力のモーメント M_H は，

$$M_\text{H} = 2.5\cos\theta \times 0.7 = 1.75\cos\theta \text{ kgw}\cdot\text{m} = 17.2\cos\theta \text{ N}\cdot\text{m}$$

となり，同じ重錘バンドが，膝関節の伸展運動のときの2倍以上の負荷として作用することが明らかとなる．

このように，関節に対する力のモーメントを考えることで，特定の運動に対しておもりを用いる場合，その質量が筋に対してどれだけの効果をもたらすかという問題に指針を与えることができる．

❸ 筋の収縮による力のモーメント

前項の重錘バンドの例は，身体に加わる外部からの力によって生じる力のモーメントである．身体運動の力源は筋の収縮力だが，筋は身体の内部で力を発揮するという点では，身体の外部から力が加わる例とは形が異なるように見える．ここでは身体の内部で作用する筋張力が，関節運動にどのように作用するかを，力のモーメントを利用して考えよう．

図2–12は図2–5に示した，手の上に物を置いた状態で静止している前腕と手を再び取り上げている．肘関節を屈曲させる筋を上腕二頭筋だけに簡略化しているので，前腕と手の部分に作用している力は4つである．

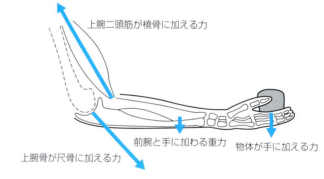

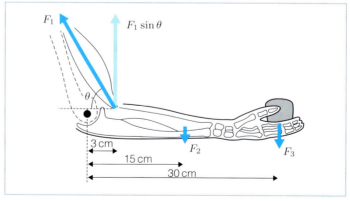

図2–12 関節運動に作用する力のモーメント

肘関節に回転の軸があるが，4つの力のうち肘関節で上腕骨から尺骨に働く力は，ほぼ軸上に作用線がある．したがって，軸からの距離が0とみなすと，前腕を回転させる力のモーメントも0となるので，肘関節の回転運動には関与しないことがわかる．残り3つの力が与える力のモーメントを考えればよい．3つの力の大きさを，肘関節に近いほうからそれぞれ F_1 [N]，F_2 [N]，F_3 [N] として，肘関節の軸からの距離もそれぞれ3 cm，15 cm，30 cm とする．上腕二頭筋の張力 F_1 による力のモーメント M_1 は，腕の長さに対して垂直に作用する成分が $F_1 \sin\theta$ なので，

$$M_1 = F_1 \sin\theta \ [\mathrm{N}] \times 0.03\,\mathrm{m} = 0.03 F_1 \sin\theta \ [\mathrm{N \cdot m}] \quad （左まわり）$$

となる．また，前腕と手に作用する重力 F_2 による力のモーメントを M_2，手に持った物体に作用する重力によって物体が手掌を押す力 M_3 による力のモーメントを M_3 とすると，

$$M_2 = F_2 \ [\mathrm{N}] \times 0.15\,\mathrm{m} = 0.15 F_2 \ [\mathrm{N \cdot m}] \quad （右まわり）$$

$$M_3 = F_3 \ [\mathrm{N}] \times 0.3\,\mathrm{m} = 0.3 F_3 \ [\mathrm{N \cdot m}] \quad （右まわり）$$

となる．

このように関節運動をもたらす個々の力が，回転軸まわりにどのような力のモーメントとして作用するか，それぞれ個別に計算することができる．

2·3

力のモーメントのつり合い
──静止状態を維持するもうひとつの条件

2·3·1 力のモーメントも加減算ができる

　複数の力が回転運動に関与する場合には，力のモーメントも加減算ができる．図 2–13 A は真ん中をひもでつるした棒の両側に，球をつり下げた瞬間の様子を示している．ひもでつるされた位置が回転軸になるとして，棒の中心から左側 30 cm のところに 1 kg の球が，中心から右側 20 cm のところに 1 kg の球がつり下がっている．左右の球が棒に与える力のモーメントをそれぞれ M_1, M_2 とすると，

$$左の球：M_1 = 1\,\text{kgw} \times 0.3\,\text{m} = 0.3\,\text{kgw} \cdot \text{m} = 2.9\,\text{N} \cdot \text{m}（左まわり）$$
$$右の球：M_2 = 1\,\text{kgw} \times 0.2\,\text{m} = 0.2\,\text{kgw} \cdot \text{m} = 1.9\,\text{N} \cdot \text{m}（右まわり）$$

となる．

　この棒につるされている球は左右同じ重さであるが，つるされている位置が左の球のほうが軸から遠くにある．すなわち，左の球のモーメントアームが長いので，左まわり（反時計まわり）の力のモーメントのほうが大きく，この棒は左まわりに回転するだろう．

　この様子は力のモーメントの加減算で計算することができる．力のモーメントは通常，左まわりを正，右まわりを負として足し算をする．足し合わせたあとの力のモーメントを M とすると，

$$M = M_1 - M_2 = 2.9\,\text{N} \cdot \text{m} - 1.9\,\text{N} \cdot \text{m} = 1.0\,\text{N} \cdot \text{m} = 0.1\,\text{kgw} \cdot \text{m}$$

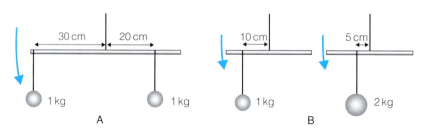

図 2–13　力のモーメントの加減算

となる．答えが正の値なので，左まわりの力のモーメントが $0.1\,\mathrm{kgw\cdot m}$ という状態であることがわかる．

この力のモーメントの値は図 2–13 B に示した 2 つの状態，つまり棒の回転軸の左 $10\,\mathrm{cm}$ に $1\,\mathrm{kg}$ のおもりがつるされた状態，あるいは回転軸の左 $5\,\mathrm{cm}$ に $2\,\mathrm{kg}$ のおもりがつるされた状態などと同じになる．

2·3·2 力のモーメントがつり合えば回転しない

ある物体に複数の力のモーメントが作用していて，右まわりと左まわりの力のモーメントの大きさが同じ，すなわち和が 0 のときは，力のモーメントがつり合っているという．このときに物体は回転運動をしない．図 2–14 A は同じ重さのおもりが回転軸から等距離につり下がっており，これは右まわりと左まわりの力のモーメントが同じ大きさであることが一見してわかる．先の節で触れた力のつり合いと同様に，力のモーメントのつり合いは物体が静止するための条件となる．

図 2–14 B の状態も，

左まわりの力のモーメント：$1\,\mathrm{kgw} \times 0.3\,\mathrm{m} = 0.3\,\mathrm{kgw\cdot m}$

右まわりの力のモーメント：$2\,\mathrm{kgw} \times 0.15\,\mathrm{m} = 0.3\,\mathrm{kgw\cdot m}$

であるので，両方の力のモーメントの和は 0 となり，棒は回転しない．

ここで重要な点は，回転運動までを考慮すると，物体が静止している場合，力のつり合いと力のモーメントのつり合いの両方が，同時に成り立つことである．図 2–14 A でのひもの張力は，棒の質量を無視すると，2 つのおもりの重さが棒をつるしているひもに作用するので，$2\,\mathrm{kgw}$ となる．作用・反作用の法則から，棒にはひもから同じ大きさの上向きの力が作用する．棒に作用している力は鉛直方向の力のみで，和を計算すると 0，すなわち力のモーメントがつり合っていると同時に，棒に作用する力もつり合っていることがわかる．図 2–14 B の例では，同様にひも

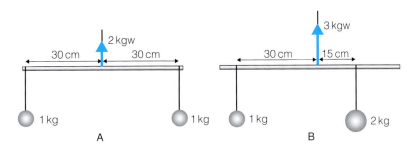

図 2–14 力のモーメントのつり合い

から棒に上向きに作用する力は 3 kgw となり，下向きの力とつり合っている．このように，棒が移動も回転もせずに静止しているのは，力と力のモーメントの両者がつり合っているからである．

力のモーメントのつり合いは，ひもでつるされている位置以外の点を軸としても成り立つ．例えば，図 2–14 A で左のおもりがつり下がっている点を軸として計算すると，

$$左まわりの力のモーメント：2\,kgw \times 0.3\,m = 0.6\,kgw \cdot m$$

$$右まわりの力のモーメント：1\,kgw \times 0.6\,m = 0.6\,kgw \cdot m$$

となり，両者はつり合うことになる．つり合いを考える対象が棒に作用する力であることさえ間違えなければ，静止した棒のどこを回転軸としてもよいことがわかる．

$2 \cdot 3 \cdot 3$ 関節での力のモーメントのつり合い

身体においても，関節の回転運動がなく静止している部位には，力のモーメントのつり合いが成り立つ．

❶ 肘関節での力のモーメントのつり合い

図 2–15 は，手に物を持った状態で腕を頭上に持ち上げている様子である．例によって，手関節は動かないものとして，前腕と手は一体であるとみなす．手掌には物体への重力が下向きに加わるので，この力は手を下向きに，つまり肘関節を屈曲させようとする．また，前腕と手の質量に作用する重力が前腕と手を合わせた部位の重心に作用しているので，この力も肘関節を軸として，前腕と手を右まわりに回転させようとする．

それに対して，肘関節を伸ばす方向（伸展）に作用する筋は上腕三頭筋で，この筋が収縮すると，肘関節より左側の筋の付着部を下向きに引くので，肘関節の軸に左まわりの力のモーメントを及ぼし，物を持った手が持ち上がる．さらに肘関節の関節面で，上腕骨が尺骨に加える力がある．ただし，この力はほぼ軸上を通るので，力のモーメントには影響を与えない．これらの力による力のモーメントの関係を考えよう．

前腕と手に作用する重力 W_1 [N] は，肘関節の回転軸（図では白抜き三角で示した位置）より 15 cm 右側に，手に持った物体に作用する重力 W_2 [N] は，軸より 30 cm 右側のところに働くとする．さらに肘を伸ばす上腕三頭筋の張力 F [N] は，軸より左側 3 cm のところに働くとする．前腕と手に作用する右まわりの力のモーメント M_R [N·m] は，

64　第 2 章　力学の基礎

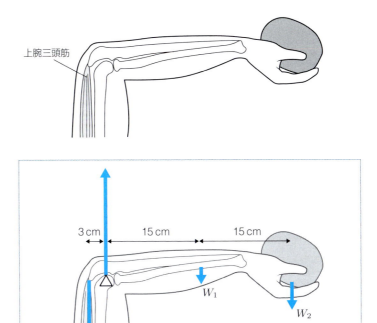

図 2–15　肘関節での力のモーメントのつり合い

$$M_\mathrm{R} = W_1 \times 0.15 + W_2 \times 0.3$$

となり，左まわりの力のモーメント M_L [N·m] は，

$$M_\mathrm{L} = F \times 0.03$$

となる．

　前腕と手が図 2–15 のように静止しているのなら，右まわりと左まわりの力のモーメントはつり合っているので，

$$F \times 0.03 = W_1 \times 0.15 + W_2 \times 0.3$$

が成り立つ．

　前腕と手の質量は体重の約 2.4% に相当する（男性の場合）ので〔表 2–1（→ 82 ページ）参照〕，体重 50 kg の人では，およそ 1.2 kg になる．手に持った物体の質量を 3 kg とすると，

$$W_1 = 1.2\,\mathrm{kgw} = 11.8\,\mathrm{N}$$

$$W_2 = 3.0\,\mathrm{kgw} = 29.4\,\mathrm{N}$$

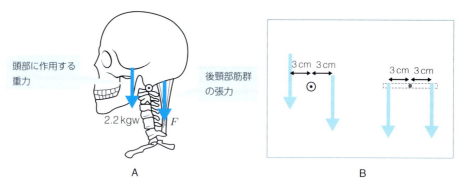

図 2–16 頭部に作用する重力と後頸部の筋群の作用

となり，この値を力のモーメントのつり合いを表した式に代入すると，

$$F = \frac{11.8\,\text{N} \times 0.15\,\text{m} + 29.4\,\text{N} \times 0.3\,\text{m}}{0.03\,\text{m}} = 353\,\text{N} = 36.0\,\text{kgw}$$

となる．こうして上腕三頭筋の張力の値が計算によって推定できる．3 kg の物体を保持しているときの上腕三頭筋の張力は，30 kg を超える物体をつり下げて持ち上げるだけの大きさに相当することになる．こうした結果から，筋は縮むことができる長さはそれほど大きくないものの，きわめて大きな力を発揮できるという特徴をもつことがわかる．

❷ 頭部での力のモーメントのつり合い

次に取り上げる例は，頭部の前後方向の動きである（図 2–16）．頭部はひとかたまりの丸い形状なので，上腕二頭筋や上腕三頭筋の例で取り扱った前腕とは見かけがずいぶん異なっているが，腕と同じような取り扱いができる．

頭蓋骨は縦に 7 つ並んでいる頸の骨（頸椎）の上に乗った位置にある．顔を前方に向けているときの頭部を矢状面（身体を真横から見た面）でとらえた場合，頭部の重心は頸椎と頭蓋骨との関節（環椎後頭関節）よりも前方に位置する．そのため，後頸部にある筋群がまったく働かなければ，頭部は前方に回転運動をして，顔は自然と下を向いてしまう．顔を前に向けていられるのは，頸部の後ろ側にある筋群（僧帽筋・頭半棘筋・頭板状筋など）が適度に収縮しているからである．この収縮は特に意識せずともごく自然に行われている．この姿勢のまま居眠りしそうになると，頭が徐々に前方に傾いてしまうが，これは頸部の後ろ側にある筋群の収縮が弱まるからにほかならない．

顔が前方を向いて静止しているとする．このとき，環椎後頭関節を回転の軸であると仮定とすると，頭部に作用する重力による左まわりの力のモーメントと，後頸

部の筋が収縮することによる右まわりの力のモーメントはつり合っていることになる．頭部の質量は体重のおよそ 4.4% を占める（男性の場合）ので〔表 2–1（➡ 82 ページ）参照〕，体重 50 kg の人では約 2.2 kg になる．したがって，頭部に作用する重力は 2.2 kgw = 21.6 N となる．後頸部の筋群が頭部を下方に引く張力を F [N]，頭部に作用する重力と後頸部筋の収縮力の作用線のそれぞれから回転軸までの距離を 3 cm，3 cm とすると，

左まわりの力のモーメント M_L：$21.6\,\mathrm{N} \times 0.03\,\mathrm{m} = 0.65\,\mathrm{N \cdot m}$

右まわりの力のモーメント M_R：$F\,[\mathrm{N}] \times 0.03\,\mathrm{m} = 0.03F\,[\mathrm{N \cdot m}]$

この 2 つがつり合っているので，

$$F = 21.6\,\mathrm{N} = 2.2\,\mathrm{kgw}$$

と計算できる．

　図 2–16 B に示すように，回転軸と 2 つの力の作用点は，直線上に並んでいるわけではない．しかし，力はその作用線上で移動させてもその作用に違いはないという規則があった〔第 1 章の「作用点が同じではない力の合成」の項（➡ 11 ページ）参照〕．力のモーメントのつり合いを考える際にもこの規則は適用されるので，図 2–16 B の右の図で示すように，頭部をまるで 1 本の棒のように簡略化して表すことができる．こうした簡略化については，「身体を扱いやすくする方法」の節（➡ 76 ページ）であらためて触れる．

2・4 関節にはたらく力の推定
──力のモーメントのつり合いと力のつり合いを利用する

2・4・1 関節には大きな力が加わる

　第1章の「関節内の摩擦」の項（→35ページ）で触れたように，関節面で生じる摩擦は驚くほど小さい．それは極端に小さな摩擦係数がもたらす結果であり，関節面の摩耗を少なくする効果をもつ．関節面の摩擦係数が極端に小さくなければならないもうひとつの理由は，関節面で双方の骨同士が押し合う力，すなわち摩擦力との関連でいうと，関節面での垂直抗力が想像以上に大きくなる点が挙げられる．摩擦力は垂直抗力に比例して大きくなるので，摩擦係数が小さくなければ，関節面で過大な摩擦が生じてしまうのである．

　関節面で骨同士が押し合う力は，静止している身体を扱う場合，前節の力のモーメントのつり合いと，本章の冒頭で触れた力のつり合いの両方を考えることで，ある程度推定が可能である．図 2–17 は，図 2–16 と図 2–15 に示した頭部と前腕・手に作用する力を再度示したものである．

　図 2–17 A の後頭部の筋の張力は，力のモーメントのつり合いから求めることができたが，さらにこの図で力のつり合いを考える．下向きの2つの力は，いずれも水平方向の成分をもたない．頭蓋骨と第1頸椎（環椎）の間にある環椎後頭関節に

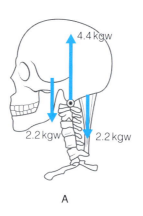
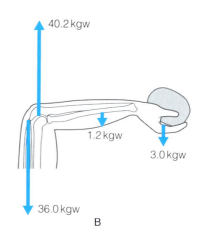

図 2–17　関節に作用する力

作用する力は鉛直方向の作用線をもち,

$$2.2\,\mathrm{kgw} + 2.2\,\mathrm{kgw} = 4.4\,\mathrm{kgw}\,（鉛直上向き）$$

となる．この状態では，頭部の重さの約2倍の力が，環椎後頭関節に作用していることがわかる．

図2-17Bの肘関節の例でも，前腕と手に作用する力が，いずれも鉛直方向の成分のみをもつので，上腕骨と尺骨で構成される肘関節で尺骨に作用する力は，

$$1.2\,\mathrm{kgw} + 3.0\,\mathrm{kgw} + 36.0\,\mathrm{kgw} = 40.2\,\mathrm{kgw}$$

となる．この値は手に持った物体の質量の10倍を超える大きさであり，上腕三頭筋の張力よりもさらに大きな力が，肘関節の関節面に加わることがわかる．

2·4·2 物を持った肩関節に加わる力

図2-18は，手に物体を保持した上肢を，身体の前方に水平に伸ばして（肩関節屈曲90°）静止している状態を示している．例によって，肘関節と手と指の関節は動かないものとする．肩関節を屈曲させる筋は三角筋（前部）や大胸筋（鎖骨部）である．図2-18には肩関節の屈曲の主動作筋として三角筋前部線維のみを示しているが，仮にこの筋のみが収縮して図のように上肢が静止しているのであれば，上腕骨への付着部に作用するこの筋の張力が，静止肢位を保持する力となっている．この例に力と力のモーメントのつり合いを適用して，肩関節の関節面に作用する力を概算してみよう．

静止した上肢に作用している主要な力は，①上肢全体の重心に作用する重力，②手掌上の物体に作用する重力によって物体が手掌面を押す力，③三角筋の張力，④肩関節面で肩甲骨側の関節面が上腕骨を押す力の4つである．三角筋の張力はいまのところ大きさが不明なので F_d とおく．この力は筋の走行に沿う向き，すなわち

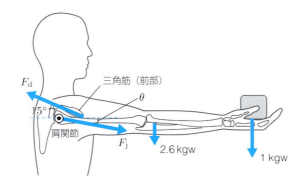

図2-18　肩の関節面に作用する力

図のように上腕骨に対して左上方向に力を加える．また，肩甲骨側の関節面が上腕骨側の関節面を押す力も大きさが不明なので F_j とおく．この力はいまのところ向きも不明なので，水平面となす角を θ とおく．さらに手掌で保持している物体の質量を 1 kg とする．上肢の質量は体重のおよそ 5.1 %（男性の場合）に相当するので〔表2–1（➡ 82 ページ）参照〕，体重が 50 kg の人でおよそ 2.6 kg になる．

　回転の軸を肩関節として，軸から三角筋が上腕骨に付着する部位，上肢の重心，および手掌の物体の重心までの距離をそれぞれ 10 cm，30 cm，60 cm とし，三角筋が水平面となす角を 15° として，肩関節を軸とした上肢全体の力のモーメントを kgw·m の単位で計算すると，

$$\text{右まわりの力のモーメント}: 2.6 \,\text{kgw} \times 0.3 \,\text{m} + 1 \,\text{kgw} \times 0.6 \,\text{m}$$

$$\text{左まわりの力のモーメント}: F_d \sin 15° \,[\text{kgw}] \times 0.1 \,\text{m}$$

となる．F_j は，ほぼ肩関節の回転軸上にあるので，軸からの距離が 0 となり，上肢に力のモーメントの作用を与えない．そのためこの 2 式には含まれていない．力のモーメントのつり合いから，この 2 式が等しいので，$\sin 15° = 0.26$ を代入して，

$$F_d = 53.1 \,\text{kgw} = 520 \,\text{N}$$

となる．これで不明な 3 つの値のひとつである三角筋の張力が求められた．

　次に 4 つの力の鉛直方向と水平方向の力のつり合いを考えると，

$$\text{鉛直方向}: F_d \sin 15° \,[\text{kgw}] = F_j \sin \theta \,[\text{kgw}] + 2.6 \,\text{kgw} + 1 \,\text{kgw}$$

$$\text{水平方向}: F_d \cos 15° \,[\text{kgw}] = F_j \cos \theta \,[\text{kgw}]$$

が成り立つ．$F_d = 53.1 \,\text{kgw}$ を代入すると，この 2 式に含まれる変数は F_j と θ である．θ を消去して F_j を求めるために $\sin^2 \theta + \cos^2 \theta = 1$ という三角関数の公式を用いると，

$$\left(\frac{53.1 \sin 15° - 2.6 - 1.0}{F_j} \right)^2 + \left(\frac{53.1 \cos 15°}{F_j} \right)^2 = 1$$

となる．ここで $\sin 15° = 0.26$，$\cos 15° = 0.97$ なので，

$$F_j = 52.5 \,\text{kgw} = 515 \,\text{N}$$

となり，肩関節面に作用する力の大きさが求められた．この答えを水平方向のつり合いの式に代入すると，

$$\cos \theta = 0.98$$

となる．三角関数表や関数電卓でこの値を確かめると，θ はおよそ 11.5° である．

以上のように，力のモーメントのつり合いと力のつり合いの両方を考えることで，肩関節面に作用する力が概算できる．手で保持している物体の質量が1kgと比較的軽い割には，主動作筋である三角筋前部線維の張力が53.1 kgw，肩関節面に作用する力が52.2 kgwと，かなり大きい値になることがわかるだろう．

2・4・3 静止立位で身体に加わる力

ここまでは頭部や上肢の例を考えたが，次は静止した身体の下肢に作用する力について考えてみよう．静止立位の下肢の関節面に加わる力も，同じ方法で概算できるが，立位姿勢での下肢は体重を支えるために床と接しているので，この点が上肢や頭部とは異なる．そのため，下肢の関節面には上肢よりも大きな力が加わると想像できる．

図2–19Aは片脚立ちで静止した姿勢を示している．下肢の関節はいくつもあるが，ここでは股関節に焦点を当てる．片脚立ちのときの股関節は，それより上にある身体部分と反対側の浮いている下肢の質量を支えている．これは，比較的細い1本の下肢の上に，それ以外の身体部位が乗っている状態である．この姿勢を静止させてそれを維持するためには，股関節まわりの筋活動が不可欠である．右下肢で立っている場合，前額面（身体を前方または後方から見た面）から見ると，グレーで示す右下肢以外の身体部分の重心は，股関節の軸より左側に位置する．そのため，股関節を軸とした回転運動が生じて右下肢以外の身体部分は左側に倒れようとする．これは股関節にとっては内転方向の運動になるので，それを防ぐために働く

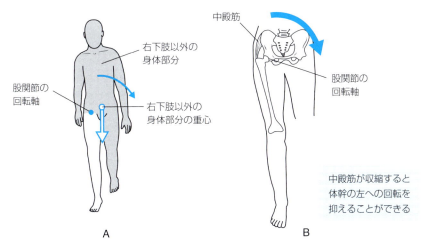

図 2–19 片脚立ちのときに股関節面に作用する力
〔Özkaya N, Nordin M・著（著嘉数侑昇，横井浩史・監訳）．(2001)．バイオメカニクス—生体力学の原理と応用．エヌ・ティー・エス．p.122 より改変〕

筋が図 2–19 B に示す股関節外転筋の中殿筋である.

この姿勢での右下肢,および右下肢以外の身体部分という 2 つのかたまりはどちらも静止している.そのため,どちらでも力と力のモーメントの両方がつり合っていることになる.

① 上半身側に加わる力を用いた計算

そこでまずは右下肢以外の身体部分をひとかたまりの物体と考えて,そこに作用している力を考えよう.図 2–19 に示すように,この部分に作用する主要な力は 3 つある.ひとつはこの部分(右下肢を除いた身体のすべて)に作用する重力 F_1 である.さらに中殿筋の収縮がこの身体部分の骨盤に加える力 F_2,そして股関節の関節面で右下肢側にある大腿骨が骨盤に加える力 F_3 である.この身体部分が静止している限り,これらの力はつり合っており,力のモーメントもつり合っている.

股関節を回転の軸として力のモーメントを考えると,大腿骨が骨盤に与える力は,その作用線がほぼ軸の上を通っているので,回転運動には関与しない.つまり,残った F_1 と F_2 の 2 つによる力のモーメントだけを考えればよいことになる.右下肢を除いた身体に作用する重力 F_1 は,男性の場合,全体重のおよそ 83% に相当する(女性の場合はおよそ 82%)〔表 2–1(➡ 82 ページ)参照〕.股関節の回転軸から F_1,F_2 までの距離がわかれば,前項までと同様に中殿筋の筋張力 F_2 が計算できる.

第 1 章の「身体の重心」の項(➡ 25 ページ)で述べたとおり,直立姿勢を前面から見たときの身体の重心位置は,仙骨の前面あたりにある.対象としている身体部分の重心は,右下肢を除いたぶんだけ,やや上左方に移動するであろう(図 2–20 B).身体を前方から見て,骨盤の中心線から股関節の軸(大腿骨頭の中心)までの距離は 8 cm 程度である.骨盤の中心線より F_1 はやや左にずれるので,股関節の軸から F_1 の作用線までの距離 L_1 は 9 cm とする.股関節の軸から F_2 までの距離 L_2 を 5 cm,体重を W [kg] とすると,力のモーメントは,

$$\text{右まわり}:F_1 \times L_1 = 0.83W \times 0.09 \ [\text{kgw} \cdot \text{m}]$$

$$\text{左まわり}:F_2 \times L_2 = F_2 \times 0.05 \ [\text{kgw} \cdot \text{m}]$$

となり,これらがつり合っているので,

$$F_2 = 1.5W \ [\text{kgw}]$$

となる.すなわち,中殿筋の収縮力は体重の約 1.5 倍ということになる.

次に,この身体部分に作用する力のつり合いを考えよう.中殿筋の収縮力 F_2 が鉛直方向となす角を 20°,大腿骨が骨盤に加える力 F_3 が鉛直方向となす角を θ_3 とする.3 つの力のつり合いは,

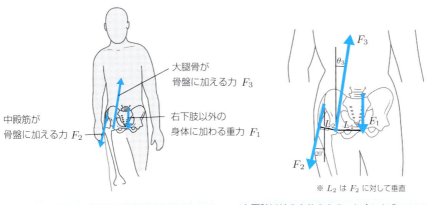

図 2–20 片脚立ちのときに片脚以外の身体に作用する力

$$鉛直方向：F_3 \cos\theta_3 = F_1 + F_2 \cos 20°$$
$$水平方向：F_2 \sin 20° = F_3 \sin\theta_3$$

この式に $F_1 = 0.83W$ [kgw], $F_2 = 1.5W$ [kgw], $\sin 20° = 0.34$, $\cos 20° = 0.94$ を代入して，先に取り上げた上肢の例と同じように，$\sin^2\theta + \cos^2\theta = 1$ という公式を用いて θ_3 を消去すると，

$$\left(\frac{0.34 \times 1.5W}{F_3}\right)^2 + \left(\frac{0.83W + 0.94 \times 1.5W}{F_3}\right)^2 = 1$$

この式を解くと，

$$F_3 = 2.3W$$

となり，股関節の関節面に生じる力は，体重の 2 倍を超える値になることがわかる．
また，F_3 の値を力の上記のつり合いの式に代入すると，

$$\sin\theta_3 = 0.22$$

となる．これは三角関数の逆演算から，$\theta_3 = 12.7°$ に相当する．

❷ 立脚側の下肢に加わる力を用いた計算

続いて同じ片脚立ち姿勢での，もうひとつの部位である右下肢に作用する力をも

とに，中殿筋の収縮力と股関節に生じる力を計算してみよう．同じ姿勢の同じ力なので，答えも同じになるはずである．図 2–21 のように，右下肢に作用する主要な力は 4 種類ある．中殿筋の収縮力が立脚側の大腿骨の付着部である大転子に加える力 F_2，股関節で骨盤が大腿骨に加える力 F_3，右下肢に作用する重力 F_4，そして 4 つ目は足底面が床を押す力の反作用である床が足底面を押し返す力である．床から足底面に加わる力は，身体すべてに作用する重力により右足底面が床を押す力の反作用に当たるので，体重 W [kg] と同じ大きさとなる．

股関節で骨盤が大腿骨に加える力は，先の例にあった大腿骨が骨盤に加える力の反作用であり，この作用線も股関節の回転軸上を通るので，股関節まわりの力のモーメントには関与しない．したがって，F_2 と F_4，床が足底面の押し返す力 W の 3 つの力による力のモーメントを考えればよい．また，右下肢の質量は男性の場合，体重の約 17% に相当するので，F_4 の大きさは $0.17W$ である．

股関節の軸から中殿筋までの距離 L_2 を先の例と同じ 5 cm とし，軸から F_4 の作用線までの距離 L_4 を 3 cm とする．床から足底面に加わる力は，身体の重心の真下にある．したがって，軸からこの力の作用線までの距離 L_W は，先の例より 8 cm とする．

これらの数値から，片脚立ちの右下肢に作用している力のモーメントは，

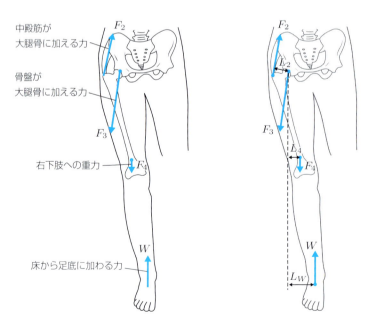

図 2–21 片脚立ちのときに立脚下肢に作用する力
〔Özkaya N, Nordin M・著（著嘉数侑昇，横井浩史・監訳）．(2001)．バイオメカニクス—生体力学の原理と応用．エヌ・ティー・エス．p.122 より改変〕

$$\text{右まわり}：W \times L_W = 0.08W \; [\text{kgw} \cdot \text{m}]$$

$$\text{左まわり}：F_2 \times L_2 + F_4 \times L_4 = 0.05F_2 + 0.17W \times 0.03$$

となり，両者がつり合っていることから，F_2 について解くと，

$$F_2 = 1.5W$$

と，右下肢以外の身体に作用する力から算出した中殿筋の収縮力と，当然のことながら同じ値となる．

さらに，右下肢に作用する 4 つの力のつり合いを計算しよう．先の例と同様に中殿筋の収縮力が鉛直方向となす角を 20°，股関節の関節面で骨盤から大腿骨に加える力 F_3 が鉛直方向となす角を θ_3 とすると，

$$\text{鉛直方向}：F_3 \cos\theta_3 + F_4 = F_2 \cos 20° + W$$

$$\text{水平方向}：F_2 \sin 20° = F_3 \sin\theta_3$$

この式に $F_2 = 1.5W \; [\text{kgw}]$，$F_4 = 0.17W \; [\text{kgw}]$，$\sin 20° = 0.34$，$\cos 20° = 0.94$ を代入して，$\sin^2\theta + \cos^2\theta = 1$ という公式を用いて θ_3 を消去すると，

$$\left(\frac{0.34 \times 1.5W}{F_3}\right)^2 + \left(\frac{0.94 \times 1.5W + W - 0.17W}{F_3}\right)^2 = 1$$

となり，この式を解くと，

$$F_3 = 2.3W$$

となる．これも右下肢以外の身体に作用する力から導いた股関節の関節面に作用する力と同じ値であり，θ_3 の値も同じ 12.7° になる．

これらの例からわかるように，静止した身体に対して力のつり合いと力のモーメントのつり合いを用いることで，身体の内部における筋の張力や関節面に作用する力などが推定できる．ただし，筋の張力に関しては，ひとつの関節の単一の運動方向に複数の筋が関与していることもあるため，単純な張力計算が成り立たないことも多い．さらにこの例の股関節のように，内転−外転（身体の左右方向）のほかに，屈曲−伸展（身体の前後方向），内旋−外旋（大腿骨の長軸まわりの回旋方向）など複数の運動方向をもつ場合は，他の運動方向に関与する筋群の作用も考慮しなければいけないケースもある．しかし，肘関節の伸展（上腕三頭筋）や膝関節の伸展（大腿四頭筋），足関節の底屈（下腿三頭筋）などでは，関節の運動の方向が概ね単一であるとみなせるうえに，関節に作用する筋がひとつの腱に集約される．このような関節運動では，ここに示した手法が，身体と力の関係を理解するうえで強力な武器となる．

2・5 身体を扱いやすくする方法──自由体図とモデル化

2・5・1 身体の一部を切り離すには

　身体は数多くの体節のすべてが連結されてできている．これまでの例では，片側の前腕や上肢全体など身体の一部分を対象として，そこに作用する力がどのような影響を与えるかを考えた．それらの例では，身体の一部分だけをクローズアップして力を記入し，身体部分が静止していることを利用して，力と力のモーメントの両方のつり合いを考えた．しかし，「連結された身体の一部の体節だけを勝手に分離して扱ってもよいのか」という疑問をもつ人もいるだろう．

　この疑問に対する答えは，「身体が静止した状態にあるなら，その一部を他の身体部分から切り離してもよく，切り離していない場合と同じように力の作用を考えることが可能」である．ただしこれには条件があって，切り離そうとしている結合部において，切り離そうとしている部分に切り離される元の側から受けている力を余すことなく書き込む必要がある．この操作をすることで，特定の体節を孤立した物体と同様に扱えるようになる．

　図 2–22 は片側の上肢の前腕から遠位の体節を，肘関節で上腕から切り離す例を示している．切り離す体節に作用している力は，この部位に作用している重力のほ

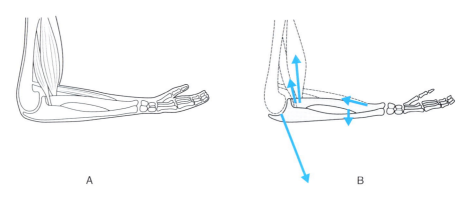

図 2–22　自由体図（フリーボディーダイアグラム）
A：実際の身体を表した図．
B：肘関節から末梢の体節を分離した自由体図．切り離される身体側から自由体に作用する力をもれなく記載している．

かに，肘関節の運動に関与するいくつかの筋の張力がある．これらの力を切り離す部位に書き入れるほかに，切り離される側の上腕骨から受ける力として，肘関節の関節面で前腕の尺骨が受ける力がわかれば，これも図に書き込む必要がある．実際の関節間力を直接測定することは難しいので，前節までで扱った関節面に作用する力の推定はここで役立つ．

　こうした操作により，切り離した肘関節より遠位の体節は，切り離される前の状態と力学的に同じとなる．このような手続きで切り離した身体部位を自由体またはフリーボディー（free body）と呼ぶ．この方法は身体各所の限局した運動と力の関連を考える場合にとても便利なのでよく用いられるが，関節面で作用する力の大きさや方向が不明である場合には，厳密にいうと適用できないことになる．

2・5・2 切り離した身体を扱いやすい形にする

　切り離す関節を回転軸とした場合の自由体の力のモーメントを考慮するときに，関節面に作用する力は通常は回転軸上にあるとみなしてよいことが多い．したがって，自由体になった身体の一部分の力のモーメントを考える際には，関節面に作用する力を度外視して作図されることも多い．しかし，力のつり合いを考えるときには，関節面に作用する力は不可欠となる．

　自由体になった身体部分は，細かく見ると複数の骨で構成された複数の可動部があったり，単純な形状ではなく起伏に富んだ形をしていたりするのが普通である．今まで取り扱ったすべての例は，いずれも関節をまたいだ複数の体節を強引にひとまとめにして考えた．図 2–22 の例も，前腕から遠位にある手と指も一緒にして，その部分に作用する重力をまとめてひとつの矢印で示している．手関節や手指の関節は無視するには大きすぎるほどの可動性をもっているにもかかわらず，これらの関節には動きがないか，きわめて小さいと仮定することで，例えば図 2–23 のように，肘関節から先の体節すべてを 1 本の棒として簡略化した力学モデルを作る．このような力学モデルは，あまりに大雑把で，しっくりこないという思いをもちながら，ここまで読み進めた人も少なくないだろう．

　複数の体節をひとまとめにしてしまうこうした手法は，正確さを追求するためのものではなく，ともすれば手に負えないほど複雑な身体運動と力の関係に近似的な答えを導くためにある．図 2–23 に示したモデル化手法だけが唯一正しい身体運動の取り扱い方というわけではない．ただ，このやり方は現在のところ，その扱いやすさと身体運動の本質を追求するうえでの合理性から，きわめて有力な方法であると考えられている．さらに，このモデル化の手法を用いることで，特定の体節，または体節の集合体の運動を直感的に理解できるという魅力もある．

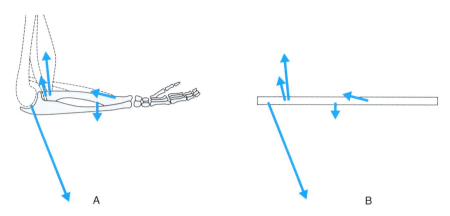

図 2–23 自由体図とモデル化
A：肘関節から末梢の体節を分離した自由体図.
B：前腕と手からできた自由体を単純な形状に置き換えた力学モデル．手関節と指の関節は動かないと仮定している．

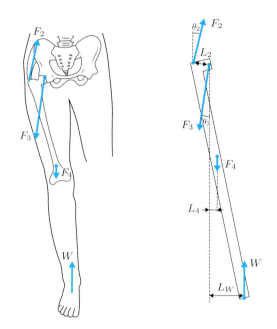

図 2–24 片脚立ちのときの立脚下肢のモデル化

　もちろん，手関節や手指の関節の可動性が大きな意味をもつような身体運動を取り扱うときには，これらの関節を無視することはできない．手関節の動きに注目しなくてはいけない場合だと，図 2–23 のモデルは手関節で分離されて，手の体節だけの重心に重力が作用するという形の力の記述が必要になる．

　図 2–21 に示した片脚立ちをしているときの下肢においても，同様のモデル化ができる．図 2–24 は右下肢を棒として記述した図である．この例でも，膝関節や足

関節は動かないという仮定でモデル化されている．こうした身体部分のモデル化のやり方に多数触れることで，身体をどのように取り扱うのかという問題に慣れることが，実は最も肝要なポイントだといえる．

2・5・3 身体を主要な部分に分割する（剛体リンクモデル）

　本来は分割できない身体の上腕や前腕，大腿や下腿，頭などの各体節を，自由体として分割可能なことを前項で示した．この考え方は，全身を考慮する場合にも役立つ．身体全体に同様の考え方を応用すると，身体は自由体にすることが可能な多くの体節が関節でつながった物体としてモデル化できる．このモデルを**剛体リンクモデル**（rigid-link model）という〔第 6 章の「剛体リンクモデル」の項（⇒ 233 ページ）参照〕．

　このとき，大腿や下腿などの各体節は容易には変形しないかたまりと考えると便利である．そこで，力学的に扱いやすくする操作として，これらの体節は**剛体**（rigid body）とみなす．剛体とは，外部からどんなに大きな力が作用してもまったく変形せず破壊もしないという，実際にはありえない理想化された物体のことである．第 1 章の「物体の変形」の節（⇒ 37 ページ）で触れたように，変形しそうにないほど固い鉄でもわずかに変形させることもできるし，破壊することもできる．

　これらの体節が自由に回転する関節で結合していると考えると，身体はひとつの例として，図 2–25 のように表すことができる．この例では，全身を体幹・頭のほか，両側の上腕・前腕・手・大腿・下腿・足部の計 14 個の剛体である体節に分解しており，それらが関節で連結されているという状態にモデル化されている．手指や

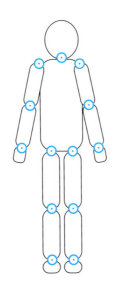

図 2–25　身体の剛体リンクモデル

2・5　身体を扱いやすくする方法——自由体図とモデル化

足趾にある小さい関節，肩甲帯の運動などは無視されているので，とても大雑把な身体だといえる．ただ，細部を無視することで，きわめて複雑な身体が，実にシンプルな形で表現されている．身体の運動を考察する際に，このようなモデル化も，実際の身体の動きと近似的に合致することが期待できるので，頻繁に用いられる．

　ただし，扱いたい身体運動の種類によっては，このモデルでは現実の身体との乖離が大きくなる場合もある．例えば，体幹の可動性が大きな意味をもつような動作を扱う場合では，体幹を上下半分に分割して，その間に仮想的な関節を設けることで可動性を表現したり，頭部の動きを重点的に取り扱うときは，新たな体節として頸を設けて，頭部と頸，頸と体幹の2つの関節を設定したりという具合に，モデルにも多数のバリエーションがある．

2・6 重心の合成──分割した身体の扱い方

2・6・1 身体各部の重心

身体を構成する各体節は自由体にすることができるので，それぞれの体節はそれ独自の重心をもつことは容易に想像できる．すでに前述の部分では，このような考え方に基づいたさまざまな計算を行ってきた．図 2-26 は肘関節から手関節の間にある前腕の重心位置とそこに作用する重力，および手関節から先の体節である手の重心位置とそこに作用する重力を示している．第 1 章の「重心」の節（→ 24 ページ）で述べたように，重心は物体のあらゆる場所に作用している重力をひとつに合成した重力の作用点なので，体節がある大きさをもっているとしても，その質量が重心にすべて集中しているのと同じ振る舞いをする．

前腕だけを身体から分離すると，その平均的な重量は女性で全身の重さの 1.3%，男性で 1.5% であることがわかっている．さらに，前腕の平均的な重心位置は，中枢端（肘関節側）から末梢端（手関節側）までの長さを 100% とすると，中枢端から男性で 41%，女性で 42% のところにあるとされている．同様に，手の平均的な重量は女性で全身の重さの 0.6%，男性で 0.9% であり，手の平均的な重心位置は，中枢端（手関節側）から末梢端（指先）までの長さを 100% とすると，中枢端から男女とも 50% のところにある．

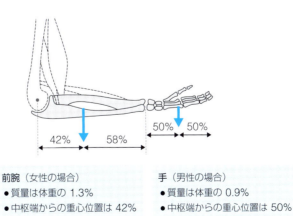

前腕（女性の場合）
● 質量は体重の 1.3%
● 中枢端からの重心位置は 42%

手（男性の場合）
● 質量は体重の 0.9%
● 中枢端からの重心位置は 50%

図 2-26　体節としての前腕と手の独自の重心

表 2-1　日本人における各体節の重心位置と質量比

体節		質量比（%）（上下肢は片側）		体節中枢端からの重心の位置（%）	
		男性	女性	男性	女性
頭部	頭	4.4	3.7	46.0	45.0
	頸	3.3	2.6		
胴		47.9	48.7	52.0	52.0
上腕		2.7	2.6	46.0	46.0
前腕		1.5	1.3	41.0	42.0
手		0.9	0.6	50.0	50.0
大腿		10.0	11.2	42.0	42.0
下腿		5.4	5.4	41.0	42.0
足		1.9	1.5	50.0	50.0

〔松井秀治（1958）. 運動と身体の重心—各種姿勢の重心位置に関する研究. 体育の科学社より〕

　このように，標準的な身体の各体節が身体全体の質量（体重）に対して占める割合と，各体節の重心がどのあたりに位置しているかに関する数値は，複数の研究により概ねわかっている．平均身長や体重などに差があることから，人種によって標準的な身体の形状は異なるが，表 2-1 は日本人の平均的な身体の各体節のデータを示している．この表では，頭や胴（体幹）といった体節の重さが体重に占める割合を % で表しており，例えば女性の体幹の重さは体重の 48.7% に相当するので，体重 50 kg の人は体幹が 24.4 kg と算出できる．さらに各体節の重心の位置を，中枢端からの距離として示している．例えば，胴の重心位置は頸との境界から骨盤下端までの長軸の長さを 100% とすると，頸から 52% の位置にあると算出できる．このように，体重と身体の各体節の長さを計測することで，各体節の重心は比較的容易に知ることができるのである．

2・6・2 体節間の重心の合成法

　隣接した体節の重心は，合成してひとつにまとめることができる．図 2-27 は，上腕の重心 U と，肘関節から遠位の前腕と手を合わせた体節の重心 L とをひとつの重心に合成して，上肢全体の重心を求める例を示している．2 つの部分の重心を合成した新たな重心は，元の 2 つの重心同士を結んだ線上にある．図 2-27 A は上肢全体をまっすぐに伸ばして水平に挙上しているところだが，上腕の重心 U と肘関節より遠位の重心 L の 2 つの重心を合成した，新たな重心の位置も，点線で示すこの 2 点を結んだ線上にある．さらに，その線分上での位置を求めるために必要な

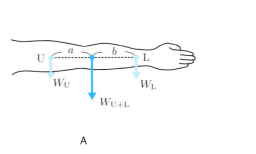

図 2–27　体節の重心同士の合成

のは，2つの体節の質量である．上腕と肘関節より遠位の体節の重心に作用する重力 W_U と W_L の大きさは，両者の質量に比例する．上腕の質量は女性の場合で体重の 2.6%，前腕と手を合わせた質量は 1.9% なので，体重 50 kg の人ではそれぞれ 1.3 kg，1.0 kg ほどである．新しい重心の位置は，線分 UL を 1.0 : 1.3 に内分する点になる．すなわち，合成された新しい重心の位置から U，L までの距離を a，b とすると，$W_U : W_L = b : a$ という逆比の関係になる．これは，U と L の距離を 40 cm とすると，U から 17.4 cm（L からは 22.6 cm）の点である．

図 2–27 B のように，上肢がまっすぐではない場合でも，もちろん同じ方法で重心の合成ができる．この例では，肘関節をほぼ直角に屈曲しているが，合成した上肢全体の重心は身体から外れた位置に存在している．これらの例では，前腕と手を合わせた重心を計算に用いたが，これも元は前腕の重心と手の重心を合成したものである．このように，身体の各体節の重心は，隣接した体節の重心と合成を繰り返すことで，より大きな身体部位のあらゆる肢位での重心位置を算出することができるのである．

2・6・3　身体を体節の集合体として表す

前節では身体を構成する各体節をシンプルに表現して，全身を表すモデルについて触れた．図 2–28 A は，身体の各体節を剛体であるとみなした棒状の身体である．各体節を計 14 本の棒として，それらを関節に相当する自由に回転するリンクで結合したものである（頸部は体幹に含まれる）．剛体は決して変形しないという物体であるので，太かろうと細かろうと変形しないことに変わりはない．こうしたモデ

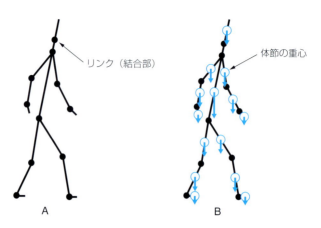

図 2–28　身体を棒で表現したモデル

ルを初めて見た人が受け入れがたいと思うのは，上肢や下肢のような細長い形状の体節が棒に置き換えられるのは納得できても，太い体幹や，ましては球形に近い頭までを棒にしてしまっていいのだろうかという点である．体節を剛体の棒に置き換えるという簡略化の本質は，各体節が本来もっている独特の形状を無視するということにある．これは重心の作用に関しては，物体の重心はその物体の全質量が集まったのと同じ振る舞いをするという考え方と似ている．どんな形状をしているかという点に大きな意味がないとすると，それを無視して扱ってかまわないという考えが成り立つ．簡略化することで多少の誤差が発生するのは織り込み済みであり，前節でも述べたように，そうした正確さを多少犠牲にしても，身体の動きを他の物体にも共通するいくつかの法則に従って理解し，本質的な振る舞いをとらえることができるという利点が優先されるというのが，モデルの利用価値である．こうした考え方から，頭であっても，その重心の位置と下の体節とのリンクとを含む1本の棒にすることが許されるのである．

　図 2–28 B には，棒として表現した各体節のそれぞれの重心を，白丸で記入している．黒丸で示す関節角度を変えると，さまざまな姿勢を表現できるが，そのときの各重心を順に合成すると，さまざまな姿勢での身体全体の重心を算出することができる．

2·7 身体重心の測定法──重心の位置を直接知る方法

2·7·1 身体重心の位置を知る

身体の重心は，身体のすべての部分が受ける重力の合力の作用点であることは説明した．直立した姿勢の身体重心は，すでに何度か触れたように，仙骨のやや前方あたりにある．平均的なデータでは，床面から見て身長の 55% 付近にあるといわれているが，人によって体型は異なるので，身体重心の位置にも若干の違いが生じる．

直立した姿勢で静止している身体重心の位置を特定するには，高さのほかに，矢状面（前後方向）と前額面（左右方向）での位置を知る必要がある．また図 2–29 に示すように，身体重心を 3 次元空間での座標で示す方法もある〔第 3 章「直交座標系」の項（→ 100 ページ）参照〕．

重心自体は目には見えないので，観察しているだけでは重心の正確な位置はわからない．個人によって重心の位置に差があると聞くと，モデルを用いた計算ではなく，実際に重心の位置を測定してみたいと思う人もいるだろう．ある個人の静止姿勢での重心の位置を簡便に計測したい場合，力のモーメントのつり合いを利用した方法が役立つ．この節では，どのような方法を用いれば重心位置の計測ができるかを考える．

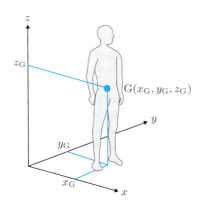

図 2–29 空間内での身体重心の座標

2・7・2 身体重心を測るには

❶ 2つの体重計で測る方法

まずは足からの重心の高さを計測するために，立位と同じ姿勢で板の上に寝ている身体を考える．図 2–30 のように，板の下に体重計のような重さを測るはかりを2つ置いて，その位置に加わる力の大きさを測る．足底面から下肢側の体重計までの距離を L_1 [m]，足底面から頭部側の体重計までの距離を L_2 [m]，頭側と足側の体重計の測定値をそれぞれ W_1, W_2 [kgw]，身体の重心に作用する重力を F_G [kgw]，今のところ不明である足底面から身体重心までの距離（重心の高さ）を L_G [m] とする．この状態で身体と板は静止しているので，身体重心の真下にあたる板上の点を回転の軸として，力のモーメントのつり合いを求めると，L_G の値が W_1, W_2, L_1, L_2 から計算で求められる．

ここで，板の重さが気になった人もいるだろう．板の質量が無視できるほど軽ければ，単純に L_G の値が求められそうだが，実際には丈夫な板を使わなくてはならないので，板の重さを無視するわけにはいかない．では，どうしたらよいかというと，体重計の上にこの板だけを乗せて両方の目盛りを読み，これをそれぞれ引いた値を W_1, W_2 として計算すればよい．あるいは板だけを乗せた状態で体重計の目盛りがゼロになるように調節する方法でもよい．なぜなら，静止しているかぎり，どのような重さの板が乗っていようとも力のモーメントはつり合っており，その上

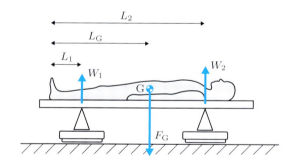

身体重心の真下を軸とした力のモーメントのつり合い
W_1 [kgw] $\times (L_G - L_1)$ [m] $= W_2$ [kgw] $\times (L_2 - L_G)$ [m]
（右まわり）　　　　　　　　　　（左まわり）

$$L_G = \frac{L_1 W_1 + L_2 W_2}{W_1 + W_2}$$

図 2–30　2つの体重計を用いた重心の高さの測定

に身体が乗った状態でも力のモーメントはつり合っているので，それぞれを独立に考えても計算が成り立つからである．

板だけを乗せた状態で体重計の目盛りがゼロになるように調節すると，

$$W_1 \times (L_G - L_1) = W_2 \times (L_2 - L_G)$$

という力のモーメントのつり合いの式から，L_G の値が算出できる．また身体の重心に作用する重力の大きさは，力のつり合いから，

$$F_G \text{ [kgw]} = W_1 + W_2$$

である．これは，単位を kg としてとらえると，板の上にいる人の体重そのものになる．

❷ ひとつの体重計で測る方法

これとほぼ同じ方法で，体重計がひとつでも重心の高さ測定は可能である．先の例での体重計のどちらかひとつを図 2–31 のように下から板を支える台に置き換える．残ったひとつの体重計の値から，力のモーメントのつり合いを考えればよいのだが，この場合は，事前に体重を測っておく必要がある．体重は身体重心に作用する重力の値 F_G [kgw] となるので，これを用いて，置き換えた台が板を支えているところを回転の軸として，力のモーメントのつり合いを考えると，

$$F_G \times (L_2 - L_G) = W_1 \times (L_2 - L_1)$$

となり，あらかじめ測定しておいた L_1，L_2，F_G と，W_1 の目盛りを読むことで，不明な値 L_G を求めることができる．

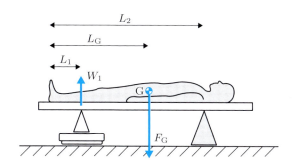

図 2–31 ひとつの体重計を用いた重心の高さの測定

❸ さまざまな静止姿勢の重心位置の測定

　この重心位置の測定方法は，寝ている姿勢だけが対象ではない．板の上で立った場合には，静止さえしていれば，同じような方法で，身体の前後方向や左右方向での身体重心位置を測定できる．

　図2–32のAとBは，体重計の上に置かれた板の上に起立して静止している身体の重心の位置を特定する方法を示している．前記の方法と同様の考え方で，身体の前後方向と左右方向での重心の位置を，基準となる図の左側の体重計の位置からの距離で算出することができる．

　いずれの場合も，身体の重心から鉛直下方に下ろした線（重心線）は板上に接している足底部分の面の中に収まる．この事実はとても重要で，姿勢が安定しているかどうかにかかわっている．次節ではこの点について考える．

　同様に，しゃがんだ姿勢や座位姿勢にも，この測定法は適用できる．例えば図2–32のC，Dのように，座位での重心位置を知ることができる．この場合は板とともに座っている台の重さも，事前に取り除いておかなくてはいけない．

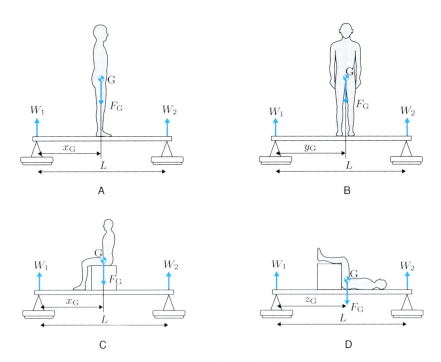

図2–32　さまざまな静止姿勢での重心位置の測定

2·8 姿勢の安定性──身体重心と支える面との関係

2·8·1 重力の作用線と支持基底面

　身体の重心がどこに位置するかを知る利点のうちで最も重要なもののひとつは，姿勢の安定性を考えるためにきわめて有用という点である．

　簡単な例として図 2–33 のようなびんを考えると，その重心から鉛直下方に引いた線がびんの底面の範囲内にあるならびんは倒れず，その状態が維持される．びんを逆さまに置いたときは，底面の面積が明らかに狭い．それでも重心から鉛直下方に引いた重力の作用線は，この狭い底面の範囲にあるため，びんは倒立したまま静止するが，びんが少しでも揺れたり台が傾いたりすると倒れてしまうだろう．すなわち，底面の広さは静止した物体の安定性に大きく関与していることになる．重力の作用線は身体に関連した用語として重心線（line of gravity）と呼ばれることが多い．もちろんこれは実際には見ることのできない仮想的な線である．

　身体も，このびんの例と同様の考え方で，安定性の考察が可能である．立位で身体を支える底面は，図 2–34 A のように床面に接地した両足底面を囲んだ面となる．この面は支持基底面（base of support）と呼ばれる．身体の重心から鉛直線を真下に下ろして，それが支持基底面の範囲内に収まっていることが，立位を維持するための条件となる．立位姿勢が多少揺れたり傾いたりしても，安定性が良好な立位を維持するためには，できるだけ支持基底面の中心付近に重心の鉛直線が落ちると有利になる．

　支持基底面は足底面だけとは限らない．図 2–34 B は手が支持基底面になってい

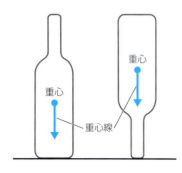

図 2–33　物体が倒れずに静止する条件

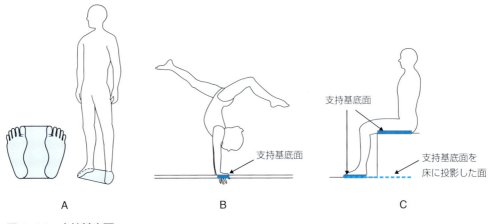

図 2-34 支持基底面

る．同じく図 2-34 C は座位での支持基底面を示しており，床に接する両足底のほかに，座面に接している臀部や大腿部も支持基底面に含まれる．

2・8・2 支持基底面の広さと安定性

　立位の安定性を高めるには，両足を閉じた狭い支持基底面よりも，両足の間隔を広げた支持基底面のほうが有利になる．立位で静止している身体の重心線が床面の支持基底面と交わる点（正確にいうと，両方の足底面が床に加える力の合力の中心点）は，一見安定した立位を維持しているように見える場合でも，実は細かく動揺している．つまり，あらゆる方向に移動しようとする重心の位置を，身体は細かくすばやく修正しながら，立位を保持していることになる．したがって，重心が細かく動揺する範囲に対して，支持基底面が面積として十分に余裕があるほど，静止立位の安定性は向上する．「関節にはたらく力の推定」の節（→ 68 ページ）で取り上げた片脚立ちの姿勢では，立脚している側の足底面だけが支持基底面となるので，両足で立っているときよりも狭い面積に重心線を保たなくてはいけない．そのため，姿勢の維持はより難しくなる．片側の足底面の形状は，身体の前後方向では比較的長いものの，左右方向では狭くなっている．したがって，静止した片脚立ちでは，支持基底面の幅が狭い左右方向に倒れやすいことは，容易に理解できるだろう．

　支持基底面は床と接している面に限定されるので，図 2-35 A のように，片脚立ちをしている足が床と一部しか接触していないようなケースでは，床面と接している面積だけが支持基底面となる．この状態では，通常の片脚立ち姿勢と比べて，安定した立位を長い時間にわたって維持するには，かなりの苦労を要するはずである．また図 2-35 B のように，同じ片脚立ちでも，松葉杖をついた状態であれば，

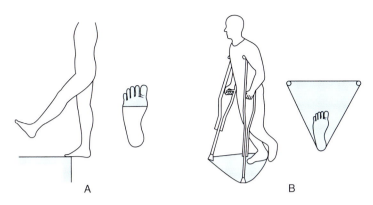

図 2–35　状況によって変化する支持基底面

支持基底面は大きく拡大するので，安定した立位姿勢の維持が容易になる．

2・8・3 支持基底面と重心の高さ

　物体の安定性に影響する要因としては，重心が支持基底面から見てどれだけの高さに位置するかも重要である．図 2–36 A の①と②は，底面の面積と形状が同じで，高さも同じ円柱を示している．②の円柱は上部が軽い素材，下部が重い素材でできており，その重心は低い位置にある．両方の円柱の上端付近を図の左側から手で押して傾けたとすると，重心線が元の支持基底面内にとどまっていれば円柱は倒れない．

　①の円柱のように，重心が比較的高い位置にあると，少し傾けただけで，重心線が支持基底面の境界を越えてしまい，さらに押すと倒れてしまう．一方，②の円柱のように重心の位置が低いと，①の円柱よりもさらに傾けた位置でも，重心線が支持基底面を外れない．すなわち，重心の位置が低いほど，より大きく傾けても倒れないということになる．このような説明により，支持基底面が広いことと重心の位置が低いことは，安定性の向上につながるという結論に至る．

　ただし，これは可動部がなく，一体となった物体での話であることに注意しよう．身体のように多くの可動部が連結されて，ひとかたまりに構成されている物体では，必ずしも同じ理屈が成り立たないこともある．図 2–36 B は，しゃがんだ姿勢と起立した姿勢で静止している人を示している．双方とも両足底面が同じ位置にあるなら，支持基底面は同一の形状と面積になる．双方の姿勢が押されて傾くと，どちらの安定性が良好であるかは簡単に判断できないであろう．ことによると，押されたときに倒れやすいのは，むしろ重心が低いしゃがんだ姿勢のほうかもしれない．このように，多くの関節が可動する身体では，円柱のようなシンプルな力学的

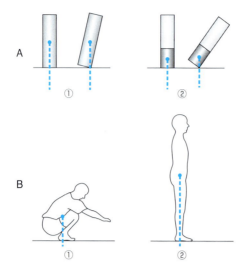

図 2–36　支持基底面と重心の高さ

考察が成り立たないことがある．

　もちろん，①，②それぞれの姿勢で作られた銅像のように関節がまったく動かなければ，円柱と同じような理屈が成り立つだろう．しかし，筋張力だけで関節を完全に固定するのは不可能であり，姿勢を維持する条件は重心の高さ以外に，姿勢を保つための反応など神経学的な要因などが含まれるため，一概に重心の高低のみで姿勢の安定性を判断できない．

2・8・4 支持基底面の有効性

　支持基底面が広いほど，姿勢を維持するのに有利になることはすでに触れたとおりである．ただ，ここでも注意が必要なのは，重心線が落ちる位置として，支持基底面のすべてを使えるわけではないという点である．すなわち，支持基底面の縁の一杯一杯まで，重心を支えるのに利用できるかといえば，現実には不可能である．その理由は前項と同様であり，身体のすべての関節がどんなに大きな力が加わってもまったく動かないのであれば，支持基底面の境界付近まで重心線を移動させることは可能である．しかし，関節を動かさないようにするために発揮すべき筋張力には限りがある．そのため，支持基底面の境界付近での重心線の維持は難しい．

　通常は重心線が支持基底面の辺縁部に寄るほど，多くの筋張力を強いられる．例えば，図 2–37 は，片脚立ちをしている足部とその支持基底面を示している．図 2–37 A のように，重心線が足関節の回転軸を通るケースでは，足部に作用する力である脛骨が距骨を押す力と床が足部を押す力の 2 つは，大きさがほぼ同じ（足部の重量分だけ異なる）で，向きは互いに反対である．これらはともに足関節の回

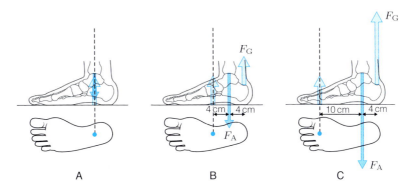

図 2–37 支持基底面内の重心線の位置と筋張力

転軸からの距離は 0 なので，足関節に力のモーメントを発生させない．したがって，足関節の背屈筋である前脛骨筋や底屈筋である下腿三頭筋の収縮を必要とせずに，足関節を静止させることができる．

一方，重心線がそれより前方に寄って，図 2–37 B のように足関節より 4 cm 前方に移動したケースでは，身体に作用する重力が床を押す力の反作用である床が足底面を押し返す力（床反力）（➡ 6 ページ）が，重心線の位置に移動する．この力は足関節を軸とすると足部に右まわりの力のモーメントを与えるので，下腿三頭筋の収縮によって，足部に左まわりの力のモーメントを与える必要が生じる．このときの下腿三頭筋の張力を F_G [kgw]，足関節と下腿三頭筋の付着部との水平距離を 4 cm，体重を W [kg] とすると，足部に働く力のモーメントのつり合い（軸は足関節で脛骨が距骨を押す位置）から，

$$F_G \times 0.04 = W \times 0.04 \qquad F_G \text{ [kgw]} = W \text{ [kgw]}$$

となる．さらに足関節で脛骨が距骨を押す力を F_A [kgw] とすると，足部へ作用する力のつり合いから，

$$F_A = F_G + W = 2W \text{ [kgw]}$$

となる．すなわち，重心線が足関節より 4 cm 前方にあると，下腿三頭筋に要求される収縮力は体重と同程度となり，足関節に作用する力は体重のおよそ 2 倍になることがわかる．

重心線がさらに前方に移動し，足趾の付け根あたりの中足骨頭にあるケースではどうなるだろうか．図 2–37 C のように足関節の回転軸から重心線までの水平距離を 10 cm とすると，足部に働く力のモーメントのつり合いから，

$$F_G \times 0.04 = W \times 0.10 \qquad F_G \text{ [kgw]} = 2.5W \text{ [kgw]}$$

となる．さらに足関節で脛骨が距骨を押す力 F_A [kgw] は，足部へ作用する力のつ

り合いから，

$$F_A = F_G + 2.5W = 3.5W \text{ [kgw]}$$

となる．片脚立ちで重心線が足趾の付け根あたりにあると，下腿三頭筋に要求される収縮力は体重の 2.5 倍程度となり，足関節に作用する力は体重のおよそ 3.5 倍になることがわかる．

　このように，重心線が支持基底面（足底面）の前端に近づくにつれ，静止姿勢を維持するために必要な下腿三頭筋の活動がかなりの割合で増加する．さらに支持基底面の前方に重心線が移動すると，極端に大きな筋張力を必要とするので，一定の時間に安定した姿勢を保持するという実用的な観点から，支持基底面のすべてを体重の支持に使えるわけではないことが理解できるだろう．この事実から，筋力が低下した人では，支持基底面の中で重心線を支えるために使える面積が，さらに狭くなることが予想できる．

Column 2·1　支持基底面の外縁部で生じる現象

　先に示した図 2–35 B の松葉杖をついた立位を考えよう．これは支持基底面を拡大することで，立位の安定性を，より有利にする例として示されたものである．広い支持基底面の中の外縁部に重心線が移動すると，どのような現象が生じるだろうか．

　まず，支持基底面の後部に当たる片側の足底面上に重心線が移動した場合，身体の全体重が足底面上に加わっていることになる．つまりこの状態では，松葉杖にはまったく力が加わっていないので，松葉杖が宙に浮いているのと本質的な違いはない．するとこの状態での支持基底面は，片脚立ちをしているときの足底面だけと同じになる．

　逆に重心線が支持基底面の前端，つまり両方の松葉杖の接地点を結んだ線上に移動したとしよう．この場合には，杖を含めた全体重が 2 本の松葉杖だけに加わっている状態である．ということは，足底面には力が一切加わっていないことになるので，足を浮かせて 2 本の松葉杖だけで身体を支えている曲芸のような状態と同じである．これは，松葉杖の 2 点の接地面同士を結んだきわめて細長い面だけが，支持基底面になったのと同じである．このように，広い支持基底面であっても，その外辺部に重心線が移動して，その位置で体重を支えようとするとき，支持基底面の狭小化が生じることがある．

　同様の現象は，杖を使わない通常の立位姿勢でもみられる．図 2–37 で考えた片脚立位での重心線の位置の例で，重心線がさらに前方の足趾の部分にまで移動する

94　第 2 章　力学の基礎

と，どのような現象が生じるだろうか．これは実際に試してみるとすぐにわかるが，おそらく図 2–38 A のように，つま先立ちになるだろう．この状態での下腿三頭筋の収縮力は，$2.5W$ よりさらに大きくなることが予想され，姿勢を維持するのはいっそう難しくなるはずである．それにもかかわらず，支持基底面を狭くするつま先立ちになるのには利点がある．

力学的に見て，この現象にどのような利点があるかというと，あえて支持基底面が狭いつま先立ちになることで，そうならないときと比べて，足関節の軸と重心線との距離を短くする効果がある．それによって，床からの反力が足部に及ぼす足関節まわりの力のモーメントを小さくでき，結果として下腿三頭筋に要求される収縮力を小さくできるのである．支持基底面の面積を犠牲にしてでも，下腿三頭筋への負担を減らすことを選択しているといえる．

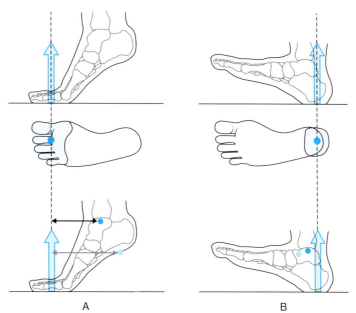

図 2–38 支持基底面の端に重心線が移動したときの反応

逆に，片脚立ちの支持基底面の後ろの縁まで，重心線を移動させるとどうなるだろうか．これも試してみるとよくわかるが，図 2–38 B のように，つま先が持ち上がるはずである．重心線が足関節の軸よりも後方になると，床からの反力は，この図では足部に対して左まわりの力のモーメントとして作用する．これにつり合わせるために収縮する筋は，前脛骨筋などの足関節の背屈筋である．このつま先が持ち上がる現象も，足関節の軸と重心線との距離を短くするので，前脛骨筋の負担を減らす効果がある．さらにこの現象には，もうひとつの利点がある．つま先を持ち上

げると踵の部分だけが支持基底面となり，その面積はかなり小さくなるのだが，踵は円弧状の形をしているので，踵の後面の床に接していなかった部分が転がるように床に接触する．その結果，元の支持基底面のときより，わずかではあるが，後方に支持基底面が拡大する．これはつま先を持ち上げることで，後方の縁ぎりぎりのところにある重心線を支持基底面内に収めるために，後方への新たな支持基底面を作り，立位を維持させようとする反応である．図2-36Aに示した円柱のような剛体と異なり，足部は多数の骨が多数の関節を構成している．比較的変形しやすい身体構造を巧みに利用して，ヒトは剛体とは異なる方法で姿勢保持を行っている．

● 引用文献

1) Özkaya N, Nordin M・著（著嘉数侑昇，横井浩史・監訳）．(2001)．バイオメカニクス―生体力学の原理と応用．エヌ・ティー・エス．p.122.
2) 松井秀治（1958）．運動と身体の重心―各種姿勢の重心位置に関する研究．杏林書院／体育の科学社．

第3章

動きの観測と記述（キネマティクス）

3・1 運動の観測（観察）と座標系…98

3・2 座標の並進運動と回転運動…103

3・3 位置・速度・加速度の観測と分析…113

3·1

運動の観測（観察）と座標系

3·1·1 「動き」を観測対象にする

❶ 運動学（キネマティクス）

　物体の動きについて身近な例を考えよう．例えば図3–1のように，テーブルの上のコップを手に持って移動させれば，コップはテーブルに対して相対的に動く．このときの観測対象はコップである．観測対象が，どこからどこへ，どれくらいの時間をかけて動いたかという動きそのものを記述する学問分野を運動学（kinematics；キネマティクス）という．キネマティクスでは，その運動を引き起こす原因となる力を含めず，どのような運動が生じたかという側面のみを扱う．図3–1に例示したコップの運動を上から観察すれば，テーブル上で直線的な軌道を描くかもしれない．そして，観測対象の位置の変化とその時間がわかれば，速度や加速度を調べることもできるから，そのコップがその軌道上を，ゆっくり動いたか，それともすばやく動いたかを記述できる．

　また，観測対象を上肢の関節運動としたとき，肩や肘関節の角度変化および角速度や角加速度がキネマティクスの対象になる．肩や肘がどのくらいの速さでどの程度伸びたのかを記述することができる．このように，物体の動きそのものの観測からは力の作用を除外する．

❷ 運動力学（キネティクス，ダイナミクス）

　一方，物体に作用する力を記述することを運動力学（kinetics；キネティクスあるいは dynamics；ダイナミクス）という．図3–1の例では，手からコップにどのような力が加わったか，コップとテーブルとの摩擦抵抗はどの程度であるかというように，観測対象がコップに加わる力になる．また，コップを動かす上肢の関節に発生する反力や回転力（トルク）を記述することが運動力学になる．

　物体に作用する力が決まれば，物体の動きが決まる．言い換えると，運動力学は動きそのものではなく，物体の動きを決めるメカニズムのことである．作用する力が原因となり，結果として，ある時間経過を伴って物体が動く．ここには因果性がある．あるいは目的（キネマティクス）を実現する方法（ダイナミクス）である．

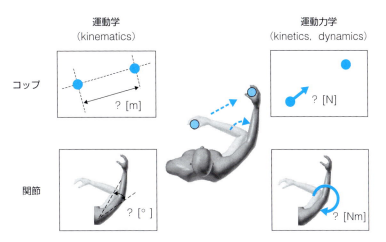

図 3-1 運動学（キネマティクス）と運動力学（キネティクス，ダイナミクス）の観測対象の例

　例えば，われわれが観察する天体の惑星の位置は，多くの惑星同士に作用する力によって決まっている．天体の位置が規則的に変化しているのは（ケプラーの法則），背景となるメカニズムに法則性があることを示している〔第4章の「第二法則（運動方程式）」の項（→147ページ）参照〕．われわれの身体運動も，力学の諸原理に従っている．身体に作用する力には重力（gravity），筋張力（muscle tension），外部からの抵抗力（external resistance），遠心力（centrifugal force）などの多様な力があり，力学のメカニズムに従って身体部位のキネマティクスが導かれる．

　物体に作用する力をもとに物体のキネマティクスを知ることを順運動力学〔the direct problem of dynamics あるいは forward kinetics（dynamics）〕という．「順」という文字は，力が作用した結果として物体が動くという現象の順を追う計算の意味である．図3-1の例では，コップに作用する力がわかれば，コップの位置の変化（変位）を求めることができる．または上肢の関節に加わる回転力（トルク，力のモーメント）が明らかであれば，関節角度変化を知ることができる．逆に，物体の動きから，物体に作用する力を求めることを逆運動力学〔inverse kinetics（dynamics）〕という．力学の法則を用いると，コップの動き（変位）がわかれば，コップに作用したであろう力を逆算して推定することができる．また関節の運動（角度変化）から，関節に作用しているトルク（力のモーメント）を調べることができる．

3・1・2 座標系

❶ 直交座標系

物体の位置を表すためには基準となる枠組みがいる．図 3–1 の例のようにテーブル上でコップが移動できるような場合，平面上（テーブル）に基準となる点を定め，そこから縦と横の距離を用いれば，対象物（コップ）の位置を正確に表現できる．図 3–2 A のように，空間上のある 1 点を原点とし，それぞれ直角に交わる 2 つの軸（X 軸，Y 軸）をとり，この枠組み（座標）の中で，物体の位置に相当するそれぞれの軸上の数値を用いて (x, y) と記述し，位置を表す．この数値 (x, y) を座標値という．基準となる軸（座標軸）が直角に交わるため，**直交座標系**（rectangular coordinate system）と呼ぶ．

平面内での物体位置が，直交座標系における x と y の 2 つの変数によって決まるということは，物体の縦，横，斜めのどんな動きも，同じ枠組みの中の，たった 2 つの変数で表現できるということである．この場合，平面内の物体は x 方向と y 方向の 2 種類の自由な運動が許されていることになるから，この物体の運動自由度は 2 であるという．ただし，ここでは物体の位置を「点」として扱っている．実在する物体は点ではなく，コップを上から見れば円形かもしれないが，物体の 1 点を選んで表す．一般には物体の重心が選ばれる．

❷ 極座標系

物体が平面内で回転する場合に適した基準がある．観覧車を真横から見たとき，

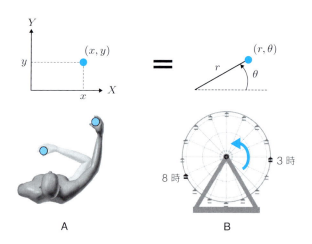

図 3–2 直交座標系（A）と極座標系（B）
同じ位置を異なる基準枠で記述できる．

円を描いて回転しているひとつのゴンドラの位置を表現するには，どうすればよいだろうか．この場合は，乗り場から右に何 m，上に何 m 付近にゴンドラがある，と直交座標系を用いて表現することもできるが（図 3–2 A），例えば図 3–2 B のように，ゴンドラの回転を時計に見立て，6 時のところから出発して 3 時のところまで上ったとか，いまは 8 時の付近でもうすぐ降り場に着く，といったように表現することもできる．平面内における物体の位置を，回転中心からの距離（r）と回転角度（θ）によって表す方法である．観覧車の例では回転半径が決まっているから，角度だけを「何時」と言い換えて位置を示せばよい（運動の自由度は 1 である）．このように，原点からの距離 r と角度 θ を座標の変数とする系を**極座標系**（polar coordinate system）という．一般に角度 θ は反時計まわりの向きを正とする．また，極座標系と直交座標系の表現を変換することができる（視座の変換）〔式 (3.3)（→ 107 ページ）参照〕．

極座標系での動きを観察してみよう．図 3–3 のように，ロープの一端を A さんが地面に固定し，B さんが他方の端を伸ばしロープの長さ r で地面につけて動かしているとする．観察対象は B である．B が行う動きは，角度 θ を大きくするように動くこと（極座標系での θ を変化させる）だけである．このとき，ロープの長さは一定とする．上空から見ると，A から距離 r 離れ，基準線から角度 θ だけ回転した位置に B がいるから，B の位置は極座標で (r, θ) と記述する．時間とともに θ が 0° から増加し 360° になったとき，B は基準線のところに戻ってくる．これを上空から見れば，ちょうど地面に円が描けているだろう．

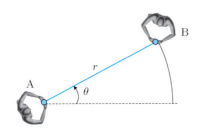

図 3–3 極座標系での動きの観察
A さんが軸になって，長さ r のロープを張り，B さんが角度 θ が増すように動く．上空から見れば B の軌跡は円を描く．点線が基準線．

もし，B が横に動くたびにロープを一定量だけ伸ばしたら，B の軌跡はどうなるだろうか．$\theta = 0°$ から出発し，$\theta = 360°$ となって基準線のところに戻るまでを上空から観察すれば，B の軌道は純粋な円ではなく，らせん状（渦巻状）を描いているはずである．極座標系でいえば，円もらせんも同じ変数の組み合わせで記述できる．異なるのは変数の変化の度合いである．

身体運動として観察される身体部位の回転も，純粋な円運動ではないことがあ

る．関節の回転中心が変化することや，複数の関節が運動にかかわるからである．例えば**コラム3・1**の図3–4のように，手指を屈伸するときの指先の軌道はらせん状（渦巻状）になる[1]．これは回転角度に応じて回転半径が変化するような**等角らせん**（equiangular spiral）に類似することが知られている．

Column 3・1　指先の軌跡は円を描くか？

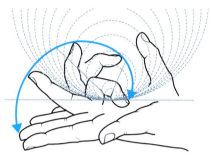

図 3–4　指先の運動軌跡
〔Littler JW (1973). On the adaptability of man's hand (with reference to the equiangular curve). *Hand*, 5(3), 187–191 より〕

　手指の屈伸をするときの指先の軌跡は純粋な円ではなく，らせん状（渦巻状）になっている．この軌道が，等角らせんに近接していることが知られている．等角らせんとは，次式のように，回転角度 θ に応じて回転半径 r が変化するような渦巻き線のことである．

$$r = ae^{\theta \cdot \cot(\phi)}$$

ここで，a は回転角度 θ が 0° のときの半径，ϕ は点と回転中心とを結ぶ線と回転の向きのなす角度，e はネイピア数，cot はコタンジェントである．この点 (r, θ) の軌跡は円ではなく，らせん状になる（図 3–5）．

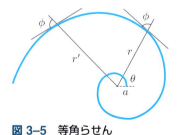

図 3–5　等角らせん

3・2 座標の並進運動と回転運動

3・2・1 並進運動と回転運動

物体の運動には，並進運動と回転運動の2種類がある．図3-6のように，テーブルの上のコーヒーカップの動きを考えてみよう．コーヒーカップの持ち手の部分が右側を向いたまま，つまりコーヒーカップの向きが変わらないまま，テーブルの上を移動するような運動を並進運動（translation）という（図3-6 A）．並進運動による位置の変化を変位（displacement）という．一方，回転運動（rotation）は，コーヒーカップの持ち手の向きが変わるような運動である（図3-6 B）．回転運動による向きの変化を角変位（angular displacement）という．ここでは，物体の向きと運動の向きとが区別されていることに注意しよう．図3-6 Aのように，物体の向きが変わらなくても，カップは上下左右・斜めに動くことができる（つまり，運動の向きは変化する）．現実の運動では，並進と回転の運動が組み合わさることが多いだろう（図3-6 C）．例えば，走行中の自転車の車輪は，地面を転がりながら移動する．つまり，車輪は床面に対して並進運動と回転運動を生じている．

ただし，物体を点として表す場合は，点の位置変化（並進運動）のみが表現でき，点の回転運動は表現しない（向きの区別がない）ことに注意しよう．点は位置の情報だけを有し，幅や奥行きの性質をもたず，変形や回転をしない．

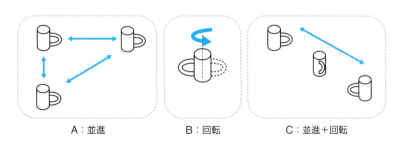

図 3-6 並進運動と回転運動

3・2・2 全体座標系と局所座標系

　物体の運動を観察して記述するためには，動く物体の表面に目印をつけるとわかりやすくなる．図3–7の例をイメージしてみよう．いま，ある物体に直交座標系が目印として設定されていて，座標系しか見えていないとする．

　図3–7Aは並進運動する物体に設定した座標系の動き方を示している．時間とともに座標系が向きを変えずに変位していることがわかる．この座標系は動く物体の1か所に設定したので**局所座標系**（a local reference system）と呼ぶ．

　図3–7Bは原点を中心に回転するときの局所座標系の動きを示している．回転軸のことを**回転中心**（center of rotation）と呼ぶことがある．例えば，自転車に座っている人から見れば車輪は車軸を中心に回転運動をしている．

　また図3–7Cは，右に並進しながら時計まわりに回転運動をする局所座標系の動きを示している．床から見れば車輪の動きは並進運動と回転運動の組み合わせである．床面から観察したときの車輪の回転中心は車軸ではなく，車輪が床面と接している部分である．回転中心は点だから回転せず，その位置は刻一刻と変化している（図3–7D）．

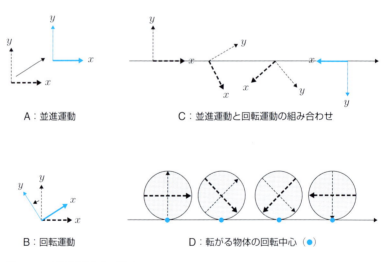

図 3–7　局所座標系の動き

　運動を観察する際には「テーブルに対するコップの動き」，あるいは「床に対する車輪の動き」というように，「～に対する」運動と表現されており，観察の基準が決められている．観察の基準となる場所を指定することに慣れておこう．

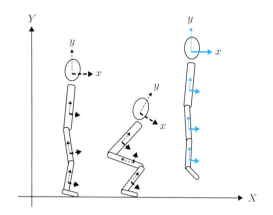

図 3–8　座標の並進運動と回転運動
ジャンプ動作の例．立位からいったん膝を曲げてからジャンプする運動．床面に設定された全体座標系（X–Y）に対して，各体節に設定された局所座標系（x–y）が並進運動と回転運動をする．

図 3–8 にジャンプ動作の例を示している．ここでは局所座標系を各身体部位（大腿や下腿）に設定する．そして，観察の基準となる場所を指定するために，もうひとつの座標系を床面に設定する．このとき，床に固定した座標系は全体座標系（a global reference system，X–Y として大文字で表す）と呼んで，大腿や下腿に設定した動く座標系である局所座標系と区別する．一般的には静止した全体座標系に対して，局所座標系の並進運動と回転運動を記述する．身体運動の多くは，並進運動と回転運動の 2 つの側面から記述できる．

ただし，何を観察するかという目的に応じて，基準となる座標系を床面以外に決めることもある．例えば図 3–9 のように，大腿に固定した座標系と下腿の座標系の原点を膝関節の中心で一致するように設定して，大腿の座標系を観察の基準にすれば，膝関節の屈伸運動のみ（下腿の回転運動のみ）を記述することができる．全

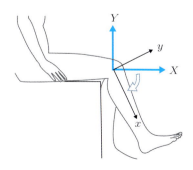

図 3–9　膝の屈伸運動の例
大腿部に設定した全体座標系（X–Y 系）に対して，下腿の局所座標系（x–y 系）が回転運動をする．

体座標系や局所座標系の決め方はひとつではなく，観測の目的に応じて変えてもよい．つまり，何をどこから観測するのか，何がどこに対して動くのか，という物の見方の基準を明らかにすることが大切である．

3・2・3 視座の変換

　ひとつの物体の運動を観察する視点は複数ある．例えば，テーブル上のトレーにコップが置かれていて，トレーがテーブルの上でゆっくり動くとする．この場合，コップは動くといえるだろうか．テーブルに対してコップは動くが，トレーに対してコップは動いていない．つまり，観察者の視点（視座）を変えれば，観測対象の運動についての記述は異なる．したがって本書では，物体の運動を観察する視点を変えることを，視座の変換と呼んでおく．視座の変換は位置だけではなく，速度や加速度，角度変化など，種々の変数を対象にできる．視座の変換には，ベクトル加算，三角関数を用いた計算という数学的な手続きが含まれるので，ここで簡単に説明しておく[注1]．

① ベクトル加算

　向きと大きさをもつ物理量はベクトルで表現できる〔付録の「ベクトル」の節（➡ 278 ページ）参照〕．テーブルに対してトレーが平行移動するとき，全体座標系をテーブルに，局所座標系をトレーに設定すれば，両者の視座の変換はベクトル加算を用いることができる．

　図 3–10 のように，トレー上のコップの位置を P（観測対象としての局所座標上の 1 点）とする．全体座標系の原点（テーブルの端）から見た点 P への位置ベクトル r は，局所座標の原点（トレーの端）から P への位置ベクトル r' と，全体座標系の原点から局所座標系の原点までの位置ベクトル r_0 を用いて，

$$r = r_0 + r' \tag{3.1}$$

で表現できる．これはテーブルの端から見たときのコップの距離 r の内訳を示した式といえる．トレーの位置 r_0 に，トレーの端から見た距離 r' を足したものになっている．一方，局所座標系の視座 r' に変換するには，移項して，

$$r' = r - r_0 \tag{3.2}$$

[注1] 視座の変換という呼称は本書独自のものである．ベクトル加算と座標変換を含めた変換手続きを分けることなく「座標変換」と表現することもあるが，本書では並進運動と回転運動のわかりやすさのためにベクトル加算と回転行列を用いる座標変換を区分し，これらを含む手続きとして視座の変換といっている．

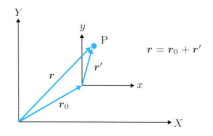

図 3–10 ベクトル加算
2 次元ベクトルを示しているが，
3 次元においても成り立つ．

とすればよい（局所ベクトル r' の「先から元を引く」という順序で覚えておこう）．

❷ 極座標と直交座標の変換

先に示した図 3–2 のように，極座標 (r,θ) で表現される物体の位置は，次の等式によって直交座標での位置 (x,y) に変換することができる．

$$\begin{cases} x = r\cos\theta \\ y = r\sin\theta \end{cases} \tag{3.3}$$

例えば，距離が 1，角度 90° なら $(r,\theta) = (1, 90°)$ として $x = r\cdot\cos\theta = 1\cdot\cos(90°) = 0$ であり，$y = r\cdot\sin\theta = 1\cdot\sin(90°) = 1$ になる．このとき，計算式への入力値は (r,θ) で，出力値が (x,y) である．このように，長さ（距離）と角度で表される極座標系から，直交座標系での位置を求めることを**順運動学**（forward kinematics）という（順運動力学と区別すること）．式 (3.3) では，計算に入力する右辺の 2 つの変数 (r,θ) によって左辺の出力がひとつ（x あるいは y）決まる．逆に直交座標系の位置から，極座標（距離と角度）を求めることを**逆運動学**（inverse kinematics）という．つまり，直交座標 (x,y) の値を入力して極座標 (r,θ) を求める．式 (3.3) から r を消去すれば，

$$\frac{\sin\theta}{\cos\theta} = \tan\theta = \frac{y}{x}$$

つまり，

$$\theta = \tan^{-1}\left(\frac{y}{x}\right)$$

である．$\tan^{-1}$ はアークタンジェント〔付録の「三角関数」の節（→ 283 ページ）参照〕．さらに，

$$\sin^2\theta + \cos^2\theta = 1$$

の関係式を用いて θ を消すと，

$$r = \sqrt{x^2 + y^2} \tag{3.4}$$

となる．この式 (3.4) は半径 r の円を表す式である．全体座標系（あるいは局所座標系）にあるひとつの位置を，極座標 (r, θ) と直交座標 (x, y) の 2 つの方法で表現できる．

❸ 回転行列を用いた座標変換

次に，視座を回転する場合の変換を考えよう．例えば，図 3–11 のように，A さんが，ビルの間の道にいる B さんのところまで歩いて行こうとしているが，ビルの間の小道は工事中のところがある（図 3–11 ①）．上空から観察して，北向きに立つ A さんに，左に 5 m，前方に 10 m の位置に B さんはいる，と教えてあげたとする（図 3–11 ②）．さて，A さんが向きを変えて西を向いたら，A さんにとって B さんの位置はどうなるか（図 3–11 ③）．北向きに立つときに左前に見えるものが，西向きでは右前に見える．A さんはものの見方を回転させなければならず，西を向いた A さんが指示どおりに前方に 10 m 歩いてはいけない．

このとき，北向きに立つときの視座を全体座標系（X–Y 系）とし，西向きの視座に局所座標系（x–y 系）を設定しよう．どちらも Y 軸（y 軸）を前向きとして，2 つの座標系の原点は一致するように設定する．西向きの A さんは，局所座標系の視点で B さんの位置を見なければならない．このように，2 つの直交座標が回転した位置関係にあるときの視座の変換を座標変換（coordinate transformation）という．静止している全体座標系で観察した位置 (X, Y) を，角度 θ だけ回転した局所座標系から観察した位置 (x, y) に変換するには，行列形式で表される次式，

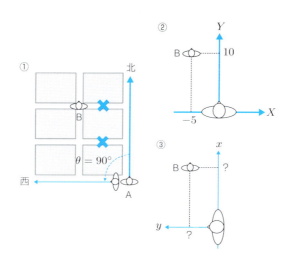

図 3–11 座標変換の例
直交座標で位置を把握する 2 つの視点．北を向いて前向き（Y 座標）に観察される物体は，西を向けば右側（x 座標）に観察される．

$$\begin{bmatrix} x \\ y \end{bmatrix} = \begin{bmatrix} \cos\theta & \sin\theta \\ -\sin\theta & \cos\theta \end{bmatrix} \begin{bmatrix} X \\ Y \end{bmatrix} = \begin{bmatrix} X\cos\theta & Y\sin\theta \\ -X\sin\theta & Y\cos\theta \end{bmatrix} \tag{3.5}$$

を用いる．式 (3.5) にある行列 $\begin{bmatrix} \cos\theta & \sin\theta \\ -\sin\theta & \cos\theta \end{bmatrix}$ を，回転行列 (rotational matrix) と呼ぶ．この例では北向きに立つとき，左に 5 m，前方 10 m の位置に B さんがいるのだから，$(X, Y) = (-5, 10)$ である．西向きに立てば，この物体がどこに観察されるかを計算してみよう．

西向きは，北向きから 90° 回転している（反時計まわりが正）ので，式 (3.5) は次のようになる．

$$\begin{bmatrix} x \\ y \end{bmatrix} = \begin{bmatrix} \cos 90° & \sin 90° \\ -\sin 90° & \cos 90° \end{bmatrix} \begin{bmatrix} -5 \\ 10 \end{bmatrix} = \begin{bmatrix} -5\cos 90° + 10\sin 90° \\ 5\sin 90° + 10\cos 90° \end{bmatrix} = \begin{bmatrix} 10 \\ 5 \end{bmatrix}$$

したがって，A さんは前方 (y) に 5 m，右 (x) に 10 m 進めば B さんに会える．ただし，前方 5 m 先で右に曲がって北を向いたら，次は $-90°$ の座標変換をして「前方に」10 m としなければならない．

リーチ動作を例にして視座の変換を行ってみよう．図 3–12 のように上肢を前方に伸ばす姿勢について，上腕の長さを L_1，前腕の長さと手の長さを合わせて L_2 として，肩と肘の回転角度，すなわち (θ_1, θ_2) から手先の位置 (x, y) が計算できる（図 3–12 A）．また，肩関節の中心に原点をもつ全体座標系を設定し，上腕と前腕に局所座標系を設定して，式 (3.5) の回転行列を用いた座標変換によって，全体座標系から見た手先の位置が計算できる（図 3–12 B，コラム 3・2）．

リーチ動作の例では，手先の位置からその位置を達成するような肩と肘関節の角度の組み合わせを求めるのが逆運動学である（コラム 3・3）．ただし，この計算では解がひとつに決まらないことがある．ひとつの式の中で，既知数より未知数のほうが多い場合であり，解が一意に決まらない問題を不良設定問題 (ill-posed problem) という．あるいは式によって記述されたシステムが冗長 (redundant) であるともいう．多関節からなる身体では，同一の手先の位置を達成する関節角度の組み合わせが複数ある〔図 3–14（➡ 112 ページ）参照〕．この組み合わせを決めるには，関節運動を制約するような条件が必要になる．

3・2　座標の並進運動と回転運動　　**109**

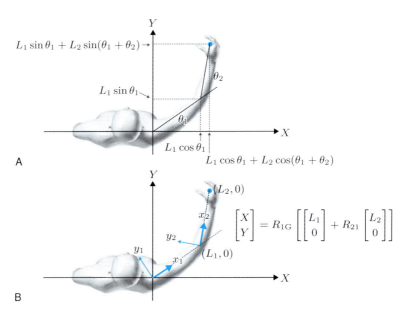

図 3–12　手先の位置座標

A：上腕の長さを L_1，前腕の長さ＋手の長さを L_2 として，肩と肘の回転角度を θ_1, θ_2 として幾何学的に手先の位置座標が求まる．

$$\begin{cases} X = L_1 \cos\theta_1 + L_2 \cos(\theta_1 + \theta_2) \\ Y = L_1 \sin\theta_1 + L_2 \sin(\theta_1 + \theta_2) \end{cases} \tag{3.6}$$

B：並進運動の座標変換と回転運動の座標変換を用いて手先の位置を求める．手先は前腕に設定した第 2 の局所座標系上で $(L_2, 0)$ の位置にあり，これを 2 つの回転行列 R_{21} と R_{1G} により，第 1 の局所座標系（上腕）での座標値および全体座標系での座標値に変換している．

Column 3·2　順運動学計算

　座標変換（回転行列）を用いて，関節角度から手先の位置を求める（順運動学計算）．第 2 の局所座標系（前腕の座標）における手の位置は $[L_2, 0]$ である．第 1 の局所座標系（上腕の座標系）から見た手の位置 $[x, y]$ は，並進の座標変換とベクトル加算を組み合わせて次のように求められる．

$$\begin{bmatrix} x \\ y \end{bmatrix} = \begin{bmatrix} L_1 \\ 0 \end{bmatrix} + R_{21} \begin{bmatrix} L_2 \\ 0 \end{bmatrix}$$

ここで，R_{21} は第 2 の局所座標から第 1 の局所座標への変換（回転）行列，すなわち式 (3.5) の回転行列の転置であり，

$$R_{21} = \begin{bmatrix} \cos\theta_2 & -\sin\theta_2 \\ \sin\theta_2 & \cos\theta_2 \end{bmatrix} \tag{3.7}$$

である．これを用いて書き直すと次のようになる．

$$\begin{bmatrix} x \\ y \end{bmatrix} = \begin{bmatrix} L_1 \\ 0 \end{bmatrix} + \begin{bmatrix} \cos\theta_2 & -\sin\theta_2 \\ \sin\theta_2 & \cos\theta_2 \end{bmatrix} \begin{bmatrix} L_2 \\ 0 \end{bmatrix}$$

$$\begin{bmatrix} x \\ y \end{bmatrix} = \begin{bmatrix} L_1 + L_2\cos\theta_2 \\ L_2\sin\theta_2 \end{bmatrix}$$

全体座標系における手の位置 $[X, Y]$ は，さらに座標変換を行って，

$$\begin{bmatrix} X \\ Y \end{bmatrix} = R_{1G} \begin{bmatrix} x \\ y \end{bmatrix}$$

となる．ここで，R_{1G} は第1の局所座標から全体座標への変換（回転）行列であり，

$$R_{1G} = \begin{bmatrix} \cos\theta_1 & -\sin\theta_1 \\ \sin\theta_1 & \cos\theta_1 \end{bmatrix} \tag{3.8}$$

であり，これを用いて書き直すと次のようになる．

$$\begin{bmatrix} X \\ Y \end{bmatrix} = \begin{bmatrix} \cos\theta_1 & -\sin\theta_1 \\ \sin\theta_1 & \cos\theta_1 \end{bmatrix} \begin{bmatrix} L_1 + L_2\cos\theta_2 \\ L_2\sin\theta_2 \end{bmatrix}$$

つまり，

$$\begin{bmatrix} X \\ Y \end{bmatrix} = \begin{bmatrix} L_1\cos\theta_1 + L_2\cos(\theta_1 + \theta_2) \\ L_1\sin\theta_1 + L_2\sin(\theta_1 + \theta_2) \end{bmatrix} \tag{3.9}$$

となり，幾何学的に求めた式 (3.6) と同一の視座の変換結果になることがわかる．

Column 3·3　逆運動学計算

　手先の位置から関節角度を求める（逆運動学計算）．肩と肘関節からなる平面内の2リンクセグメントモデルを図 3–13 に示す．

　肩と肘の屈曲角度はそれぞれ θ_1 と θ_2 とし，上腕と前腕の長さはそれぞれ L_1，L_2 である．図 3–13 A の三角形に注目すると，次の式が得られる．

$$(L_1 + L_2\cos\theta_2)^2 + (L_2\sin\theta_2)^2 = X^2 + Y^2$$

したがって，

$$\theta_2 = \cos^{-1}\left(\frac{X^2 + Y^2 - L_1{}^2 - L_2{}^2}{2L_1L_2}\right) \tag{3.10}$$

となる．また，図 3–13 B の三角形に注目すると，次の式が得られる．

3·2　座標の並進運動と回転運動　**111**

$$\theta_1 = \tan^{-1}\frac{Y}{X} - \beta$$

したがって,

$$\theta_1 = \tan^{-1}\frac{Y}{X} - \tan^{-1}\left(\frac{L_2 \sin\theta_2}{L_1 + L_2 \cos\theta_2}\right) \tag{3.11}$$

となる.

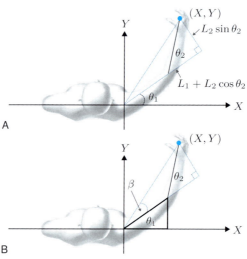

図 3–13　肩と肘をもつセグメントモデル

ただし,式 (3.10),(3.11) の解は 2 つあり,同一の手先の位置を実現するための姿勢が 2 通りあることを意味する(図 3–14).ヒトの身体では解剖学的・生理学的な制限(例えば可動域制限)などの制約条件のため,可能な姿勢が限られる.

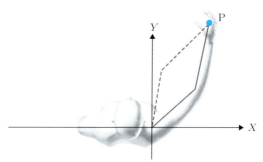

図 3–14　ひとつの点 P を指さす 2 つの姿勢（実線と点線）

3・3

位置・速度・加速度の観測と分析

3・3・1 並進運動の観測（リーチ動作時の手先の動き）

身体運動のキネマティクスの分析を行ってみよう．図 3–15 A のように，右上肢を用いて前方に向けて行うリーチ動作を上から観察する．肩に一致するように全体座標系の原点をとり，X 座標の正を右向きに，Y 座標の正を前向きに設定する．図 3–15 A での観測対象は，全体座標系での手先の位置変化（変位）である．手先の位置は開始点から到達点に向けて，全体座標の Y 軸に対して，ほぼ平行かつ直線的な軌道（パス）をたどっている．図 3–15 B は，経過時間を横軸にとって変位を示したものである．Y 座標 0.3 m 付近から滑らかに移動して，0.5 m 付近で静止し

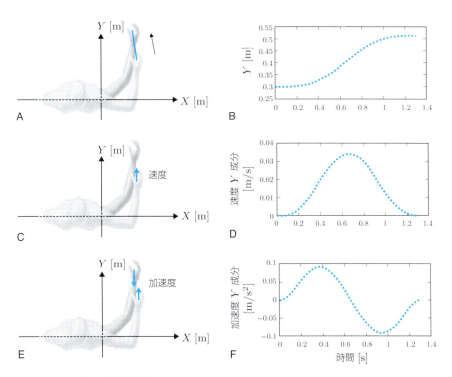

図 3–15 関節の並進運動のキネマティクス
リーチ動作中の手先のキネマティクスの分析．A と B：変位，C と D：速度 Y 成分，E と F：加速度 Y 成分．この例では運動の所要時間はおよそ 1.3 秒であり，運動中の手先の変位は一定の時間間隔で観察して記録している．

ていることがわかる.

次に，手先の速度を観測対象としよう．時刻 t_1 に位置座標 x_1 にあった物体が時刻 t_2 には x_2 に移動しているとき，変位 Δx は，

$$\Delta x = x_2 - x_1$$

である（一般に単位はメートル [m]）．変位はベクトルであり，向きと大きさをもっている.

Y 軸方向の変位も同じようにして算出できる．この変位を生じるのに要した時間間隔を $\Delta t = t_2 - t_1$ とおけば，位置の変化率は変位の各成分を Δt で割ったものである.

$$v_{x_1} = \frac{\Delta x}{\Delta t} = \frac{x_2 - x_1}{t_2 - t_1} = \dot{x} \tag{3.12}$$

これを時刻 t_1 から t_2 の間の（平均の）**速度**（velocity）といい，単位はメートル毎秒 [m/s] で表す．Δt が非常に小さいなら，その時間の速度とみなすことができ[注2]，時間によって 1 回微分したという意味で $\dot{x}$（「エックス・ドット」）と表現してよい．Y 軸方向についても同様にして計算できる．観察の時間を進めて，時刻 t_3 以降での位置を記録すれば，それ以降の平均速度も算出できる．このようにして計算を繰り返せば，運動の始まりから終わりまでの速度変化を調べることができる.

図 3–15 C に速度ベクトルの Y 成分の向きを示し，図 3–15 D に時間経過に対する速度 Y 成分の変化を示している．運動が生じてから滑らかに加速し，途中で速度のピークが存在して，徐々に減速していることがわかるだろう．このようなベル型（bell-shaped）の速度プロフィールは，滑らかな動作によく観察される.

図 3–15 には示していないが，X 軸方向の速度 v_{x_1} と Y 軸方向の速度 v_{y_1} を合成して，接線速度 V_1 の大きさを次式，

$$V_1 = \sqrt{v_{x_1}{}^2 + v_{y_1}{}^2} \tag{3.13}$$

で求めることができる〔第 1 章 10 ページと付録の「ベクトル」の節（➡ 278 ページ）参照〕.

速度の変化率，つまり単位時間（例えば秒）あたりの速度の変化を**加速度**（acceleration）という．例えば，時刻 t_3 での x 方向の平均速度 v_{x_2} と，時刻 t_2 のときの平均速度 v_{x_1} の変化 Δv_x を $\Delta t = t_3 - t_2 = t_2 - t_1$ で割れば，時刻 t_2 から時刻 t_3 の平均の加速度が求められる.

$$a_{x_1} = \frac{\Delta v_x}{\Delta t} = \frac{v_{x_2} - v_{x_1}}{t_3 - t_2} \quad \left(= \frac{\Delta x}{\Delta t^2} \right) \tag{3.14}$$

[注2] 厳密ではないが，理解のしやすさのためにデルタ（Δ）を用いて微分を表現している.

加速度もまたベクトルであり，単位はメートル毎秒毎秒 $[\mathrm{m/s^2}]$ である．図 3–15 E に，運動前半および後半の手先の加速度 Y 成分のベクトルの向きを示している．図 3–15 F は時間経過に対する加速度 Y 成分の変化を示している．リーチ動作の前半に正の加速度が観察され，つまり手先が加速している．後半は負の加速度であり，手先が減速していることを示している．図 3–15 には示していないが，接線速度の算出の式 (3.13) と同じ形で，加速度の x 成分と y 成分を合成した接線加速度を求めることもできる．

大雑把にいって，変位を時間間隔で割れば速度になり，速度の変化を時間間隔で割れば加速度になる．逆に，加速度に時間間隔を掛ければ速度になり，速度に時間を掛ければ変位になる．ただし，数学的には時間間隔を無限小にした微分と積分を用いて説明される〔付録の「微分と積分」の項（➡ 284 ページ）参照〕．ここでは数値微分（numerical differentiation）の考え方を用いて，近似的に「平均の」速度や加速度を求めている点に留意しておこう．

したがって，速度および加速度の算出には注意を要する．式 (3.12) および式 (3.14) を見れば，速度も加速度も観察する時間間隔 Δt に依存することがわかる．例えば観測の時刻 t_3 で算出される加速度は，時刻 t_2 から時刻 t_3 までの平均の加速度であり，時刻 t_3 での加速度ではない．観察した運動の「瞬間の」速度や加速度を求めるには，観察するときの時間間隔（サンプリング時間）を，できるかぎり短くすることが必要である．特に走行やジャンプなどのすばやい運動の観察では，サンプリング時間が短いほど詳細な運動が記録できる．日常動作では 1/100 秒程度の時間間隔であれば，十分な精度で記録できることが多い．

$3\cdot3\cdot2$ 回転運動の観測（リーチ動作時の関節の動き）

図 3–15 で観察したリーチ動作の例を，関節角度（極座標系）の視点で分析する．関節角度計などを用いて角度を直接計測できないとき，関節角度を求める方法はいくつかある．手先の位置と上腕と前腕の長さをもとにして，肩と肘の角度を逐次計算して求める方法がある〔前述の式 (3.10) と式 (3.11)（➡ 111, 112 ページ）〕．また，手先，肘，肩の位置が記録できていれば，三角関数を用いて肩と肘の角度を求めることもできる．ここでは式 (3.10) と式 (3.11) の逆運動学計算を用いて，運動中の肩と肘の角度変化を求めたものを図 3–16 に示す．

図 3–16 A は，水平面内で右上肢でのリーチ動作をする人（図 3–15 の被験者と同一）を上から見ている図である．観測対象は肩と肘の角度である．右肩の中心を通る左右方向の線（前額面に水平な線）を基準（全体座標系）として，基準線に対して上腕のなす角度を肩の角度 θ_1 とする．上腕に局所座標系を設定して，上腕に

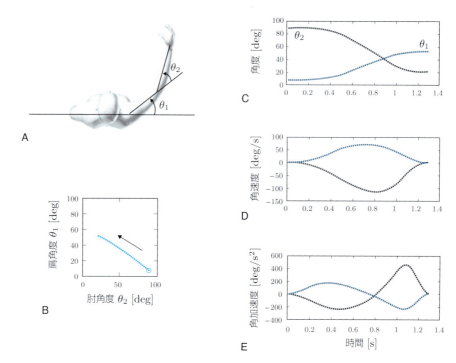

図 3–16 関節の回転運動のキネマティクス

対して前腕のなす角度を肘の角度 θ_2 とする．どちらも反時計まわりの角度を正とするので，肩屈曲および肘屈曲の向きが正である．

図 3–16 C に，運動中の角度変化を示している．青い点線で示されるのが肩 θ_1，黒い点線で示されているのが肘 θ_2 の角度変化である．肩はおよそ屈曲 10° から屈曲 50° へ屈曲の向きに動き，肘は屈曲 90° から屈曲 20° のあたりまで伸展の向きに運動していることがわかる．

次に角度の変化（角変位）を調べよう．観察開始時の肩と肘の角度がそれぞれ θ_{1i} と θ_{2i} であり，観察終了時では θ_{1f} と θ_{2f} であるとする．観察の時間間隔が Δt であるとき，角変位 $\Delta \theta$ は，

$$\Delta \theta = \theta_{1f} - \theta_{1i} \tag{3.15}$$

であり，単位は [deg] あるいは [rad] を用いる〔ラジアンの説明は，付録の「角度の表現」の項（→ 282 ページ）参照〕．角変位にも運動の自由度がある．この例では，回転軸は紙面に対して垂直の軸だけなので，運動自由度は 1 である．3 次元の直交座標系のそれぞれの軸まわりに回転が許されるならば，運動自由度が 3 になる．

図 3–16 B は，図 3–16 C に示した肩と肘の角度変化同士の関係を表したものである．横軸が肘の角度，縦軸が肩の角度である．このグラフの中では運動中の関節角度変数のみが扱われ，2 つの関節の角度変化の関係が観察できる．図 3–15 A が

身体外部に設定した直交座標系における手先の変位を表すのに対応して, 図 3–16 B は極座標系の角度変数だけで作られる変数空間を示している. このような角度の変数空間を関節空間 (joint space) と呼ぶことがある (コラム 3・4). 関節空間では, 肩と肘が一定の関係 (矢印の向きのパターン) で運動していることがわかる. 異なる速度でリーチ動作を行っても, このようなパターンが保たれることが知られており, 関節角度の協調性が理解できる.

さて, 角変位を観測した時間間隔 Δt で割った値を平均の角速度 (angular velocity) といい, 次式で求めることができる.

$$\frac{\Delta \theta}{\Delta t} = \omega = \dot{\theta} \tag{3.16}$$

ただし, Δt が非常に小さいなら (歩行運動などでは 0.01 秒程度), その瞬間の角速度とみなして差し支えない. 一般的に角速度はギリシャ文字である ω (オメガ) で表される. ここで, θ にドットをつけた文字 $\dot{\theta}$ は「シータ・ドット」と読み, 時間によって 1 回微分したという意味で角速度を表現する. 角速度の単位は [deg/s] あるいは [rad/s] である. 図 3–16 D の角速度プロフィールも, 運動中にひとつのピーク速度をもつベル型であることがわかる. 肩関節の運動は屈曲なので正の角速度であり, 肘関節の運動は伸展なので負の角速度になっている.

角速度を連続的に記録すれば, 角速度の変化率, すなわち平均の角加速度 (angular acceleration) が次式で求められる.

$$\frac{\Delta v_{\theta}}{\Delta t} = \dot{\omega} = \ddot{\theta} \tag{3.17}$$

ここで, θ の上にドット 2 つをつけた文字 $\ddot{\theta}$ は「シータ・ツー・ドット」と読み, 時間によって 2 回微分したという意味で角加速度を表現する. 角加速度の単位は $\left[\frac{\text{deg}}{\text{s}}/\text{s}\right]$ であり, 一般に [deg/s^2] で表す. 弧度法を用いて [rad/s^2] で表現してもよい. 図 3–16 E から, 各関節が 1 回ずつ加速と減速を行っていることが観察できる. 肩関節は前半に屈曲の加速をし, 後半で伸展の加速度 (ブレーキ) となる. 逆に肘関節は前半に伸展 (負の向き) の加速度で伸展運動を開始し, 後半に屈曲の向きの加速度でブレーキをかけている.

Column 3・4　手空間と関節空間

　観測対象が手か角度かによって, 2 種類の異なるグラフが描かれる. 観測対象を直交座標における手先の変位としたとき, 横軸・縦軸に直交座標の座標値をとった変数空間を手空間 (hand space) という. 手先位置が上下左右前後方向の 3 次元空間で観測されれば, 手空間も 3 次元で表現される. 一方, 観測対象を極座標での

3・3　位置・速度・加速度の観測と分析　　**117**

関節角度として，縦軸と横軸に角度変数をとった空間を関節空間という．観測対象の関節数が3つ，4つと増えれば，関節空間の次元も3次元，4次元と増えていく（ただし，紙面に図示するには3次元が限度だろう）．

これら2つの空間には，以下のような関係があることが知られている．すなわち，①関節空間で2つの関節角度が直線的に変化すれば，手空間で手先は曲線を描く（図3-17A）．②手空間で手先が直線を描くには，関節空間において関節角度の関係が曲線的に変化しなくてはならない（図3-17B)[2]．

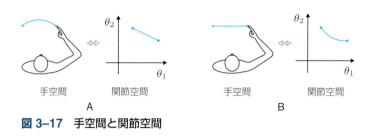

図3-17 手空間と関節空間

3・3・3 円運動の観測

❶ 回転運動と円運動の違い

ここで回転運動と円運動の違いを整理しておこう．例えば，図3-18のような回転するテーブルに置かれたコップを上方から見る．コップがテーブルの向こう側にあるとき（図3-18のAのコップ）でも，テーブルを回転させればコップは円を描きながら手元に届く．しかし，コップがテーブルの真ん中（回転中心）に置かれていると（図3-18のBのコップ），テーブルをいくら回してもコップは手元に来ない．さらに，この中心に置かれたコップには，角変位もあり角速度もある（つまり回転運動をしている）が，コップの置かれた中心点は円運動をしない．円運動は，回転中心から離れた点の運動（変位）であることがわかるだろう．つまり質点は，円運動をするが回転運動はしないのである．

スポーツ動作のハンマー投げでは，身体を回転させながら手に持った先のハン

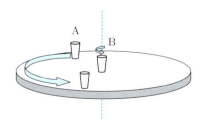

図3-18 回転運動と円運動の違い

マーの点の円運動を引き起こしている（ただし，ハンマーは完全な円形を描いてはいない）．また，前進している自転車の車輪（タイヤ）は軸まわりの回転運動をしているが，タイヤ上の1点は円運動をしていることになる．

❷ 円運動を観測する座標

では自転車の車輪（タイヤ）を例に，円運動を観察しよう．図 3-19 のように，タイヤが回転しながら進む状況では，視座の設定が重要になる．

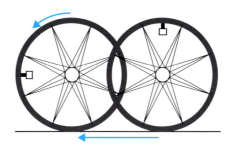

図 3-19　タイヤの回転

まず，局所座標系をタイヤに設定しよう．いま，図 3-20 のようにタイヤと一緒に回転するような局所座標系（x–y 系）を設定する．タイヤと一緒に動く局所座標系の原点から観察した場合，タイヤが1回転する間，タイヤ上のある点 P（y 軸上の点）は，当然ながら静止しているように見えるだろう．このタイヤに固定された局所座標系からは，円運動は観察できない．

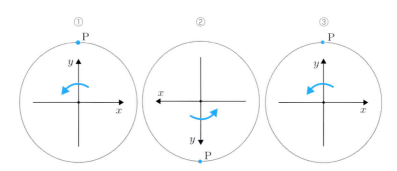

図 3-20　タイヤ上の 1 点の位置
タイヤと一緒に回転する局所座標系（x–y 系）から見たタイヤ上の点 P の位置．①～②の間に 180° 回転し，③で元に戻る．点 P の位置は常に y 軸の上にあり，x–y 系からは動かないように見える．

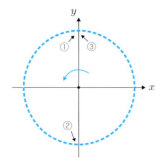

図 3–21 タイヤ上の 1 点の円運動
タイヤの中心に設定した局所座標系（x–y 系）から見たタイヤ上の点 P の軌跡．図中の①〜③は，図 3–20 の①〜③に対応した時期を表している．

そこで，局所座標系がタイヤと一緒に回転しないように設定してみよう．図 3–21 のように，局所座標系がタイヤと一緒に回転しないで，地面に対して並行な位置を保つとする．タイヤの回転を横からビデオカメラで撮影するとき，画面の中心とタイヤの回転中心を合わせておくような設定である．この局所座標系から（画面上で）タイヤ上の点 P を観察してみると，きれいな円運動になる．このときの点 P の移動距離はいくらだろうか．半径 r のところにある点が θ [rad] だけ回転したとき，その点が円運動で移動する距離 L（つまり，弧の長さ）は次式で与えられる．

$$L = r\theta \tag{3.18}$$

いまは $\theta = 360° = 2\pi$ だから，移動距離 $L = 2\pi r$ である．

もし，全体座標系となる地面に固定した視座から点 P を観察したら，円運動を観察できるだろうか．タイヤが地面を滑ることなく転がりながら 360° 回転したとき，図 3–22 のように，自転車はちょうどタイヤの円周に相当する距離〔式 (3.18) で求められる距離〕を進む．図 3–22 で①のときのタイヤの頂点にある P は，②のとき（180° 回転したとき）に地面に接する部分に移動し，③で頂点に戻る．このような曲線は**サイクロイド**と呼ばれる．点 P の軌跡は円ではないことがわかる．

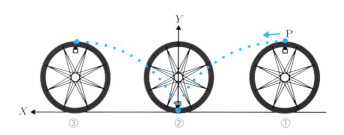

図 3–22 タイヤ上の 1 点の運動
タイヤが 1 回転するうちに，点 P はサイクロイドを描くように移動する．

ここで，自転車のタイヤが床面と滑らずに接地していたと仮定すれば，自転車が進む距離は①から③までの直線距離であり，これはタイヤの円周の長さ $2\pi r$ と等しい．しかし，観測対象の点 P の移動距離は $2\pi r$ ではない．①のとき点 P は円の頂点から出発し，②のときに地面と接して，サイクロイドを描きながら③で再び頂点に戻る．図 3–22 を見ると明らかに，サイクロイドの長さは①から③までの直線距離よりも長い．タイヤの回転角度 $\theta = 2\pi$ としてサイクロイドの長さを計算すると，タイヤの半径 r の 8 倍になり，移動距離（円周の長さ $2\pi r$）の 1.27 倍になっていることがわかる（コラム 3・5）．同じタイヤの 1 回転だが，観察の視座によって観測対象の動きが異なることがわかるだろう．

Column 3·5 サイクロイドの長さ

図 3–22 のように設定した全体座標系において②を初期位置として考えて，サイクロイド上の位置座標は，

$$\begin{cases} x = r(\theta - \sin\theta) \\ y = r(1 - \cos\theta) \end{cases}$$

で表されるので，角度 θ で微分すると，

$$\begin{cases} \dfrac{dx}{d\theta} = r(1 - \cos\theta) \\ \dfrac{dy}{d\theta} = r\sin\theta \end{cases} \tag{3.19}$$

である．このときサイクロイドの長さを k とすると，

$$k = \int_0^{2\pi} \sqrt{\left(\frac{dx}{d\theta}\right)^2 + \left(\frac{dy}{d\theta}\right)^2}\, d\theta$$

となる．これに式 (3.19) を代入して整理すると，

$$k = \sqrt{2}r \int_0^{2\pi} \sqrt{1 - \cos\theta}\, d\theta$$

となる．ここで，

$$\sin^2\theta = \frac{1}{2}(1 - \cos 2\theta)$$

の関係を用いると，

$$k = \sqrt{2}r \int_0^{2\pi} \sqrt{2}\sin\frac{\theta}{2}\, d\theta$$

となる．これを計算すると $k = 8r$ となる．

3·3　位置・速度・加速度の観測と分析

3・3・4 速度の観測

これまで，変位や角変位の観測から速度を計算することを学んだ．ここでは，身近な運動の速度を観測して理解を深めよう．

❶ 相対速度の観測

例えば図 3–23 ①のように，上り電車に乗っている A さんが窓の外を眺めているとしよう．隣の線路を上り電車が同じ速度で並走するとき，A さんにとっては隣の電車は止まっているように見え，隣の電車内の B さんを見続けることができる．逆に図 3–23 ②のように，隣の線路を下り電車がすれ違って通過すれば，隣の電車の車内の B さんを見続けることは難しい．

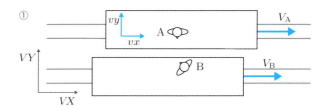

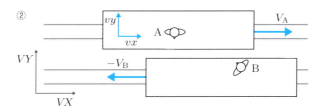

図 3–23　並進する電車
地面に全体座標系（VX–VY 系），A さんの電車に局所座標系（vx–vy 系）を設定し，隣の電車の B さんを観測対象とする．①は A さんの乗る電車と B さんの乗る電車が同じ向きに並走する場合．②は A さんの乗る電車とは逆向きに B さんの乗る電車がすれ違う場合．

ここで観測対象を B さんとしよう．全体座標系（X–Y 系）を地面に設定し，局所座標系（x–y 系）を A さんが乗っている電車に設定する．まず，式 (3.2)（→ 106 ページ）によって表された位置についての視座の変換を思い出そう．地面に対する A さんの電車の速度 $\boldsymbol{V}_A$ とし，地面に対する B さんの電車の速度 $\boldsymbol{V}_B$ とすれば，時間 t が経過したときの A さんの局所座標系の位置 $\boldsymbol{X}_A(=\boldsymbol{V}_A t)$ から見た B さんの位置 $\boldsymbol{x}$ は（「先から元を引く」順序で），

$$x = V_B t - V_A t \tag{3.20}$$

となる．いまは，Bさんの位置ではなく速度を観測するので，両辺を時間で除して速度の関係式を導く．

$$\frac{x}{t} = v = V_B - V_A \tag{3.21}$$

ここで，v は局所座標系（Aさん）から見た観測対象（Bさん）の速度ベクトル，V_B は全体座標系（地面）から見た観測対象（Bさん）の速度ベクトルであり，V_A は全体座標系（地面）に対するAさんの速度である．これはガリレイ変換（Galilei transformation）と呼ばれ，相対的に等速度で運動する系の変換式である．つまり，2つの座標系での速度の視座の変換は，位置の視座の変換と同様に，ベクトル加算によって求められる．この式を用いて相対速度を求めることができる．

ここで，観測対象が位置ではなく速度であることに注意しよう．いまはBさんの位置そのものではなく，単位時間当たりの位置変化（速度）を観測している．速度を座標系で表記するために，地面（全体座標系）を VX–VY 系，Aさんが乗っている電車（局所座標系）は vx–vy 系として，位置の表現と区別しておく（図3–23）．

いま，電車は全体座標系において X 軸方向のみに動くので，速度ベクトルの Y 成分はゼロとする．Aさんの電車の速度 V_A が時速 80 km/h で，同じ向きに並走するBさんの電車の速度 V_B が時速 81 km/h のとき，Aさんに対するBさんの速度（相対速度）v は式 (3.21) より，$v = V_B - V_A = 81 - 80 = 1$ km/h になる（図3–24 ①）．秒速に直すと，$1 \text{ km/h} = 1 \times \frac{1000}{3600} \text{ m/s} = 0.28 \text{ m/s}$ であり，Aさんにとって Bさんが 1 m 先に進むのに $\frac{1}{0.28} = 3.6 \text{ s}$ を要する．

逆に，Bさんの電車が同じ速さでAさんの電車とは反対向きに進んですれ違うと

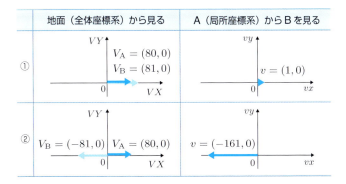

図 3–24 速度ベクトルの大きさと向き
地面（全体座標系）に対する速度（VX–VY 系）と，Aさんの電車に設定した局所座標系（vx–vy 系）に対するBさんの速度．①はAさんの電車とBさんの電車が同じ向きに並走する場合．②はAさんの電車とは逆向きにBさんの電車がすれ違う場合．

き，Aさんに対するBさんの相対速度は$v = -V_B - V_A = -81 - 80 = -161\,\mathrm{km/h}$ になる（図3–24②）．負の速度なので，BさんはAさんと逆の向きに進むことを意味している．これを秒速に直せば，$161\,\mathrm{km/h} = 161 \times \dfrac{1000}{3600}\,\mathrm{m/s} = 44.7\,\mathrm{m/s}$ となる．この速度でBさんがAさんの前を1m通過するのに要する時間は$\dfrac{1}{44.7} = 0.02\,\mathrm{s}$である．AさんからBさんは一瞬しか見えないだろう．

❷ 接線速度（タイヤの速度）

図3–21で示したタイヤの円運動の例を思い出そう．この円運動は，タイヤの中心に合わせた局所座標系から観察したときの運動であった．この局所座標系から見てタイヤの回転運動の角速度がω [rad/s]だったとき，タイヤ上の点Pの速度v_θの大きさは，

$$v_\theta = r\omega \tag{3.22}$$

であり，回転半径に角速度ωを掛けた値になる〔これは弧の長さを求める式(3.18)の両辺を時間で微分したものである〕．ここでv_θという記号のθの意味は，回転方向の速度ということであり，角速度ωとは異なる．図3–25に示すように，この速度もベクトルであり，常に円の接線方向だから，これを**接線速度**（tangential velocity）

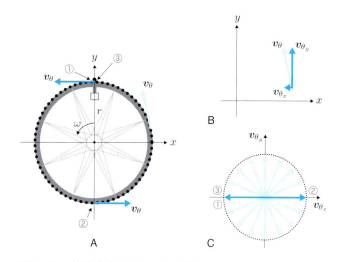

図3–25　接線速度のベクトルの向き
A：局所座標系（x–y系）の設定と接線速度のベクトル．原点はタイヤの中心に一致し，原点はタイヤと一緒に動くが，x軸とy軸は全体座標系（地面）と一致している．接線速度の向きは常に円の接線方向で，大きさが一定になる．①②③は図3–22の番号と同じ意味
B：速度ベクトルの各成分の向き
C：横軸と縦軸を速度の成分とした直交座標（v_{θ_x}–v_{θ_y}系）で，接線速度のベクトルの向きと大きさが表現できる．

という．タイヤの回転半径が $r = 1\,\mathrm{m}$，角速度を $\omega = 360\,\mathrm{deg/s} = 2\pi\,\mathrm{rad/s}$ で一定としたとき，接線速度の大きさ v_θ は，$v_\theta = r\omega = 1 \times 2\pi = 2\pi = 6.28\,\mathrm{m/s}$ で一定になる．

さて，この速度ベクトル $\boldsymbol{v}_\theta$ は，この局所座標系の x 成分 $\boldsymbol{v}_{\theta_x}$ と y 成分 $\boldsymbol{v}_{\theta_y}$ をもっていて，次式のベクトル和の関係にある（図 3–25 B）．

$$\boldsymbol{v}_\theta = \boldsymbol{v}_{\theta_x} + \boldsymbol{v}_{\theta_y} \tag{3.23}$$

このように直交座標の各成分に分けてみたとき，タイヤの回転角度によって各成分の大きさは変化している．図 3–25 A を見れば，タイヤの位置が①（および③）のとき速度ベクトルの x 成分は負であり，②のとき正になっていることがわかる．ただし，図 3–25 A の横軸と縦軸は位置を表すためのものだから，示されている速度ベクトルの大きさは正確ではない．速度ベクトルの向きと大きさを直交座標で表現するには，縦軸と横軸を速度の変数とした図 3–25 C の座標を描く．接線速度のベクトルの大きさは一定のまま，向きだけが変化することが表現できる．①と②のとき，x 成分の大きさ v_{θ_x} は接線速度の大きさ v_θ と等しくなり，y 成分 v_{θ_y} がゼロになる．この速度ベクトルの成分ごとの大きさを知るための計算方法は，コラム 3・6 に記す．

ここで少し思考実験をしてみよう．式 (3.22) によれば，角速度が一定なら，接線速度は回転半径のみで決まる．半径が短くなれば接線速度も遅くなる．そこで，観測対象とする点をタイヤの回転中心に向けて移動させてみる．例えば，半径を半分にすると接線速度も半分になる．どんどん観測対象の点の半径を短くして，限りなく回転中心に近づけると，点の速度は限りなくゼロになる．回転中心の点は，半径がゼロだから接線速度もゼロになる．つまり，回転する物体の中心点は動かない．

Column 3・6 　円運動をする点の速度成分の算出と接線速度の合成

回転半径が r で，角速度 ω で円運動をする点 P の，時刻 t での位置座標は次式で与えられる．

$$\begin{cases} x = r\cos\omega t \\ y = r\sin\omega t \end{cases}$$

これを微分すると点 P の速度成分 v_{θ_x} と v_{θ_y} が求められる．

$$\begin{cases} v_{\theta_x} = -r\omega \cdot \sin\omega t \\ v_{\theta_y} = r\omega \cdot \cos\omega t \end{cases} \tag{3.24}$$

速度ベクトルの大きさ v_θ は次式で求まる．

3・3 位置・速度・加速度の観測と分析　**125**

$$v_\theta = \sqrt{v_{\theta_x}{}^2 + v_{\theta_y}{}^2}$$

これを計算すると，

$$v_\theta = \sqrt{r^2\omega^2(\sin^2\omega t + \cos^2\omega t)} = r\omega$$

となり，式 (3.22) に一致する．

あらかじめ v_θ が与えられている場合は，式 (3.24) を用いて次のように各成分に分解できる．

$$\begin{cases} v_{\theta_x} = -v_\theta \cdot \sin\omega t \\ v_{\theta_y} = v_\theta \cdot \cos\omega t \end{cases}$$

また，速度ベクトルの合成は，次のように座標変換を用いてもよい．

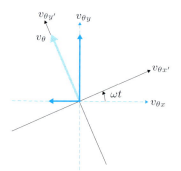

図 3-26 並進速度の視座の変換

図 3-26 のように，速度ベクトルを表現する直交座標系（v_{θ_x}–v_{θ_y} 系）に，もうひとつの直交座標系（$v_{\theta_{x'}}$–$v_{\theta_{y'}}$ 系）を接線速度ベクトルの向き（傾きが ωt）に設定して，v_{θ_x}–v_{θ_y} 系での速度ベクトルを変換する．新しい直交座標系（$v_{\theta_{x'}}$–$v_{\theta_{y'}}$ 系）での速度成分は，接線速度の法線成分 v_r と接線成分 v_θ とに対応する．この変換は式 (3.5)（→ 109 ページ）を用いることができる．

$$\begin{bmatrix} v_{\theta_{x'}} \\ v_{\theta_{y'}} \end{bmatrix} = \begin{bmatrix} v_r \\ v_\theta \end{bmatrix} = \begin{bmatrix} \cos\theta & \sin\theta \\ -\sin\theta & \cos\theta \end{bmatrix} \begin{bmatrix} -r\omega \cdot \sin\omega t \\ r\omega \cdot \cos\omega t \end{bmatrix}$$

これを解くと，次のようになる．

$$\begin{bmatrix} v_r \\ v_\theta \end{bmatrix} = \begin{bmatrix} 0 \\ r\omega \end{bmatrix}$$

つまり，式 (3.22) で示した円運動における接線速度が導かれる．また，速度の法線成分がゼロであることがわかる．法線成分とは回転中心に向かう速度であるから，回転半径が一定であることに対応する．

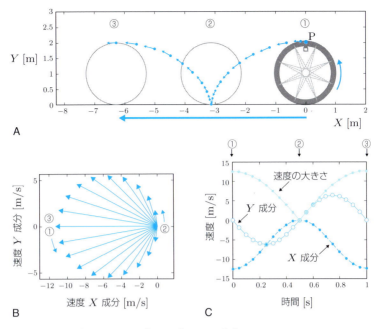

図 3–27　速度ベクトルの向きと大きさの変化
タイヤの半径を 1 m として，角速度 360 deg/s = 2π rad/s で回転するとき
A：全体座標系（X–Y 系）から見たタイヤ上の点 P の速度ベクトルの向き
B：観測時刻（0.05 秒）ごとの速度ベクトルの大きさと向きを表す直交座標
C：●は速度 X 成分，○は Y 成分，◉は X 成分と Y 成分とを合成した速度の大きさである．
①が分析のはじめ，②は点 P の速度がゼロになる点，③が観察終了時

　さて，図 3–22 で示したタイヤの並進運動をもう一度考えよう．回転運動をするタイヤ上の一点 P は，地面に固定した全体座標系から見ればサイクロイドを描く．タイヤが一定の角速度で回転しながら地面を進むとき，点 P が頂点に来た瞬間から 1 周して，もう一度頂点に戻るまでの点 P の速度を分析してみよう．図 3–27 A に，タイヤの位置とそのときの速度ベクトルの向きが示されている．速度ベクトルの向きは，点 P が頂点（①）にあるときに x 軸の負の向きであり，点 P が地面に近づくにつれて（②のときに接する）下向きに変化し，その後上向きのベクトルとなり，もう一度頂点にやってくるときに再び x 軸と平行になる．ただし，図 3–27 A の位置情報を表す全体座標系（X–Y 系）では，速度ベクトルの大きさは表現できない．速度の向きと大きさを正しく表現するには，図 3–27 B のように横軸に速度の X 成分をとり，縦軸に Y 成分をとった速度のための直交座標系上で，速度ベクトルを表記する．図 3–27 C は，速度の時間変化を示したものである．点 P が①にあるとき速度の Y 成分はゼロであり，X 成分が負の方向に最大になっていることがわかる．つまり，速度ベクトルは左向きに水平である．②にあるときには速度の

両成分がゼロになり，点 P が静止していることがわかる．

3 角速度と並進速度の観測

図 3–15 と図 3–16（→ 113〜116 ページ）で示したリーチ動作の例では，分析した速度は 2 種類あった．ひとつは手先の並進速度であり，もうひとつは肩と肘の角速度である．これまで，手先の速度や関節の角速度を求めるには，それぞれの変位を微分して求めた．手先の変位と関節角変位が先に述べた順運動学と逆運動学によって変換できるのに対応して，手先の速度と関節角速度も変換ができる（図 3–28）．

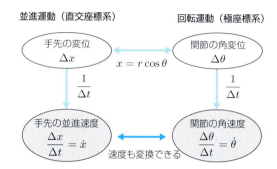

図 3–28 手先の並進速度と関節角速度との関連図

手先の並進速度は関節角速度の単純な足し算ではないことを理解しよう．例えば，ボクシングで相手を打つ動作（図 3–29）のように，右上肢を急速に前方に伸ばすことを考えてみよう．ただし，簡単にするために運動は水平面内で行われると仮定する．運動中のある瞬間，肩と肘がそれぞれ一定の角速度で回転していても，その瞬間の手先の並進速度は，肘の角度（姿勢）によって変わってしまう（図 3–29 B，C，D）．

見た目にわかりやすいように，図 3–30 のように考えてみよう．まず，肩に原点をもつ全体座標系（位置座標を表すためのもの）を設定する．ここで上肢の姿勢を表しておく．肩の角速度 ω_1 は全体座標系の基準線に対する上腕の角速度であり，肘の角速度 ω_2 は上腕に対する前腕の角速度である．肘屈曲が大きい姿勢の図 3–30 A では，原点から手先までの距離が R であるとする．このとき，肩の角速度 ω_1 によって手先に生じる並進速度ベクトル $\boldsymbol{v}_1$ は，R に対して直角の方向になる．肘の角速度 ω_2 によって手先に生じる並進速度ベクトル $\boldsymbol{v}_2$ は，前腕 L_2 に対して直角になる．手先の並進速度ベクトル $\boldsymbol{v}_\mathrm{ep}$ は，これらを合成したものである．

$$\boldsymbol{v}_\mathrm{ep} = \boldsymbol{v}_1 + \boldsymbol{v}_2 \tag{3.25}$$

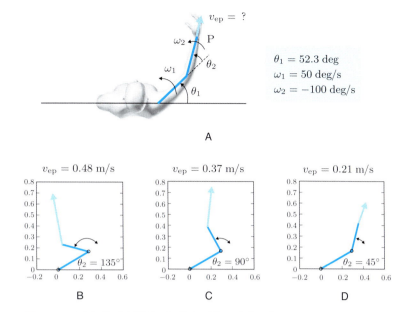

図 3–29　腕を伸ばす瞬間の姿勢と手先の速度の向き
A：肩を中心にした全体座標系で姿勢を表現する．肩と肘がそれぞれ一定の角速度で回転している瞬間
B～D：3 つの肘関節の角度（姿勢）で手先の並進速度 v_{ep} の向きと大きさは異なる．横軸・縦軸は全体座標系であり，速度の大きさを表していない．肩の角度は B～D の 3 つとも同じ．

　肘の屈曲角度が少ない場合でも，同じように考えることができる．図 3–30 B にあるように，原点から手先までの距離が R' に変化している．この場合は，肩の角速度 ω_1 によって手先に生じる並進速度ベクトル v_1 は，原点からの距離の増大に比例して大きくなる〔式 (3.22)（→ 124 ページ）を参照〕．肘の角速度 ω_2 によって手先に生じる並進速度ベクトル v_2 は，このときも前腕に対して直角になっている．これらのベクトル加算によって，手先の並進速度ベクトル v_{ep} が計算できる．図 3–30 A と 3–30 B を比較してわかるように，角速度は同じなのに，肘の角度によって手先の並進速度のベクトル v_{ep} の向きと大きさが変わる．関節角速度から手先の並進速度への変換では，このように関節角度の情報が重要な関与をしていることに留意しよう．

　ここで例示した関節角速度から手先の並進速度への変換は，極座標の視点（角速度）から，直交座標の視点（並進速度）の視座の変換であり，具体的な数値の計算は式 (3.3)（→ 107 ページ）の変形を基本にしている．速度ベクトルの大きさを求める計算法はコラム 3・7 に記した．

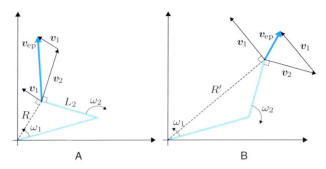

図 3–30 角速度から手先の並進速度への変換には姿勢が影響する

肩に原点を合わせた直交座標系で上肢の姿勢が表現されている．肩と肘の角速度（ω_1 と ω_2）の向きと，手先の並進速度ベクトル $\boldsymbol{v}_{\mathrm{ep}}$ の向きが示されている．速度ベクトルの大きさは正確ではないが，向きの変化が直感的にわかる．

Column 3·7　角速度から手先速度を計算する方法

肩と肘の関節角速度を ω_1, ω_2，上腕の長さ L_1，前腕の長さ L_2，時間 t が経過したときの関節角度はそれぞれ $\omega_1 t$, $\omega_2 t$ だから，手先の位置 $[X, Y]$ は式 (3.6)（➡ 110 ページ）から次のようになる．

$$\begin{cases} X = L_1 \cos\omega_1 t + L_2 \cos(\omega_1 t + \omega_2 t) \\ Y = L_1 \sin\omega_1 t + L_2 \sin(\omega_1 t + \omega_2 t) \end{cases} \quad (3.26)$$

肩の回転による手先の速度を V_1 とすると，V_1 の x 成分 V_{1x} と y 成分 V_{1y} はそれぞれ，式 (3.26) を ω_1 について微分したもの〔付録の「偏微分」の項（➡ 287 ページ）参照〕であり，

$$V_{1x} = -\omega_1 L_1 \sin\omega_1 t - \omega_1 L_2 \sin(\omega_1 t + \omega_2 t)$$

および

$$V_{1y} = \omega_1 L_1 \cos\omega_1 t + \omega_1 L_2 \cos(\omega_1 t + \omega_2 t)$$

となる．

肘の回転による手先の速度を V_2 とすると，V_2 の x 成分 V_{2x} と y 成分 V_{2y} はそれぞれ，式 (3.26) を ω_2 で偏微分したものであり，

$$V_{2x} = -\omega_2 L_2 \sin(\omega_1 t + \omega_2 t)$$

および

$$V_{2y} = \omega_2 L_2 \cos(\omega_1 t + \omega_2 t)$$

となる．

末端の並進速度 $(\dot{X}, \dot{Y})$ はこれらを足し合わせて,

$$\begin{cases} \dot{X} = V_{1x} + V_{2x} \\ \dot{Y} = V_{1y} + V_{2y} \end{cases}$$

となる. 行列形式で表現すれば,

$$\begin{bmatrix} \dot{X} \\ \dot{Y} \end{bmatrix} = \begin{bmatrix} -L_1 \sin\omega_1 t - L_2 \sin(\omega_1 t + \omega_2 t) & -L_2 \sin(\omega_1 t + \omega_2 t) \\ L_1 \cos\omega_1 t + L_2 \cos(\omega_1 t + \omega_2 t) & L_2 \cos(\omega_1 t + \omega_2 t) \end{bmatrix} \begin{bmatrix} \omega_1 \\ \omega_2 \end{bmatrix}$$

となる.

$$\dot{\boldsymbol{X}} = \begin{bmatrix} \dot{X} \\ \dot{Y} \end{bmatrix}, \quad \dot{\boldsymbol{\theta}} = \begin{bmatrix} \omega_1 \\ \omega_2 \end{bmatrix},$$

$$\boldsymbol{J} = \begin{bmatrix} -L_1 \sin\omega_1 t - L_2 \sin(\omega_1 t + \omega_2 t) & -L_2 \sin(\omega_1 t + \omega_2 t) \\ L_1 \cos\omega_1 t + L_2 \cos(\omega_1 t + \omega_2 t) & L_2 \cos(\omega_1 t + \omega_2 t) \end{bmatrix}$$

とすれば

$$\dot{\boldsymbol{X}} = \boldsymbol{J}\dot{\boldsymbol{\theta}} \tag{3.27}$$

となり, 角速度を手先速度に変換できる. $\boldsymbol{J}$ をヤコビアンといい, 逆行列 $\boldsymbol{J}^{-1}$ が存在すれば,

$$\dot{\boldsymbol{\theta}} = \boldsymbol{J}^{-1}\dot{\boldsymbol{X}} \tag{3.28}$$

$$\boldsymbol{J}^{-1} = \frac{1}{L_1 L_2 \sin\theta_2} \begin{bmatrix} L_2 \cos\theta(\theta_1 + \theta_2) & L_2 \sin(\theta_1 + \theta_2) \\ -L_1 \cos\theta_1 - L_2 \cos(\theta_1 + \theta_2) & -L_1 \sin\theta_1 - L_2 \sin(\theta_1 + \theta_2) \end{bmatrix}$$

となり, 手先の速度から関節角速度を求めることができる.

$3\cdot3\cdot5$ 加速度の観測

次に, タイヤの回転とハンマー投げの例を通して, 加速度を観測する視点を理解しよう. また, 見かけの加速度と呼ばれる遠心加速度やコリオリの加速度について理解を深めよう.

❶ 求心加速度 (タイヤの回転)

まず, 円運動を行う物体に作用している加速度を調べてみよう. 図 3–25 (➡ 124 ページ) でタイヤを例に示したように, 回転中心に固定した局所座標系で回転する点の運動を観察すれば円運動になり, その接線速度ベクトルを観察すると, 大き

3·3 位置・速度・加速度の観測と分析　**131**

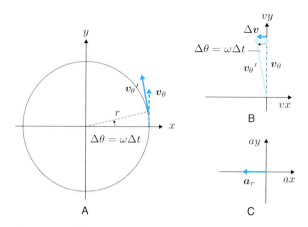

図 3–31 速度ベクトルの向きの変化
A：局所座標系（x–y 系）に描いた接線速度ベクトル $\boldsymbol{v}_\theta$ と，微小時間 Δt が経過したあとの接線速度ベクトル $\boldsymbol{v}_\theta'$ の向き
B：局所座標系に平行な速度の座標系（vx–vy 系）で観測した速度ベクトルの向きの変化．微小時間内に vy 軸に平行な速度ベクトル $\Delta\boldsymbol{v}$ が加わったと考える．
C：vx–vy 系に平行な加速度の直交座標系（ax–ay 系）で観測した加速度ベクトルの向きは $\Delta\boldsymbol{v}$ と平行である．

さを保ったまま向きが変化していた（図 3–25 A，C）．ここでは接線速度が向きを変える瞬間を考えよう．図 3–31 A のように，ある瞬間の接線速度ベクトル $\boldsymbol{v}_\theta$ と，わずかな短い時間 Δt が経過したあとの接線速度ベクトル $\boldsymbol{v}_\theta'$ の向きは異なる（図 3–31 B）．この局所座標系から見て，もし速度ベクトルが向きを変えないのなら，物体は接線の方向に直線的に進んでいくから円運動は成り立たない．物体が円運動を続けるためには，速度の向きを変えるための加速度 a_r が存在していなければならない．この加速度は常に接線方向と直角であり，回転中心に向かうので，**求心加速度**（centripetal acceleration）という．

加速度 a_r の大きさを調べてみよう．図 3–31 B のように局所座標系に平行な速度の座標系（vx–vy 系）を設定する．この座標上で，微小時間 Δt の間に速度ベクトルの先端が v_θ から v_θ' へ向きを変えるとき，ベクトルの和は，

$$\boldsymbol{v}_\theta' = \boldsymbol{v}_\theta + \Delta\boldsymbol{v} \tag{3.29}$$

として表される．いま，一定の角速度 ω [rad/s] で回転運動する点が Δt の間に進む角変位 $\Delta\theta$ は，

$$\Delta\theta = \omega \cdot \Delta t \tag{3.30}$$

であり，時間が非常に小さいならば，速度の変化ベクトル $\Delta\boldsymbol{v}$ は $\boldsymbol{v}_\theta$ と直角になり，vx 軸の負の向きになる〔局所座標系（x–y 系）の原点を向く〕．このとき，$\Delta\boldsymbol{v}$ の

大きさは，

$$|\Delta \boldsymbol{v}| = \Delta v = v_\theta \Delta \theta = v_\theta \cdot \omega \cdot \Delta t = r\omega^2 \Delta t$$

となる．両辺を Δt で割ると，速度の変化率，つまり求心加速度の大きさ a_r が求められる．

$$a_r = \frac{\Delta v}{\Delta t} = r\omega^2 = r \cdot \left(\frac{v_\theta}{r}\right)^2 = \frac{v_\theta{}^2}{r} \tag{3.31}$$

　加速度もベクトルであり，図 3–31 C に示すように，横軸に加速度の x 成分をとり，縦軸に y 成分をとった加速度の直交座標系（ax–ay 系）において負の向きである．ax–ay 系は座標 vx–vy 系と平行であり，局所座標系（x–y 系）にも平行である．いわば ax–ay 系は加速度の空間である．加速度の空間の原点が「タイヤのどこにあるか」というと，観測対象の点 P にある．求心加速度ベクトル $\boldsymbol{a}_r$ は，円運動をする点 P に，回転中心に向かうように作用している．例えばタイヤの半径を $r = 1\,\mathrm{m}$ とし，角速度 $\omega = 2\pi$ rad/s であれば，求心加速度ベクトル $\boldsymbol{a}_r$ の大きさは $a_r = 4\pi^2 = 39.5\,\mathrm{m/s^2}$ で一定になる．この加速度は，観測対象である点 P が円運動として観察できる見方をしたときに，点 P に作用しなければならない加速度である．

　この点 P の運動を地面の全体座標系から観測したとき，点 P の軌跡はサイクロイドとなり，速度ベクトルは向きと大きさを変えていたが，この速度ベクトルを変える加速度の大きさはどうなっているだろうか．結論からいえば，前記の求心加速度と同じになっている．図 3–32 に，サイクロイドを描くタイヤ上の 1 点の加速度を示す．これは式 (3.19)（➡ 121 ページ）を時間について微分して求めたサイクロイド上の加速度の変化である（数式は省略する）．図 3–32 A に全体座標系での加速度ベクトルの向きが示されている．加速度の X 成分を横軸にとり，Y 成分を縦軸にとって，加速度ベクトルの向きと大きさの変化を示している．大きさが一定のまま，向きを変えていることがわかる．図 3–32 C に加速度の各成分の時間変化を示している．各成分を合成した加速度の大きさは，$39.5\,\mathrm{m/s^2}$ で一定であることがわかる．すなわち，点 P の円運動から求めた求心加速度と一致している．全体座標系と平行移動するような局所座標系に対する加速度は，全体座標系においても成り立つ．このような座標系は慣性系と呼ばれている．

　求心加速度とは別に，タイヤの接線速度を速める加速度がある．もし，タイヤが一定の角加速度 $\dot{\omega}$ [rad/s²] で回転運動をしている（等角加速度運動）とすると，円運動をする点が接線方向に有する加速度 a_θ は，

$$a_\theta = r\dot{\omega} \tag{3.32}$$

であり，半径に角加速度 $\dot{\omega}$ を掛けた値になる．これは式 (3.22)（➡ 124 ページ）の両

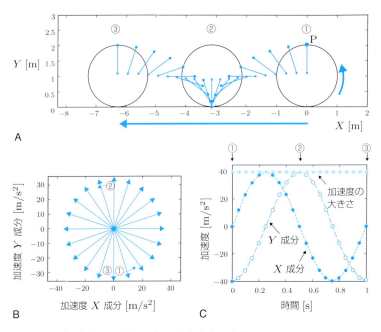

図 3–32　加速度ベクトルの向きと大きさの変化
半径 1 m, 角速度 360 deg/s = 2π rad/s で回転するタイヤ
A：全体座標系（X–Y 系）から見たタイヤ上の点 P の加速度ベクトルの向き
B：観測時刻（0.05 秒）ごとの加速度ベクトルの大きさと向きを表す直交座標
C：●は加速度 X 成分，○は Y 成分，●は X 成分と Y 成分とを合成した加速度の大きさである．
①が分析のはじめ，②は点 P の速度がゼロになる点，③が観察終了時

辺を時間で微分したものに等しい．この加速度は円の接線方向の加速度ベクトルであり，**接線加速度**（tangential acceleration）と呼ぶ．前記の求心加速度と接線加速度の向きと大きさを知るには，式 (3.24)（→ 125 ページ）を微分して並進加速度を求めて，加速度の空間における座標変換を行って調べることもできる（**コラム 3・8**）．

Column 3・8　加速度の座標変換による求心加速度の導出例

図 3–21 のように，ある物体が原点を中心に一定の角速度 ω で円運動をしているとする．観察を始めて時間 t が経過したとき円周上の 1 点の全体座標系（X–Y 系）での位置座標 (X, Y) は式 (3.3)（→ 107 ページ）より，次のようになる．

$$\begin{cases} X = r\cos\omega t \\ Y = r\sin\omega t \end{cases}$$

時間 t に関して微分すると，次のようになる．

$$\begin{cases} \dot{X} = -r\omega \sin \omega t \\ \dot{Y} = r\omega \cos \omega t \end{cases}$$

さらに時間で微分して，加速度の x 成分 ax と y 成分 ay を求めることができる．

$$\begin{cases} \ddot{X} = ax = -r\omega^2 \cos \omega t - r\dot{\omega} \sin \omega t \\ \ddot{Y} = ay = -r\omega^2 \sin \omega t + r\dot{\omega} \cos \omega t \end{cases}$$

いまは角加速度 $\dot{\omega} = 0$ なので，

$$\begin{cases} ax = -r\omega^2 \cos \omega t \\ ay = -r\omega^2 \sin \omega t \end{cases} \tag{3.33}$$

である．これは全体座標系に平行な加速度の直交座標系（ax–ay 系）での加速度である．図 3–26 のときと同じように，これを $\theta = \omega t$ だけ回転した位置にある直交座標系（ax'–ay' 系）に沿った加速度 (ax', ay') に変換する．これには式 (3.5)（➡ 109 ページ）の回転行列を用いればよいので，

$$\begin{bmatrix} ax' \\ ay' \end{bmatrix} = \begin{bmatrix} \cos \omega t & \sin \omega t \\ -\sin \omega t & \cos \omega t \end{bmatrix} \begin{bmatrix} ax \\ ay \end{bmatrix} \tag{3.34}$$

となる．つまり，

$$\begin{bmatrix} ax' \\ ay' \end{bmatrix} \begin{bmatrix} \cos \omega t & \sin \omega t \\ -\sin \omega t & \cos \omega t \end{bmatrix} \begin{bmatrix} -r\omega^2 \cos \omega t \\ -r\omega^2 \sin \omega t \end{bmatrix}$$

である．これを計算すると，

$$\begin{bmatrix} ax' \\ ay' \end{bmatrix} = \begin{bmatrix} -r\omega^2 \\ 0 \end{bmatrix}$$

となる．ここで，座標 ax'–ay' 系において，ax' 成分は回転した直交座標の負の向きなので，回転中心に向かう加速度，すなわち求心加速度である．ay' は接線加速度の成分を示していることがわかる．

もし円運動に角加速度 $\dot{\omega}$ があるとするなら，次のように計算を進めればよい．角速度の初速 ω_0，時間経過 t のときの回転角度 Θ および角速度 Ω とすれば，

$$\Theta = \omega_0 t + \frac{1}{2} \dot{\omega} t^2$$

$$\Omega = \dot{\Theta} = (\omega_0 + \dot{\omega} t)$$

である．

$$\begin{cases} X = r\cos\Theta \\ Y = r\sin\Theta \end{cases}$$

を微分して並進加速度を求め，式 (3.34) のように回転行列を掛け合わせれば，

$$\begin{bmatrix} ax' \\ ay' \end{bmatrix} = \begin{bmatrix} -r\Omega^2 \\ r\dot{\omega} \end{bmatrix}$$

となる．接線方向の加速度成分 ay' は式 (3.32) の a_θ と一致することがわかる．

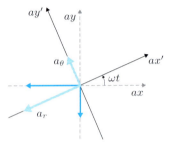

図 3–33 並進加速度の視座の変換

❷ 慣性による加速度（自動車の加速と減速）

　さて，前述の求心加速度も接線加速度も，実際に物体に触れて与えられる加速度である．前述したタイヤの例では，車輪のフレームとタイヤの剛性が，タイヤの各部位に加速度を与えていた．ハンマー投げのハンマーには，選手が持つワイヤーがもとになって，求心加速度が与えられている．ここでは，そのような加速度を与えるもとになる物体がない状態で与えられる加速度について理解しよう．

　自動車に乗っているときを想像してみよう．停止している状態からアクセルを踏んで自動車が前方に加速するとき，身体はシートに押し付けられる．この加速度は身体を後ろ向きに押すように作用し，逆に，一定の速度で前進しているときに急ブレーキをかけると，身体はシートベルトに押し付けられるように，つまり，自動車に対して前向きに作用する．いったい，この加速度はどこから来るのだろうか．身体をそのように動かすために，何かが身体に触れたわけではない．つまり，自動車の加速時に身体が自動車に対して後ろ向きに動くように，何かが身体を後ろ向きに押し付けたのではない．同じように，ブレーキ時に身体が自動車に対して前方に動くときにも，何かが身体を直接前に押したわけではない．それに，加速した自動車が一定の速度になったとき，身体を後ろに押すように現れた加速度は消えてしまう．このように，物体に直接触れずに作用する慣性力による加速度が存在して，こ

れを慣性による加速度という.

この加速度を理解するために,位置と速度の観測と同様に座標系を設定しよう.地面に全体座標系を設定し,それと平行移動する自動車に局所座標系を設定する.観測対象を頭部に加わる加速度としよう.例えば,自動車が地面に対する(全体座標系での)加速度 a_0 で加速したとき,乗車している人の頭部の車に対する(局所座標系での)加速度を a' とすれば,全体座標系から見た頭部の加速度 a は,

$$a = a' + a_0 \tag{3.35}$$

と表現できる.いまは観測対象の頭部が自動車に対してもつ加速度を知りたいので,移項して次式を得る〔式 (3.2)(→ 106 ページ)と同じ形で「先から元を引く」順序〕.

$$a' = a - a_0 \tag{3.36}$$

例えば発進時は,乗車している人の頭部は全体座標系に対して静止していたので,$a = 0$ であり,自動車に対して,自動車の前進の加速度と逆向き $(-a_0)$ の加速度を加えられることになる.つまり,自動車の前進の加速に対して身体は後方に加速度が加わることになる.一定の速度で進行中にブレーキをかけるときにも,乗車している人の頭部の加速度はゼロだから,自動車に対して,自動車の減速の加速度と逆向き $(-a_0)$ の加速度を加えられることになる.ブレーキは後ろ向きの加速度だから,頭部には前向きの加速度が加わることになる.

❸ 遠心加速度(カーブを曲がる自動車)

例えば,自動車に乗ってカーブを曲がるときを想像しよう.ある一定の速度で左に曲がるカーブを通り抜けるとき,身体は右向きに押されるように,つまりカーブの外向きに加速度が作用する.これは誰かが身体を外向きに押したことによる加速度ではなく,カーブを曲がり終える頃には消えてしまう加速度である.これも先の慣性による加速度に当てはまる.

では,この現象を理解するのに,図 3–34 のように座標系を設定してみよう.図 3–34 A は,半径 r のカーブを一定の速度で曲がり始めた自動車を上から見ている.このとき全体座標系の X 軸のところに自動車があるとして,接線速度 v_θ が v_θ' に向きを変える瞬間を上から見ている.ここで X–Y 系と並行な局所座標系を自動車に設定すると,座標系が回転してしまうので複雑になる.そこで理解を容易にするために,図 3–34 B のように自動車を後ろから見る.ここで全体座標系を X–Z 系として,局所座標系(x–z 系)を自動車に設定する.そして観測対象の点を自動車の中にいる人の頭部に設定しよう.

このとき,自動車(局所座標系)には,全体座標系から見て回転中心に向か

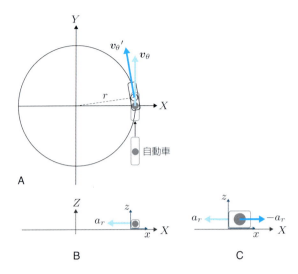

図 3–34　遠心加速度と求心加速度
A：カーブに差し掛かる自動車を上から見た全体座標（X–Y 系）での速度ベクトル v_θ の向きの変化
B：自動車を後ろから見た全体座標（X–Z 系）での求心加速度 a_r の向き
C：自動車に設定した局所座標系（x–z 系）で作用する遠心加速度の向き（$-a_r$）

求心加速度と遠心加速度は「作用と反作用」（➡ 149 ページ）の関係ではないことに注意．求心加速度も遠心加速度も同一物体に関する加速度であり，2 つの物体間に作用する力（加速度）ではない．

う求心加速度 a_r が作用し，その大きさは式 (3.31)（➡ 133 ページ）にあるように $a_r = -v_\theta^2/r$ である（マイナスの符号は向きを考慮したもの）．前述したように，局所座標系が全体座標系に対して加速度をもつとき，式 (3.36) のベクトル加算を用いる．ここで，局所座標系から見た観測対象の加速度を a' とすると，

$$a' = a - a_r \tag{3.37}$$

となる．カーブに差し掛かる直前まで乗車している人の頭部は，全体座標系の X 軸に対して静止していたので，$a = 0$ である．カーブを曲がる自動車から見て，乗車している人の頭部には自動車の加速度（求心加速度）と同じ大きさで逆向きの加速度（$-a_r$）が加えられることになる．回転中心から遠ざかるという意味で，これを **遠心加速度**（centrifugal acceleration）と呼ぶ．カーブに差し掛かった自動車は「地面に対して（地面から）」求心加速度が与えられ，曲がることができる．そのとき自動車に乗っている人は「自動車から見て」遠心加速度が加わり，外側に押し付けられるように動く．遠心加速度の大きさは $a' = v_\theta^2/r$ である．時速 100 km/h

で走行する自動車が半径 $r = 50\,\mathrm{m}$ のカーブを曲がるとき，乗車している人の身体

には自動車に対して $a' = \dfrac{v_\theta{}^2}{r} = \dfrac{\left(100 \times \dfrac{1000}{3600}\,\mathrm{m/s}\right)^2}{50\,\mathrm{m}} = 15.4\,\mathrm{m/s^2}$ の加速度が

カーブの外向きに作用する.

　ここで，求心加速度と遠心加速度の関係と，力の作用と反作用〔第4章の「第三法則（作用・反作用の法則）」の項（➡ 149 ページ）参照〕の関係を区別しておこう. 求心加速度も遠心加速度も，同一物体に作用する加速度を異なる座標系から観察したものとして表現している. 一方，力の作用と反作用は，2つの物体間での力の関係を述べている. では，ハンマー投げの選手が回転しながらハンマーに求心加速度を与える反作用として，選手が遠心加速度を与えられるという表現は正しいだろうか. 確かに腕がハンマーに引っ張られて外側に力がかかる様子が想像できる. この選手が外側に引かれる加速度は「ハンマーが与えられている遠心加速度」を，ハンマーと同じように回転する座標系内にいる選手が腕を引くことに対する反力として感じているのである. この座標系内では選手とハンマーの距離は一定であり，選手がハンマーの円運動を観察することはできないので（図 3–20 の状況と同じ），選手が内側に腕を引っ張って与えている反力は求心加速度とはいわず，ハンマーが受ける遠心加速度（遠心力）を打ち消す加速度（力）である. 仮にこの選手の引く力を反遠心力と呼ぶとすると，ここでは力の作用と反作用が成り立っていて，遠心力の反作用としての反遠心力になる. ハンマーとともに回転しない全体座標系から見れば，選手がワイヤーを介してハンマーに求心加速度を与えており，ワイヤーとハンマーの間には作用・反作用の関係が成り立っている，と表現できる. ただし慣性系なので，遠心加速度を打ち消す加速度（反遠心力）と求心加速度の大きさは同じになる. 観察の基準となる座標系を明らかにして理解しておこう.

❹ コリオリの加速度（円盤の上を転がるボール）

　もうひとつ，慣性による加速度に当てはまるものに，コリオリの加速度がある. ここでは，回転盤の上を転がるボールを例にして，コリオリの加速度について基本的な説明をする.

　図 3–35 のような，回転する大きな円盤を想像しよう. 円盤の外に N さん，反時計まわりに角速度 ω で回転する円盤の上に M さんが乗っている. M さんが，円盤上のある位置から外側に向けてボール（点 P）を一定の速度 v_r で転がしてから，短い時間 Δt が経過してボールが外側に向けて動いているところである（図 3–35 A）. ただし，ボールの通り道に溝があるとする（図 3–35 B）. 地面に全体座標系（X–Y 系）を設定し，円盤と一緒に回転する局所座標系（x–y 系）を設定する. 2つの原点は一致させておく. 観測対象はボール（点 P）である. ここで，M さんが x–y 系

3・3　位置・速度・加速度の観測と分析　　**139**

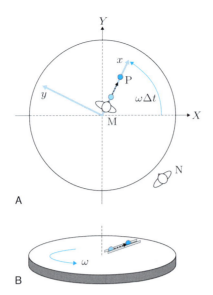

図 3-35 回転する円盤の上を転がるボール

の原点から x 軸の正の向きにボールを転がしたとき，x 軸は全体座標系の X 軸の向きに一致していたとする（$\omega \Delta t = 0$）．

まず，円盤の外にいる N さんの視点（全体座標系）から見た接線速度を調べよう．図 3-36 A に示すように，M さんが立っている点の中心からの距離（半径）を r_1 として，時間 Δt が経過してボールが半径 r_2 のところにきたとする．回転中心の距離（半径）が r_1 の地点 1 での接線速度 $v_{1\theta}$ は，

$$v_{1\theta} = r_1 \omega$$

であり，半径 r_2 の地点 2 の接線速度 $v_{2\theta}$ は

$$v_{2\theta} = r_2 \omega$$

であるが，回転半径の差 Δr は

$$\Delta r = r_2 - r_1 > 0$$

なので，

$$v_{2\theta} > v_{1\theta}$$

である．つまり，円盤の中心側は遅く（中心の接線速度はゼロ），円盤の周縁に近づくにつれて接線速度は大きくなっている．

回転半径を増して地点 2 に到達するときには，ボールの接線速度が $v_{1\theta}$ から $v_{2\theta}$ まで加速されていることになるので，N さんから見れば，溝を転がるボールには，半径の増大に伴って接線速度が増大するような加速度が，回転の向き（接線方向）

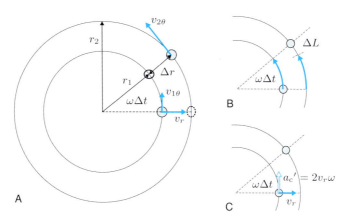

図 3–36 半径を増す回転運動

に与えられていることになる．わかりやすいように，この N さんに観測されたボールの接線方向への加速度（全体座標系で物体に加える必要のある加速度）に a_c' と記号を付けておく（図 3–36 C）．

加速度 a_c' の大きさを求めてみよう．

半径が r_1 のとき Δt の間にボールが進む距離 L_1 は，式 (3.18)（→ 120 ページ）より

$$L_1 = r_1 \omega \Delta t$$

である．一方，同じ Δt の間に半径 r_2 の地点が進む距離 L_2 は

$$L_2 = r_2 \omega \Delta t$$

であり，この差 ΔL は，

$$\Delta L = L_2 - L_1 = (r_2 - r_1)\omega \Delta t = \Delta r \omega \Delta t \tag{3.38}$$

である（図 3–36 B）．ボールは移動する Δt の間に，加速度 a_c' による等加速度運動をしながら回転の向きの距離の差 ΔL を進んでいることになるから，

$$\Delta L = \frac{1}{2} a_c' \Delta t^2$$

である．式 (3.38) と等しいので，

$$a_c' = \frac{2\Delta r \omega}{\Delta t}$$

となるが，ここで

$$\frac{\Delta r}{\Delta t} = v_r$$

なので，

$$a_c{}' = 2v_r\omega \tag{3.39}$$

である．つまり，回転中心から速度 v_r で遠ざかりながら一定の角速度 ω で円運動をする物体には，接線速度を加速させるような，大きさ $2v_r\omega$ の加速度が，v_r と直角の向きに作用している（図 3–36 C）．この加速度 $a_c{}'$ は全体座標系から見た加速度であり，実際に物体に与えなければならない加速度であることに注意しよう．回転盤の例ではボールが転がる溝によって $a_c{}'$ が与えられているだろう．この加速度は，回転半径から遠くに重い質量の物体があるほど，回転運動を変化させるために大きな力が必要となることにも関連している〔第 6 章の「角運動量保存の法則」の項（➡ 231 ページ）参照〕．一方，円盤の上にいる M さんには（局所座標系で見たとき），ボールは地点 1 から地点 2 まで直線的に速度 v_r で遠ざかるように見えるだろう．M さんにとってボールは円盤の回転方向の速度変化がない．

　例えば，半径 1 m の円盤の角速度を $\omega = 180\,\mathrm{deg/s}$ として，ボールが原点から速度 $v_r = 1\,\mathrm{m/s}$ で転がったとすれば，軌道はどうなるだろうか．それぞれの座標系からボールの軌道がどのように見えるかを図 3–37 に示した．図 3–37 A と B は円盤の外の N さん（全体座標系）から見た円盤上のボールの軌道であり，C と D が円盤上の M さん（局所座標系）から見たボールの軌道である．上段の A と C が円盤上に溝があるときである．図 3–37 C にあるように，M さんにとってちょうど 1 秒かかって，ボールは円盤の原点から端まで直線的に到達する．これを N さんが見れば，図 3–37 A に示されるように，明らかに半径（1 m）以上の曲がった距離を 1 秒間で進むことになる．つまり，ボールが加速度 $a_c{}'$ によって速くなるのである．

　ボールを転がすための溝が円盤上にない場合は，円盤上の M さんからボールが離れていくにつれて，ボールが位置する場所の円盤の接線速度とボールの接線速度の差が大きくなっていく．ボールが外側に転がるにつれて円盤の回転のほうが速くなる．その結果，円盤の上の M さん（局所座標系）から見れば，あたかも回転の向きとは反対に加速度 a_c が加わったかのように，ボールは右に逸れていくように見える（図 3–37 D）．このように，回転する局所座標系で現れる見かけ上の加速度のことをコリオリの加速度（Coriolis acceleration）という．見かけ上の加速度とは，直接に物体に触れて加速度を与えたのでもなく，局所座標系の回転が止まれば消えてしまう加速度であることを意味する．コリオリの加速度は円盤の角変位とは逆の方向で，ボールの速度ベクトルと直角の向きに作用する[3]．

　コリオリの加速度の大きさは，図 3–37 A にある加速度 $a_c{}'$ を求めたのと同様の考え方，つまり式 (3.39) の方法で算出でき，図 3–37 D に示すように，その大きさは加速度 $a_c{}'$ と等しい．しかし，N さんから見た加速度 $a_c{}'$ はコリオリの加速度ではないことに注意が必要である．加速度 $a_c{}'$ は全体座標系における接線速度を変え

142　第 3 章　動きの観測と記述（キネマティクス）

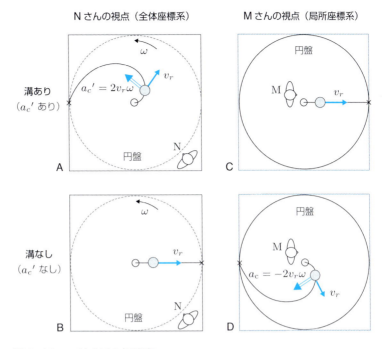

図 3–37　コリオリの加速度
角速度 ω で回転する円盤上を転がるボールの軌道．ボールが回転中心から円盤の縁まで等速度 v_r で運動するとき
A と B：円盤の外の N さん（全体座標系）の視点
C と D：円盤の上の M さん（局所座標系）の視点
A と C：溝があるときの軌道
B と D：溝がないときの軌道
コリオリの加速度 a_c はボールの速度と直角の向きに作用する．
〔西薗秀嗣，加賀谷善教・編著（2015）．ケガをさせないエクササイズの科学―トレーニングから運動療法まで．大修館書店より〕

るための加速度であって，局所座標系では（M さんから見て）加速度 a_c' は観察できない．M さんにとって，加速度 a_c' に相当するのはコリオリの加速度を打ち消す加速度である．これはボールに接した溝の部位から与えられる加速度であるが，コリオリの加速度は物体に接することなしに作用する加速度である．

　コリオリの加速度の算出法ついてはコラム 3・9 に記すが，円運動の並進加速度の座標変換を用いて計算することで求められる．ただし，この方法で算出されるのは図 3–37 A の加速度 a_c' と求心加速度である．しかし，この加速度の符号を逆にして，図 3–37 D の座標系における遠心加速度とコリオリの加速度としても，加速度の大きさの計算としては差し支えない．

Column 3·9　コリオリの加速度の大きさの算出

全体座標系での点 P への位置ベクトル $\boldsymbol{r}$ を

$$
\boldsymbol{r} = \begin{bmatrix} X \\ Y \end{bmatrix} = \begin{bmatrix} r\cos\omega t \\ r\sin\omega t \end{bmatrix}
$$

とする．点 P は一定の速度で動くから位置ベクトル $\boldsymbol{r}$ の時間による 1 階微分は定数（$\dot{\boldsymbol{r}} = $ 一定）であり，2 階微分はゼロ（$\ddot{\boldsymbol{r}} = 0$），また，一定の角速度で回転する局所座標の角加速度もゼロ（$\omega = $ 一定，$\dot{\omega} = 0$）であることを考慮して，位置ベクトル $\boldsymbol{r}$ を時間で微分して速度ベクトルの成分を求めると，次のようになる．

$$
\dot{\boldsymbol{r}} = \begin{bmatrix} \dot{X} \\ \dot{Y} \end{bmatrix} = \begin{bmatrix} \dot{r}\cos\omega t - r\omega\sin\omega t \\ \dot{r}\sin\omega t + r\omega\cos\omega t \end{bmatrix}
$$

これをさらに微分して並進加速度を求めると，次のようになる．

$$
\ddot{\boldsymbol{r}} = \begin{bmatrix} \ddot{X} \\ \ddot{Y} \end{bmatrix} = \begin{bmatrix} -2\dot{r}\omega\sin\omega t - r\omega^2\cos\omega t \\ 2\dot{r}\omega\cos\omega t - r\omega^2\sin\omega t \end{bmatrix}
$$

回転する局所座標系から見た加速度に変換すると，次のようになる．

$$
\begin{bmatrix} \ddot{x} \\ \ddot{y} \end{bmatrix} = \begin{bmatrix} \cos\omega t & \sin\omega t \\ -\sin\omega t & \cos\omega t \end{bmatrix} \begin{bmatrix} \ddot{X} \\ \ddot{Y} \end{bmatrix}
$$

これを計算すると，

$$
\begin{bmatrix} \ddot{x} \\ \ddot{y} \end{bmatrix} = \begin{bmatrix} -r\omega^2 \\ 2\dot{r}\omega \end{bmatrix}
$$

となり，y 成分はコリオリの加速度の大きさになる．

●引用文献

1) Littler JW (1973). On the adaptability of man's hand (with reference to the equiangular curve). *Hand* 5(3), 187–191.

2) Hollerbach JM, Atkeson CG (1986). Characterization of joint-interpolated arm movements. In Heuer H, Fromm C (eds). Generation and Modulation of Action Patterns. Springer-Verlag. Berlin. pp41–54.

3) 西薗秀嗣, 加賀谷善教・編著（2015）. ケガをさせないエクササイズの科学—トレーニングから運動療法まで. 大修館書店.

第4章 並進運動の力学

4・1 並進運動の運動法則…146

4・2 質点の力学——重心の運動…150

4・3 運動量と力積…165

4・4 仕事と力学的エネルギー…174

4・1

並進運動の運動法則

前章では，観測対象の物体の位置を「点」として扱った．元来，物体には体積・面積はもとより色や香りなどの特徴があるが，いまは物体の運動に関心があるので，運動にとって本質的な性質のみに絞って議論する．

物体の質量（mass）は運動にとって重要な性質である．物体を質量のある点としてみなす場合，これを質点（mass point）という．複数の質点の集まりを質点系という．質点は実在しない．当然ながら身体部位も質点ではない．質点は物体が無限に小さくなったと仮定した体積のない理論上の点であり，力を加えることができると仮定する．次に述べる運動法則は質点の運動に関する力学の原理である．これらの法則はわれわれの身体運動も含め，宇宙空間を飛行するロケットや惑星の運動においても成立する．

4・1・1 運動の第一法則（慣性の法則）

ひとつ目の運動法則は「慣性の法則」と呼ばれる．これは『物体は何らかの力の作用を受けなければ，静止状態または等速度運動を続ける』ことを意味する．ここで，「静止状態または等速度運動」とは，ある座標系に対する静止または等速度での運動である．慣性の法則が成り立つ座標系を慣性系という．例えば，われわれが身体運動を観察する場合は，全体座標系を地表（床面）に設定して，身体部位に局所座標系を設定する．これらを慣性系として扱っても通常は問題ない．つまり，地表に対して観察する身体には慣性の法則が適用できる．

また，「静止状態または等速度運動を続ける」とは，速度の変化がないことも意味している．速度の変化とは加速度があることだから，力が作用しなければ加速度を生じないことを意味する．われわれの身体部位も含めて，物体が何らかの力の作用を受けなければ速度変化のない状態を続ける．このような性質を慣性（inertia）という．

身近な並進運動あるいは回転運動で慣性を考えてみよう．例えば，平坦な道路を前進する自転車は，ペダルやブレーキの操作がなければしばらく前進を続けるが，そのうち減速して停止するだろう．このしばらく前進する現象をもたらす性質が慣性であり，減速して停止するという現象をもたらすには外部から加わる力（例えば道路とタイヤの摩擦力）の存在が必要である．平坦な床の上で仰向け（背臥位）になっ

て寝ているとき，脱力していれば背臥位のままである．横向き（側臥位）やうつ伏せ（腹臥位）という姿勢に変化するのは身体に力が作用したからにほかならない．

4・1・2 運動の第二法則（ニュートンの運動方程式）

2つ目の運動法則は『物体に力が働くとその力の方向に加速度を生じ，その大きさは力の大きさに比例し，物体の質量に逆比例する』ことを指す．第一法則が「力が作用しなければ加速度を生じない」という慣性の存在を述べているのに対し，第二法則は「作用する力の方向に加速度を生じる」という運動が生じる特徴を述べているので「運動の法則」と呼ばれている．この法則が述べる物体とは質点のことである．

例えば図 4–1 のように，直交座標系（x–y 系）で，質量 m の物体に作用する力のベクトル $\boldsymbol{F}$ と発生する加速度 $\boldsymbol{a}$ の向きが示されるとき，x 方向と y 方向ごとに次の運動の法則が成り立つ．

$$\begin{cases} F_x = ma_x \\ F_y = ma_y \end{cases} \tag{4.1}$$

そして，例えば図 4–2 に示すように，複数の力が物体に作用するときにも，それらの力の x 成分と y 成分について式 (4.1) が成り立つ．つまり，質量 m の物体に作用する力 $\boldsymbol{F}_1 = (F_{1x}, F_{1y})$，$\boldsymbol{F}_2 = (F_{2x}, F_{2y})$，加速度 $\boldsymbol{a} = (a_x, a_y)$ のとき，次の式が成り立つ．

$$\begin{cases} F_{1x} + F_{2x} = ma_x \\ F_{1y} + F_{2y} = ma_y \end{cases}$$

これを行列ベクトルで表記すれば，

$$\begin{bmatrix} F_{1x} + F_{2x} \\ F_{1y} + F_{2y} \end{bmatrix} = m \begin{bmatrix} a_x \\ a_y \end{bmatrix}$$

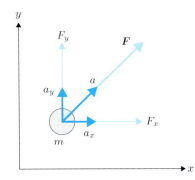

図 4–1　物体に加わる力と加速度の発生
物体は体積をもたない質量 m の質点とみなす．

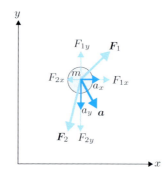

図 4–2 複数の力の作用と加速度成分

すなわち，
$$\boldsymbol{F} = m\boldsymbol{a} \tag{4.2}$$
となる．この式 (4.2) を**ニュートンの運動方程式**と呼ぶ．

　この運動方程式は，力が加わることと加速度を生じることに因果関係はないことを示している．作用した力に応じた加速度が「そのとき」発生し，加速度は時間経過とともに物体の速度変化と変位を生む．力が原因となって結果として変位を引き起こす（コラム 4・1）．

> **Column 4・1**　力が変位を引き起こす．変位は加速度の積分
>
> 　いま質点 m が x 軸に沿って加速度 a で等加速度運動をするとき，運動方程式は式 (4.2) で与えられる．x 軸方向の加速度 $\ddot{x}$ を用いて，
> $$m\ddot{x} = ma$$
> と書くことができる．両辺を時間 t に関して積分すると，
> $$\dot{x} = v_0 + at \tag{4.3}$$
> として速度を求めることができる．ここで積分定数 v_0 は初期条件（時刻 $t = 0$ における速度，つまり初速度）である．
>
> 　さらに両辺を積分して変位 x を求める．
> $$x = x_0 + v_0 t + \frac{1}{2}at^2 \tag{4.4}$$
> ここで積分定数 x_0 は時刻 $t = 0$ における位置（初期位置）である．時間が経過しなければ（$t = 0$），$x = x_0$ であり，初期位置から動かないことがわかる．
> 　もし加速度がゼロであれば，等速度運動すなわち速度は式 (4.3) より

$$\ddot{x} = v_0 \tag{4.5}$$

であり，初速度のままである．また変位は式 (4.4) より

$$x = x_0 + v_0 t \tag{4.6}$$

となり，時間に対して単調（線形）に増加する．

4・1・3 運動の第三法則（作用・反作用の法則）

運動の第一法則と第二法則が個々の物体（質点）に作用する力の性質に関して述べたものであるのに対し，第三法則は複数（2つ）の物質（質点）の間に生じる作用について述べているので，作用・反作用の法則と呼ばれる〔第1章の「作用と反作用」の節（→5 ページ）参照〕．

図 4–3 のように，物体1と物体2が1点で接しているとする．力がこの点で生じる場合を考えよう．物体1は物体2に対して，$\boldsymbol{F}_{12}$ の力を与えている（下付きの 12 という数字は，1 が 2 に与えるという意味）．一方，物体2は物体1に対して，$\boldsymbol{F}_{21}$ の力を与えている．運動の第三法則は『物体相互に作用する力は，大きさが等しく同一線上に働き，向きが反対である』ことを意味する．数式で書けば，次のようになる．

$$\boldsymbol{F}_{12} = -\boldsymbol{F}_{21} \tag{4.7}$$

つまり，$\boldsymbol{F}_{12}$ と $\boldsymbol{F}_{21}$ の2つの力がいつも対になって生じることを示している．2つの力はベクトルであり，向きが逆で大きさが等しい力である．この式も因果関係を示しているのではないことに注意しよう．つまり，物体1が物体2を $\boldsymbol{F}_{12}$ で押したから，あとになって物体2が物体1を $\boldsymbol{F}_{21}$ の力で押し「返した」のではない．$\boldsymbol{F}_{12}$ を生じるとは，そのとき $-\boldsymbol{F}_{21}$ を生じるということである．物体2が与える力 $\boldsymbol{F}_{21}$ を作用と呼び，物体1が与える力 $\boldsymbol{F}_{12}$ を反作用と呼ぶ．

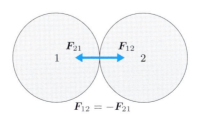

図 4–3　作用と反作用

4・2

質点の力学——重心の運動

4・2・1 放物運動（等加速度運動と等速度運動）

物体や身体の運動を，重心という質点の動きとしてとらえると簡便で理解しやすい．まず質点の放物運動を例にして，質点のキネマティクスの数式による表現に慣れておこう．

図 4–4 のように，投射角 θ，初速度 v_0 で斜め上方に投げ上げられた質点を考える．運動の開始位置に直交座標系（x–y 系）の原点をとる．ここでは物体の進行方向を x 軸，上向きを y 軸として，運動中の質点に加わる力と速度変化，変位を観察する．質点が初速度 v_0 をもつために必要な力（打ち上げる力）は後述する〔「運動量と力積」の節（→ 165 ページ）参照〕．

❶ 質点の変位

放物運動を調べるとき，質点の運動を横（x 軸）と縦（y 軸）に分けて考えることが重要である．

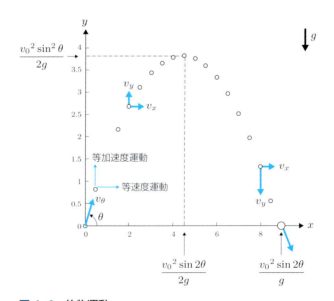

図 4–4　放物運動

まず，横（x軸）方向については，運動中に加わる外力はないから，加速度はゼロのまま変化せず（運動の第一法則），運動中の速度は初速のまま変化しない．したがって，横方向の運動は等速度運動として記述でき，式(4.5)と式(4.6)を用いることができる．初速は，

$$v_x = v_0 \cos\theta \tag{4.8}$$

であり，運動中の速度もこれと変わらないので，変位xは

$$x = (v_0 \cos\theta)t = v_0 t \cos\theta \tag{4.9}$$

で求めることができる．

一方，縦（y軸）方向には下向きの重力加速度gが作用する（運動の第二法則）．運動中に加わる加速度は（一定の）重力加速度のみとみなせば，y軸方向の運動は等加速度運動となるから，

$$\ddot{y} = -g$$

であり，運動中の速度$v_y(=\dot{y})$は，初速を$v_0 \sin\theta$として，

$$v_y = v_0 \sin\theta - gt \tag{4.10}$$

と書ける．つまり，運動中の速度は時間経過とともに変化する．

変位yは式(4.10)を時間tで積分して求まる．物体の初期位置をゼロとして，

$$y = v_0 t \sin\theta - \frac{1}{2}gt^2 \tag{4.11}$$

となる．ここで質点の変位を表す式(4.9)と式(4.11)をみると，どちらも右辺は時間t以外の変数が既知（一定）であり，変位は経過時間のみに依存していることがわかる．言い換えると，経過時間がわかれば位置がわかる．つまり，位置を知るには経過時間を知ればよい．

❷ 最高到達点の高さ

では最高到達点の高さを求めよう．最高到達点に至るまでの時間を割り出すために，鉛直方向の速度v_yに注目する．最高到達点では速度がゼロになるから，式(4.10)を用いて，

$$v_y = v_0 \sin\theta - gt = 0$$

として，これを解いて最高到達点までの時間を求めると，

$$t = \frac{v_0 \sin\theta}{g}$$

となる．この時刻のy座標が最高到達点だから，これを式(4.11)に代入して，

$$y = v_0 \left(\frac{v_0 \sin \theta}{g} \right) \sin \theta - \frac{1}{2} g \left(\frac{v_0 \sin \theta}{g} \right)^2 = \frac{v_0{}^2 \sin^2 \theta}{2g} \qquad (4.12)$$

となる．また，そのときの x 座標は式 (4.9) から

$$x = v_0 t \cos \theta = \frac{v_0{}^2 \sin \theta \cos \theta}{g} = \frac{v_0{}^2 \sin 2\theta}{2g} \qquad (4.13)$$

になる．

❸ 質点の飛距離

　次に質点の飛距離を求めよう．そのために必要な質点の滞空時間を求めるために，ここでは y 座標がゼロになる点を利用する．つまり，式 (4.11) を用いて，

$$y = v_0 t \sin \theta - \frac{1}{2} g t^2 = 0$$

となる t を計算し，質点が発射点と同じ高さに戻ってくる時間を割り出すと，

$$t = 0, \quad t = \frac{2 v_0 \sin \theta}{g}$$

の時刻である．$t = 0$ は発射時の時刻なので，もうひとつの時刻を落下点にくる時刻として採用する．これを式 (4.9) に代入すれば飛距離が算出できる．つまり，

$$x = v_0 t \cos \theta = \frac{2 v_0{}^2 \sin \theta \cos \theta}{g} = \frac{v_0{}^2 \sin 2\theta}{g} \qquad (4.14)$$

であり，式 (4.13) の 2 倍の距離であることがわかる．このように，運動法則に基づいて，数式を通して放物運動中の質点のキネマティクスを理解することが可能になる．

　こういった数式の強みは，将来の現象を予測できることにある．例えば式 (4.14) から，質点の初速度 v_0 が一定でも，投射角 θ を変えることによって質点の到達距離が変化することが予測できる（コラム 4・2）．垂直に投げ上げる場合の飛距離を予測すると，投射角 $\theta = 90°$ だから $\sin 2\theta = 0$ になり，飛距離 x はゼロになる．また，式 (4.12) の最高到達点を表す式を見ると，右辺の変数は初速度 v_0 と投射角 θ，そして重力加速度 g の 3 つだから，投射角 θ が決まっていれば最高到達点 y は初速度 v_0 のみで決まることもわかる（コラム 4・3）．最初の位置と速度が決まっていて，加わる力が明らかであれば，その後の運動は決まってしまう．

　日常の身体運動はもう少し複雑である．突然に外力が加わって立ち止まったりして，重心に加わる力が刻一刻と変化するから，重心の運動が等加速度あるいは等速度運動であることは少ない．そのため，前記のように日常の動作中の重心の運動を常に数式で表現できるとは限らない．ただし，重心の運動は運動法則に従う．実際の身体運動を重心の運動として考えて，運動を引き起こす原因となる力の作用を調べることができる．

152　第 4 章　並進運動の力学

Column 4·2　遠くに飛ぶには

立ち幅跳びの動作中の重心運動を考える．前方になるべく遠くまで飛ぶには重心の初速の投射角 θ を何度にすればいいか？

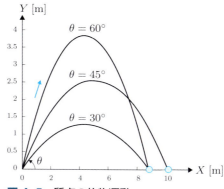

図 4–5　質点の放物運動

空気抵抗などを無視したとき，重心の前方到達距離（飛距離）は式 (4.14)，つまり

$$X = \frac{v_0{}^2 \sin 2\theta}{g}$$

で表される．重力加速度 g と初速度 v_0 が一定であるとき，X が最大になるには $\sin 2\theta$ が最大になればよいので，$\sin 2\theta = 1$ より $2\theta = 90°$，つまり $\theta = 45°$ のとき最大飛距離になることがわかる（図 4–5）．

しかし実際の立ち幅跳びでは，重心の投射角は 45° より小さく，30°～35° くらいのほうが遠くに飛びやすいようであるが，なぜ選手がこの角度を選ぶのかよくわかっていない．投射角を大きくすることによる初速度低下の影響や跳躍前後の姿勢の影響が想定されている[1]．

Column 4·3　垂直跳び

垂直跳びにおける重心の最高到達点は式 (4.12) で $\sin \theta = 1$ を代入して，

$$y = \frac{v_0{}^2}{2g}$$

で示されるように，初速度 v_0 のみで決まる．

跳躍動作に腕の振りを加える動作（図 4–6 A）と，腕振りなし（図 4–6 B）を比較すると，腕振りありのほうが初速度が大きくなり，跳躍のパフォーマンスが 10～20％ 上がることが知られている[2]．腕振りは何らかのメカニズムによって初速度を変えているのである．

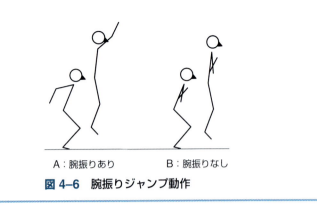

A：腕振りあり　　　B：腕振りなし
図 4–6　腕振りジャンプ動作

4・2・2 スクワット動作時の重心運動

　ここでは，スクワット動作を例に，重心に加わった力（原因）を調べ，重心がどのように動いているか（結果）を推定してみよう．スクワット動作は，腕組みをした立位姿勢から 1 秒程度をかけて中腰姿勢（下降）となり数秒静止したのち，再び立位姿勢に戻る（上昇）動作である．

　スクワット動作中に身体が床から受ける力を床反力計（フォースプレート）で計測する．床反力計は足が床を押す（蹴る）力を数値化している．ここに示す例では，0.01 秒ごとに，前後左右上下のすべての方向に加えられた力を数値化している．作用・反作用の法則で述べたように，足が床を押す力を作用と考えれば，大きさが等しく逆向きの反作用としての力が床から足に加わる．床から足への反力なので床反力（ground reaction force）と呼ぶ．動作中の床反力計の数値を，重心に作用した力の大きさと仮定して推定してみよう〔第 1 章の「重心」の節（➡ 24 ページ），第 2 章の「重心の合成」の節（➡ 81 ページ），「身体重心の測定法」の節（➡ 85 ページ）参照〕．この仮定が有する問題は後述する．

　一般に立位姿勢での重心位置は骨盤の高さ付近にあるが，床反力計の数値だけでは立位時の重心の高さを推定することができない．図 4–7 に描画したような，立位時の重心の高さ h や下降時の重心の高さ h' は自明ではない．しかし動作中の床反力（F_z や F_z'）をもとに，動作中の重心の変位量 Δh を知ることができる．

　いまは上向きを Z 軸の正とする座標系を設定して，Z 軸方向の力の成分のみに注目する．立位状態では，重心 m に重力加速度による mg [N] の力が下向きに作用して，床反力 F_z と拮抗している．

❶ 体重を求める

　床反力の数値をみてみよう．図 4–8 は床反力の Z 成分 F_z の時間経過を示して

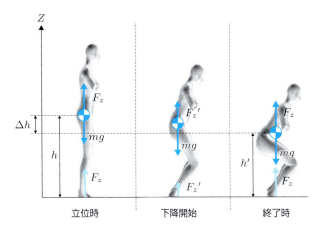

図 4–7 スクワット動作時の重心移動

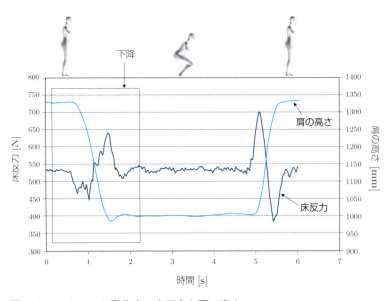

図 4–8 スクワット動作中の床反力と肩の高さ

いる．動作中の肩の高さを同時に記録したものを重ね書きしているので，スクワット動作が行われるタイミングがわかる．2秒程度までが下降時のデータである．動作開始前の時刻ゼロのとき，F_z の数値は 533.4 N であった．このとき重心が下降せずに静止していたとすると，重心の質量 m はニュートンの運動方程式で求まる．つまり，床反力と重力加速度による力がつり合って，運動が生じない（加速度がゼロ）ので，次の式が成り立つ．

$$F_z - mg = 0$$

つまり，$m = \dfrac{F_z}{g} = \dfrac{533.4}{9.8} = 54.4\,\mathrm{kg}$ となり，被験者の体重がわかる〔厳密にいうと重心の質量を求めるための F_z の大きさは静止時の平均値を用いるほうがよいが，ここではこの値（54.4 kg）を重心の質量として以降の説明に用いる〕．

❷ 重心の加速度，速度，変位を求める

次に，重心がどの程度の距離（高さ）を下降したかを調べてみよう．運動方程式によれば，重心に作用する力の積分によって速度と変位を知ることができるはずだが，いまはその方法を用いることができない．なぜなら床反力が変動するからである．

重心に作用する重力と床反力の差分が，重心の下方への加速度になるから，重心の加速度を a_z とすると，次の式が成り立つ．

$$F_z - mg = ma_z$$

移項して，次のようになる．

$$a_z = \frac{F_z - mg}{m} = \frac{F_z}{m} - g \tag{4.15}$$

右辺の変数のうち，m と g は一定だが，床反力 F_z は動作中に変化している．床反力が変化しているということは，重心に加わる力および加速度も変化していることを意味する．つまり，スクワット動作中の重心の運動は，放物運動の鉛直方向の動きとして考えたような等加速度運動あるいは自由落下運動ではない．したがって，動作中の重心変位は，式 (4.15) の加速度を時間について積分して求めることができないので，次のような方法を用いる．

床反力 F_z は動作中に 0.01 秒毎に数値化されているので，その観測時間の加速度は一定と仮定し，その次の時間の速度と位置を求める．順次これを繰り返して運動中の位置変化を推定する．これは数値微分〔第 3 章の「並進運動の観測」の項（➡ 113 ページ）参照〕の逆の計算を行うことと同じである．そのために，表 4–1 のような観測時間ごとの床反力データが必要になる．

このデータを使って，次のように計算を進める．観測の時刻ゼロ t_0 のとき，重心の高さは h で静止しているので，$z_0 = h\,[\mathrm{m}]$，$v_{z_0} = 0\,\mathrm{m/s}$ である．加速度を式 (4.15) で計算すると，$a_{z_0} = \dfrac{533.4}{54.4} - 9.8 = 0.0051\,\mathrm{m/s^2}$ となる．この加速度が次の観測時刻 t_1 の直前まで一定で $\Delta t = 0.01$ 秒間続いたとすると（等加速度で運動したと仮定すると），重心の速度の増分 Δv_z は次式で求まる．

$$\Delta v_z = a_{z_0} \times \Delta t = 0.0051 \times 0.01 = 0.000051 = 5.1 \times 10^{-5}\,\mathrm{m/s}$$

次の観測時には，この増分 Δv_z が前の速度に加わる．

156　第 4 章　並進運動の力学

表 4–1 床反力の Z 成分 F_z のデータ

時刻	[s]	F_z 値 [N]
t_0	0	533.4
t_1	0.01	533.7
t_2	0.02	534.2
t_3	0.03	534.3
t_4	0.04	534.1

表 4–2 床反力の Z 成分 F_z から計算した加速度と速度および変位

時刻	[s]	F_z 値 [N]	加速度 a_z [m/s²]	速度 v_z [m/s]	高さ z [m]
t_0	0	533.4	$a_{z_0} = 0.0051$	$v_{z_0} = 0$	$z_0 = h$
t_1	0.01	533.7	$a_{z_1} = 0.0106$	$v_{z_1} = 0.000051$	$z_1 = h$
t_2	0.02	534.2		$v_{z_2} = 0.000157$	$z_2 = h + 0.00000051$
t_3	0.03	534.3			$z_3 = h + 0.00000208$
t_4	0.04	534.1			

　観測時刻 t_1 のとき，速度は前の段階で加速されているので，$v_{z_1} = v_{z_0} + \Delta v_z = 0.000051\,\mathrm{m/s}$ になっている．これが次の観測時刻 t_2 の直前まで一定で $\Delta t = 0.01$ 秒間続いたとすると，重心の変位の増分 Δz は $5.1 \times 10^{-5} \times 0.01 = 5.1 \times 10^{-7}\,\mathrm{m}$ で，これが次の観測時の高さに加わって $z_2 = z_1 + \Delta z = h + 5.1 \times 10^{-7}\,\mathrm{m}$ である．観測時刻 t_1 での床反力 F_z 値は $533.7\,\mathrm{N}$ だから，重心に加わる加速度は $a_{z_1} = \dfrac{533.7}{54.4} - 9.8 = 0.0106\,\mathrm{m/s^2}$ となる．この加速度 a_{z_1} が次の観測時刻 t_2 の直前まで変わらず $\Delta t = 0.01$ 秒間続いたとすると，重心の速度の増分 Δv_z は $0.0106 \times 0.01 = 0.000106 = 10.6 \times 10^{-5}\,\mathrm{m/s}$ で，これが次の観測時 t_2 での速度に加わって $v_{z_2} = 0.000157 = 15.7 \times 10^{-5}\,\mathrm{m/s}$ になる．そしてこれが次の観測時刻 t_2 の直前まで $\Delta t = 0.01$ 秒間続いたとすると，重心の変位の増分 Δz は $0.000157 \times 0.01 = 0.00000157 = 15.7 \times 10^{-7}\,\mathrm{m}$，これが次の観測時の高さ z_3 に加わって $z_3 = z_2 + \Delta z = h + 5.1 \times 10^{-7} + 15.7 \times 10^{-7} = 20.8 \times 10^{-7}\,\mathrm{m}$ になる．このように計算を進めて，表 4–2 のように重心の変位を求めることができる．ただし表 4–2 では，観測時間が短いために，重心の位置はほとんど変化していない．

　このような計算はコンピュータを用いれば容易にできる．ただし，床反力データを積分する計算過程で誤差が蓄積する．積分する運動時間が数秒以上になると計算される変位にはかなりの誤差が含まれるので注意が必要である．

4・2　質点の力学——重心の運動

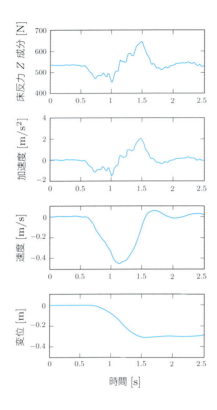

図 4–9 スクワット動作中の床反力と重心の加速度と速度および変位

　前記の計算法を用いて，運動開始後 2 秒間の床反力 F_z の数値から計算した重心の加速度と速度および位置の変化を図 4–9 に示す．重心の加速度は，床反力と同じ波形をしていることがわかる．つまり，加速度は力に対して遅れることなく（同じタイミングで）生じている．運動の前半に負の加速度となり，1 秒くらいで負のピークになっている．このときは床反力も最小であり，およそ 450 N である．足が床を押す力も 450 N だから，このときもし体重計に乗っていれば，およそ 46 kg（= 450/9.8）を指し示すことになる．それに対して床反力の最大値は 1.5 秒付近であり，およそ 640 N である．これは重心の下降を止めるためのブレーキとして上向きの加速度が加えられていることに対応している．この上向きの加速度が加わらなければ，運動の第一法則のとおり，重心の下降は止まらない．言い換えると，640 N の力で床を押せなければ，スクワット動作の下降を止められず，中腰姿勢を通りすぎて，床に座り込んでしまうかもしれない．一方，速度は負なので下向きであり，重心が下降していることがわかる．また，運動中にひとつの速度ピークを有していることもわかり，加速と減速が滑らかに行われていることを示している．

　重心の変位は 1.5 秒くらいまで滑らかに変化し，それ以降は平坦になっていて，約 23 cm 下降したことがわかる．ただし，開始位置の高さをゼロとしているので，重心の地表からの高さを表していない．

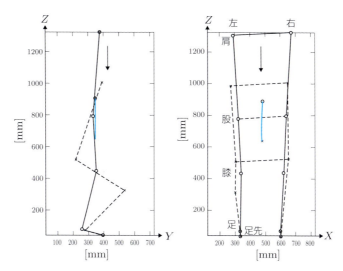

図 4–10 身体部位から推定したスクワット動作時の重心位置

　前記の重心変位推定では，床反力が重心に作用した力と等しいと仮定していたが，注意が必要である．スクワット動作中の身体はひとつの剛体ではなく，身体各部位が相対運動をしている．質点の運動としての重心の運動に加えて，重心に対する身体各部位の相対運動が含まれる（質点系内部の運動がある）．ここでは，身体をひとつの質点（重心）とみなして，床反力が重心運動のみに影響を与えると仮定していることに注意しよう．

　これとは別の方法でも重心変位が推定できる．例えば身体部位の位置を計測して，その座標値から重心の位置を計算する．図 4–10 に示すように，被験者の左右の肩関節，股関節，膝関節，足関節，足先（現実にはもっと多くの身体部位）の動作中の位置を計測しておき，身体の長さと質量を用いて各肢節（セグメント）の重心を求め，全身のセグメントの重心を合成することができる〔第 6 章の図 6–14（➡ 225 ページ）と表 6–2（➡ 224 ページ）参照〕．ただし，身体の各部位の位置から推定したセグメントの長さや質量分布は精確ではない（例えば体幹・腹部の質量分布は呼吸や消化の状態に影響を受ける）ことに注意が必要である．

4・2・3　エレベーターに乗っている人に作用する力と重心運動

　窓がなく外が見えないエレベーターに乗ることを想像してみよう．行き先ボタンを押して扉が閉まったあとに，エレベーターが動きだすのがわかる人は多いだろう．たとえ目を瞑っていてもエレベーターが止まることもわかる．これは，エレベーターの動きに合わせて，内部にいる人に加わる慣性による加速度が感知されて

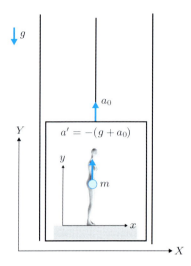

図 4–11　エレベーターの上昇

いるからである．この加速度は身体の重心にどの程度の力を加えているだろうか．エレベーターの上昇時を考えよう．

図 4–11 のように，エレベーター内に体重 m [kg] の人が立っている．外部に全体座標系（X–Y 系）をとり，エレベーターに局所座標系（x–y 系）をとる．いまは全体座標系から見てエレベーターが上向き（y 軸）に一定の加速度 a_0 で上昇し，全体座標系から見てエレベーター内の人に加わる加速度 a は重力加速度 g なので，局所座標系（エレベーター内）から見て人に作用する加速度 a' は，

$$a' = a - a_0 = -g - a_0 = -(g + a_0)$$

となる．つまり，重力加速度に加えて，エレベーターの加速度と同じ大きさの加速度が下向きに作用する．重心に作用する力 F は，式 (4.2) の運動の第二法則（運動方程式）より，

$$F = ma' = -m(g + a_0)$$

となる．この下向きの力はエレベーター内にいる人が感じる慣性力なので，重心の位置が変わらないためには，これに抗する力が上向きに発生しなければならない．この力は床から足へ伝わるはずである．ヒトの一般的な立位姿勢では，身体の骨格や下肢の抗重力筋群の作用によって，この力に対抗する．エレベーター内の人が体重計に乗れば，上昇の加速時に体重計の示す値が増加する．つまり身体に加わる力の変化を通して，われわれはエレベーターの動きはじめを知ることができる．

エレベーターの上昇の加速が終われば，下向きに a_0 の加速度がゼロになる．すなわち，

$$a' = -g$$

となり，エレベーター内の人は慣性加速度（慣性力）を感じなくなる．エレベーターは等速度運動となり，エレベーター内部の加速度とエレベーター外部の加速度は同じになり，エレベーター内の人が乗っている体重計の値は外部にいるときと同じになる．足に加わる床からの力が外部にいるときと同じなので，足に加わる力だけからでは，エレベーターが動いているのを感知できなくなる．

エレベーターが上層階に到着する頃に減速する際には，下向きの加速度 $-a_f$ が作用する．エレベーター内部の加速度 a' は，

$$a' = -g - (-a_f) = -g + a_f$$

となる．したがって，乗っている人の重心に作用する力 F は

$$F = ma' = -m(g - a_f)$$

となり，等速度運動しているときの体重計の値より ma_f [N] だけ少なくなる．エレベーターに乗っている人の身体は，この加速度と力の減少を感知して，エレベーターの減速を知ることができるだろう．

4·2·4 歩行中の重心運動

これまで，スクワット動作の例のように，床から身体に加わる力（床反力）から重心の加速度を求め重心の速度変化や変位を計算したが，ここでは，逆の順序で加速度を計算してみよう．つまり，動作中の身体部位の位置情報から重心の位置を推定し，その重心の変位から速度と加速度を求める．もちろん重心の加速度は床反力からも推定することができるので，この2つの方法で求めた加速度を比較してみよう．

歩行を例にとる．われわれは状況に応じていろいろな速度で歩くが，ここでは自然な速度で平坦な通路を歩行するとき（自由歩行）の重心の運動を考えてみよう．スクワット動作（図 4–10）で例示したように，歩行中の身体部位の位置計測から，頭部や上肢の質量を含めた全身のモデルに基づいて重心の変位が推定できる．実際の歩行中の重心は上下左右方向に変位している（3次元の運動である）が，ここでは左右方向（前額面上の運動）は無視して，矢状面内の（2次元の）運動として扱う．図 4–12 のように，床面に原点を有する全体座標系を定義する．進行方向が Y 軸であり，鉛直上向きを Z 軸とする．この全体座標系における重心の位置を推定する．また，右足が床面に接地する（右踵接地 RHC）直前から，もう一度右の踵が着いたあとに左足が浮くまでの時間を分析対象とする．

図 4–12 には矢状面内での重心の変位も重ねて示している．Y 軸のゼロ付近が右

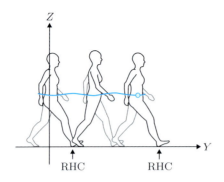

図 4–12　歩行と重心軌跡

踵の接地した頃の重心位置であり，両下肢が床に着いている時期（両脚支持期）には重心位置は低く，片足のみが接地している時期（片脚支持期）には重心位置が高い．矢状面での重心は前方に移動しながら，周期的に上下に変位（並進運動）していることがわかる．

この並進運動の速度を調べるには次式の数値微分を用いる．例えば速度の Y 成分 v_y は

$$v_y = \frac{\Delta y}{\Delta t}$$

によって逐次，算出できる．

一例として身長 166 cm の被験者の歩行中の速度成分の変化を調べると図 4–13 B のようになる．横軸は時間であり，右下肢が床に着いた時点をゼロとしている．Y 成分 v_y は常に正であるから，向きを変えずに進行方向へ並進運動していることがわかる．ただし一定の速度ではない（等速度運動ではない）．v_y が高くなるのは両脚支持期の頃である．速度の Z 成分 v_z は正と負を往復している．右下肢が接地した時期から上向きの速度となり，右足の片脚立位時に v_z がゼロとなり，その後に下向きの速度となる．反対の左足が接地する頃に再び上向きとなる．

図 4–13 B の速度の両成分 v_y と v_z の波形をよく見ると，v_y の山と谷は v_z のゼロの時期と対応していることがわかる．歩行中の重心速度の Z 成分がゼロである（$v_z = 0$）ときは，図 4–13 A を見ると，重心位置が最高あるいは最低の位置にあって静止するときであることがわかる．

重心加速度は次式によって計算することができる．例えば加速度の Y 成分 a_y は，

$$a_y = \frac{\Delta v_y}{\Delta t} \left(= \frac{\Delta y}{\Delta t^2} \right)$$

によって計算でき，Z 成分 a_z も同様に計算できる．歩行中の重心の加速度の変化は図 4–14 に示してある．両成分とも正と負の加速度を有しており，加減速が行われていることがわかる．このように，身体部位の位置情報をもとにして，重心に作

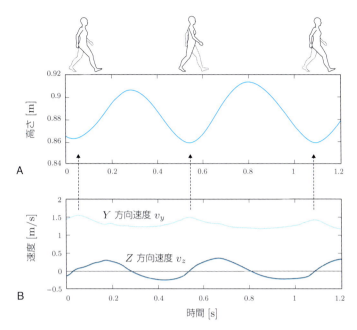

図 4–13　歩行中の重心速度

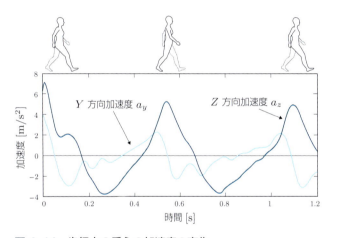

図 4–14　歩行中の重心の加速度の変化

用する加速度を推定することができる．

　さて，ニュートンの運動方程式〔式 (4.2)（→ 148 ページ）〕によれば，力の作用する方向に加速度が生じる．この力は身体外部から重心に作用している力である．つかまって歩いたり杖をついたりしないかぎり，歩行中に身体外部と接触するのは足底だけであるから，歩行中に足底が床から受ける床反力が重心に作用すると考えられる．床反力の水平 Y 成分と垂直 Z 成分をもとにして重心の加速度 a_y'，a_z' を計算できる．重心の質量を m [kg]，F_y を床反力の Y 成分（水平成分），F_z を Z 成分

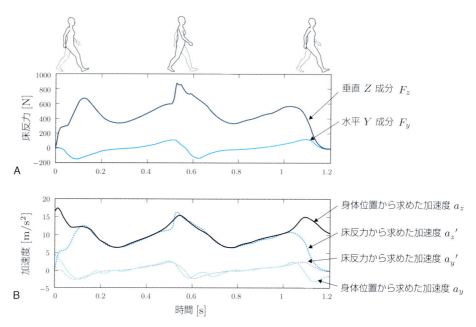

図 4–15 歩行中の床反力

（垂直成分）とすると，次の式が得られる．

$$F_y = ma_y', \quad F_z = m(a_z' - g) \tag{4.16}$$

垂直成分には重力の影響も加わっていることに注意しよう．左右の床反力を合成した歩行中の床反力を図 4–15A に示す．横軸は時間であり，縦軸は力の大きさである．この床反力から，重心が受けている加速度を式 (4.16) を用いて計算すると，

$$a_y' = \frac{F_y}{m}, \quad a_z' = \frac{F_z}{m} + g$$

となる．

では，重心位置変化から求めた加速度 a_y および a_z と，床反力から求めた加速度 a_y'，a_z' を比べてみよう．図 4–15B に示すように，この 2 種類の加速度のプロフィールは概ね重なっており，推定値が近接していることがわかる（0.2～1 秒の区間）．ただ，2 つの方法で求めた加速度プロフィールが完全に一致しないことに注意しよう．どちらの方法にも，身体重心の位置を推定する理論的背景（身体モデル，単純化）の限界，身体位置や床反力の測定誤差などが含まれているためである．

4·3

運動量と力積

　ここでは質点の並進運動について「運動の勢い」を表す量を理解しよう．運動の状態を言い表すために単に「物体が動く」というだけでは，その物体の運動を止めたりするのに，どの程度の力が必要なのか詳細が伝わらない．例えば，風船とバスケットボールとでは，同じ速度で手に衝突するときに衝撃が強いのはバスケットボールである．物体の質量が違うためにこの違いが生じる．つまり同じ速度の運動でも，物体の質量によって運動の状態が異なっている．物体を動かしたり止めたりするには，物体が有する「運動の量」を知る必要がある．このために運動量と力積が用いられる．

4·3·1 運動量

　例えば，キャッチボールをしていてボールを受け取るとき，飛んでくるボールの速度が速いときは，遅いときよりもボールを受けた瞬間に手に伝わる衝撃が大きくなる．ボールの質量は変わらないから，ボールが有する運動の量は速度に依存することがわかる．ここで，物体の質量と速度の積を運動量（momentum）と定義する．

$$p = mv \tag{4.17}$$

運動量は物体の運動状態を表現する基本的なベクトルであり，単位は $[\mathrm{kg \cdot m/s}]$ である．この式から，同じ速度で運動していても重い物体ほど大きな運動量をもち，同じ質量でも速度が速いほど運動量が大きくなることが理解できる．運動の第一法則と第二法則でも物体に加わる力が速度の変化（加速度）を生じることが示されているので，物体の速度を用いて運動状態を決めるのは自然なことである．

　例えば，プロ野球で使用されるおよそ 145 g の硬式ボールが，投手によって 120 km/h で投げられたときの運動量 p を計算しよう．式 (4.17) に数値を代入して，$p = mv = 0.145\,\mathrm{kg} \times 120 \times \dfrac{1000}{3600}\,\mathrm{m/s} = 4.83\,\mathrm{kg \cdot m/s}$ になる．

　さて，この 120 km/h で飛んでくるボールを止めるのにどの程度の力がいるだろうか．キャッチャーの手（ミット）に加わる力を求めてみよう．式 (4.2)（→ 148 ページ）の運動方程式を書き直すと，

$$\boldsymbol{F} = m\frac{d\boldsymbol{v}}{dt} \tag{4.18}$$

4·3　運動量と力積　**165**

だから，式 (4.17) を微分すれば力 F に等しくなることがわかる．つまり，

$$\frac{d\boldsymbol{p}}{dt} = m\frac{d\boldsymbol{v}}{dt} = \boldsymbol{F} \tag{4.19}$$

であり，質点に与えた力が運動量の変化率に等しくなる．質量が一定であれば，大きな力を加えるほど運動量の時間変化が大きくなる．

120 km/h のボールがキャッチャーミットに触れてから 0.1 秒で止まったとすると，運動量の時間変化は $4.83 \div 0.1 = 48.3\,\mathrm{kg\cdot m/s^2}$ だから，これがキャッチャーミットに加わる力 F に等しく，$F = 48.3\,\mathrm{kg\cdot m/s^2} \equiv 48.3\,\mathrm{N} \cong 4.9\,\mathrm{kg}$ になる．0.1 秒という短い時間でも，ボールからキャッチャーの手に約 5 kg の力が加わるのである．

4・3・2 力積

もし，キャッチャーが時速 120 キロで飛んでくるボールを 0.01 秒で止めたとすれば，どれだけの力が手に加わるだろうか．式 (4.19) の左辺（運動量の時間変化）が大きくなるので，力も大きくなるはずである．単純に計算して 10 倍（約 50 kg）になる．つまり，短時間で運動量を変化させるには，より大きな力がいる．逆に長い時間をかけて運動量を変えるなら，力は小さくてよい．

このことは，運動量の変化には，加える力の大きさと，力を加わる時間とが関与することを示している．例えば，短い時間間隔 $\Delta t = t_2 - t_1$ の間に運動量が $\Delta \boldsymbol{p} = \boldsymbol{p}_2 - \boldsymbol{p}_1$ だけ変化したとすると，次のように表すことができる．

$$\frac{\boldsymbol{p}_2 - \boldsymbol{p}_1}{t_2 - t_1} = \frac{\Delta \boldsymbol{p}}{\Delta t} = \boldsymbol{F}$$

つまり，

$$\Delta \boldsymbol{p} = \boldsymbol{F} \cdot \Delta t$$

となり，この式は次のようにも書ける．

$$\boldsymbol{p}_2 - \boldsymbol{p}_1 = \int_{t_1}^{t_2} \boldsymbol{F} dt \tag{4.20}$$

ここで，$\boldsymbol{F} \cdot \Delta t$ あるいは $\int_{t_1}^{t_2} \boldsymbol{F} dt$ を力積 (impulse) という．運動量の変化は力積に等しい．時刻 t_1 での運動量（速度）がゼロなら，

$$\boldsymbol{p} = \int_{t_1}^{t_2} \boldsymbol{F} dt \tag{4.21}$$

となり，力積が運動量になる．大きな力を長時間与え続けるほど質点の運動量の変化が大きい．あるいは運動量を変える時間が短いほど，力が大きくなければなら

ない.

　質点の放物運動の例をもう一度考えよう (→ 150 ページ). 斜めに打ち上げる質量 m の物体に初速度 $\boldsymbol{v}_0$ を与えるための力 $\boldsymbol{F}$ はどの程度であればよいか. 力と, 力が加わる期間 (微小時間) Δt によって決まる力積を考えて,

$$\boldsymbol{F} \cdot \Delta t = m\boldsymbol{v}_0$$

となり, つまり,

$$\boldsymbol{F} = \frac{m\boldsymbol{v}_0}{\Delta t}$$

である. 同じキネマティクス (ここでは速度) を作り出すための原因となる力の大きさは, 力を与える時間に応じて変わってよい.

$4\cdot3\cdot3$ スクワット動作時の重心運動

　スクワット動作中の重心運動の記録から運動量の変化を調べてみよう. スクワット動作は, 図 4-10 (→ 159 ページ) で例示したスクワット動作と同じで, 1 秒程度をかけて中腰姿勢 (下降) となり再び立位に戻る (上昇) 動作である. ここでは身体部位の位置計測から求めた重心運動を分析する. 図 4-10 のように横軸を X 軸, 縦軸を Z 軸として全体座標系を決め, 身体部位 (肩関節, 股関節, 膝関節, 足関節) の位置を計測して体重心の位置を求める. 動作中の重心の運動は鉛直方向に動くため, いまは鉛直方向のみに注目する. 位置座標データの数値微分によって速度の垂直成分 v_z を求める (図 4-16 A, B).

　スクワット動作中の重心の運動量 p を求めるには, 質量 m として,

$$p = mv_z$$

となる. 運動開始前と運動終了後の重心は静止しているので, どちらも運動量はゼロになるはずである. 図 4-16 C にあるように, 下降運動終了時の運動量がゼロになっていることが読み取れる.

　一方, 運動開始時 (初期状態) に重心速度はゼロだから, 床反力 F から身体重心に加えられた力積 p' は, 積分定数をゼロとして,

$$p' = \int_0^T F dt$$

で計算できる.

　図 4-16 D に, スクワット動作中の床反力から計算した力積 p' の波形を示す. この波形が図 4-16 C の運動量 p の波形変化と同じであることがわかる. これは運動

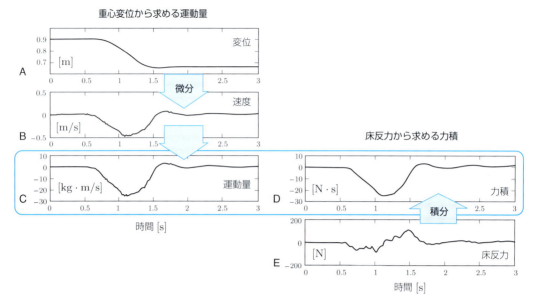

図 4–16 スクワット動作時の運動量と力積

開始時の速度がゼロの場合には，与えた力積がその後の運動量と等しくなるからである〔式 (4.21)〕．

4・3・4 コインの衝突（運動量保存の法則とはね返り係数）

コインをぶつける簡単な実験がある．図 4–17 のように，10 円硬貨をひとつ机の上に置き目標の硬貨（硬貨 2）とする．もうひとつの硬貨（硬貨 1）を指で弾き，置いてある硬貨 2 にまっすぐ衝突させる．注目するのは硬貨 1 の衝突後の動きである．図 4–17 の①のように指で弾く硬貨 1 が 10 円硬貨であれば，硬貨 1 は衝突後にピタッと静止する．硬貨 1 を 500 円としたとき，硬貨 2 に衝突したあとも進行方向に少し動くことがわかるだろう．また，硬貨 1 を 1 円硬貨としたらどうなるだろうか．1 円硬貨がはね返ってしまうことがわかるだろう．硬貨 1 がすべて同じ速度 v_1 で衝突し，机との摩擦が無視できると考えて，衝突後の硬貨 1 と硬貨 2 の動きがなぜそうなるか，運動量の観点から理解しよう．

衝突の瞬間を考える．運動の第三法則（作用・反作用の法則）ですでに述べたように，2 つの物体 1 と物体 2 が 1 点で接しているとき，物体 1 は物体 2 に対して $\boldsymbol{F}_{12}$ の力を与え，物体 2 は物体 1 に対して $\boldsymbol{F}_{21}$ の力を与えている．物体 1 と物体 2 の質量を m_1，m_2 とすれば，それぞれの力の作用をニュートンの運動方程式を用いて表現すると次のようになる．

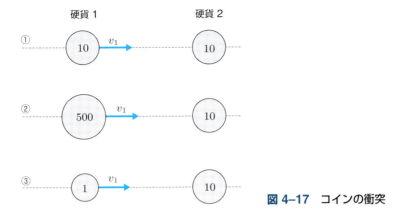

図 4–17 コインの衝突

$$F_{21} = m_1 a_1 = m_1 \frac{dv_1}{dt}, \quad F_{12} = m_2 a_2 = m_2 \frac{dv_2}{dt}$$

ここで v_1, v_2, a_1, a_2 は，それぞれの物体の速度および加速度である．物体 2 が物体 1 に加える力 F_{21} は，質量 m_1 の物体 1 に加速度 a_1 を生じる．逆に，物体 1 が物体 2 に与える力 F_{12} は，質量 m_2 の物体 2 に加速度 a_2 を生じる．机との摩擦力など，他の力が作用しないとすると，作用・反作用の法則から，次式が成り立つ．

$$m_1 \frac{dv_1}{dt} + m_2 \frac{dv_2}{dt} = 0$$

すなわち，

$$\frac{d}{dt}(m_1 v_1 + m_2 v_2) = 0 \tag{4.22}$$

この式 (4.22) は 2 つの物体の運動量の合計 $(m_1 v_1 + m_2 v_2)$ の変化率がゼロであることを示すから，

$$(m_1 v_1 + m_2 v_2) = 一定 \tag{4.23}$$

である．これは質点系に外力が加わらない場合，運動量の和は一定になることを意味する．これを**運動量保存の法則**という．2 つの物体が有している運動量の総和は変わらない．この法則は 2 つの物体の衝突後でも成り立つ．図 4–18 のように，2 つの物体の衝突後の速度が $v_1{}'$，$v_2{}'$ になったとき，衝突後の運動量の総和は衝突前の運動量の総和と等しい．

$$m_1 v_1 + m_2 v_2 = m_1 v_1{}' + m_2 v_2{}' \tag{4.24}$$

ここで，衝突前後の速度の大きさを用いて，**はね返り係数（反発係数）** e を次式で定義できる．

$$e = -\frac{v_2{}' - v_1{}'}{v_2 - v_1} \tag{4.25}$$

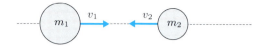

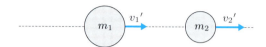

図 4–18 物体の衝突による速度の変化

はね返り係数 e は常に $0 \leq e \leq 1$ の範囲にあり，係数の大きさによって衝突のしかたが次のように分けられる．

$$\begin{cases} e = 0 \text{ のとき，完全非弾性衝突} \\ 0 < e < 1 \text{ のとき，非弾性衝突} \\ e = 1 \text{ のとき，\textbf{完全弾性衝突}} \end{cases}$$

さて，コインの衝突の例に戻る．式 (4.24) と式 (4.25) から，硬貨 1 と硬貨 2 の衝突後の速度を求めることができる．硬貨の質量は 1 円硬貨が 1 g，10 円硬貨が 4.5 g，500 円硬貨が 7 g である．衝突前の硬貨 1 の速度は v_1 であり，硬貨 2 は静止しているので（$v_2 = 0$），硬貨の衝突が完全弾性衝突だと仮定して計算してみよう．これらの式を解いて，衝突後の硬貨 1 の速度は，

$$v_1' = \frac{(m_1 - m_2)}{(m_1 + m_2)} v_1$$

となり，硬貨 2 の速度は，

$$v_2' = \frac{2m_1}{(m_1 + m_2)} v_1$$

となる．例えば硬貨 1 を 500 円硬貨とすれば，$v_1' = \dfrac{(m_1 - m_2)}{(m_1 + m_2)} v_1 = \dfrac{7 - 4.5}{7 + 4.5} v_1 = 0.22 v_1$ となり，硬貨 1 は衝突前の速度の約 20% の速度で同じ向きに動く．硬貨 2 の速度は $v_2' = \dfrac{2m_1}{(m_1 + m_2)} v_1 = \dfrac{2 \times 7}{7 + 4.5} v_1 = 1.22 v_1$ となり，衝突前の硬貨 1 の速度の約 20% 増加した速度で硬貨 1 と同じ向きに動く．硬貨 1 が 1 円硬貨であれば，$v_1' = \dfrac{(m_1 - m_2)}{(m_1 + m_2)} v_1 = \dfrac{1 - 4.5}{1 + 4.5} v_1 = -0.64 v_1$ となり，硬貨 1 は衝突前の速度の約 64% の速度で反対向きに動く．硬貨 2 の速度は $v_2' = \dfrac{2m_1}{(m_1 + m_2)} v_1 = \dfrac{2 \times 1}{1 + 4.5} v_1 = 0.36 v_1$ となり，衝突前の硬貨 1 の速度の約 36% の速度で硬貨 1 の衝突と同じ向きに動く．また，硬貨 1 を 100 円硬貨（4.8 g）とするとどうなるか．$v_1' = \dfrac{(m_1 - m_2)}{(m_1 + m_2)} v_1 = \dfrac{4.8 - 4.5}{4.8 + 4.5} v_1 = 0.032 v_1$ となり，衝突後に硬貨 1 はほとんど動か

ない（衝突前の約 3% の速度に減少する）ことがわかる．また $v_2' = \dfrac{2m_1}{(m_1 + m_2)} v_1$ $= \dfrac{2 \times 4.8}{4.8 + 4.5} v_1 = 1.03 v_1$ となり，硬貨 2 は硬貨 1 の速度の 3% 速い速度で動く．この差は見た目にはわかりにくいだろう．

このように，運動量保存の法則を用いて，硬貨の衝突後の動きを説明することが可能になる．ただし，衝突中に質点の運動量を変化させるような外力が存在する場合は，運動量保存の法則が成り立たなくなる．例えばテニスや野球，バレーボールなどでの打撃では，ボールへのインパクトの瞬間にも筋収縮が生じており，運動量が変化している．

4・3・5 平面上での物体の衝突

前述のコインの衝突の例を少し複雑にしてみよう．図 4–19 のように，硬貨 1 を硬貨 2 の中央より少し上に衝突させる．全体座標系の X 軸を硬貨 1 の衝突前の進行方向に合わせる．衝突後，硬貨 1 は X 軸と θ_1 度の斜め上向きに進路を変え，硬貨 2 は X 軸と θ_2 度の斜め下向きに動くとする．このような場合でも，運動量保存の法則は成り立つ．つまり，X 軸と Y 軸の成分ごとに，運動量が保存される．

運動量保存の法則をそれぞれの成分に適用して計算をすると，次のようなことがわかる（計算の詳細はコラム 4・4 参照）．衝突後の速度ベクトルのなす角度 θ_1 と θ_2，衝突後の速度 v_1' と v_2' から，2 つの物体の質量比が求まる．

$$\frac{m_1}{m_2} = \frac{|v_2' \sin \theta_2|}{|v_1' \sin \theta_1|}$$

つまり，静止した物体に他の物体を衝突させて，2 つの物体がどちらに，どの程度の速度で飛んでいくかという情報だけで，物体の質量比（どちらが重いか）がわか

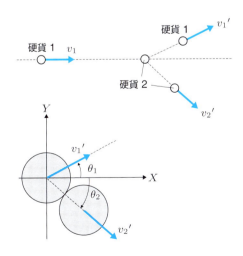

図 4–19　平面内での物体の衝突

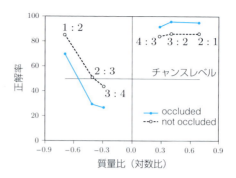

図 4–20　推測した質量比の正解率
2つの物体の衝突後の映像を見た被験者が重いほうを選択できた正解率．衝突する物体のほうが衝突される物体より重い場合が正．衝突する物体が見えている場合（not occluded）と見えない場合（occluded）．occluded では衝突直後に両方の物体が見えるように設定された．重い物体が軽い物体に衝突するとき（横軸の正）は明らかに高い正解率を示しており，観察する情報のみから質量比を推測できると考えられる．しかし興味深いことに，質量比が逆転して，軽い物体が重い物体に衝突する映像を見ても，常に質量比を正しく推測できるとは限らない．
〔Gilden DL, Proffitt DR (1989). Understanding collision dynamics. *J Exp Psychol Hum Percept Perform*. 15(2), 372–383 より〕

る．実際に人間には，2つの物体の質量を直接計測することができない場合，このようなキネマティクスの観察だけで，物体の質量比を推測する能力があることが知られている（図 4–20）．

Column 4・4　運動量保存の法則を成分ごとに計算する方法

衝突前の物体 A と B の速度をそれぞれ

$$\boldsymbol{v}_A = (v_{Ax}, v_{Ay}) = (v_{Ax}, 0), \quad \boldsymbol{v}_B = (v_{Bx}, v_{By}) = (0, 0) \tag{4.26}$$

として，衝突後の速度ベクトルを

$$\begin{aligned}\boldsymbol{v}_A{}' &= (v_{Ax}{}', v_{Ay}{}') = (v_A{}'\cos\theta_1, v_A{}'\sin\theta_1), \\ \boldsymbol{v}_B{}' &= (v_{Bx}{}', v_{By}{}') = (v_B{}'\cos\theta_2, v_B{}'\sin\theta_2)\end{aligned} \tag{4.27}$$

とすれば，式 (4.23) の運動量保存の法則が x 方向と y 方向それぞれに成り立つ．

まず x 方向についての運動量は，

$$m_A v_{Ax} + m_B v_{Bx} = m_A v_{Ax}{}' + m_B v_{Bx}{}'$$

であるが，初速度の条件式 (4.26) と式 (4.27) から

$$m_A v_{Ax} = m_A v_A{}'\cos\theta_1 + m_B v_B{}'\cos\theta_2 \tag{4.28}$$

となる．y 軸方向についての運動量は，

$$m_A v_{Ay} + m_B v_{By} = m_A v_{Ay}' + m_B v_{By}'$$

であるが，初速度の条件から

$$m_A v_A' \sin\theta_1 + m_B v_B' \sin\theta_2 = 0 \tag{4.29}$$

となる．衝突後の速度ベクトルのなす角度 θ_1, θ_2 がわかれば，式 (4.28) と式 (4.29) を解いて衝突後の速度を求めることができる．式 (4.29) を変形して次式を得る．

$$\frac{m_A}{m_B} = \frac{|v_B' \sin\theta_2|}{|v_A' \sin\theta_1|}$$

4・4 仕事と力学的エネルギー

前節では，質点に加わる力は運動量の変化（つまり質点の速度変化）を引き起こすことを述べた．静止している物体に力が加わり，時間経過を伴って運動の状態（速度）変化をもたらす．ここでは物体の運動状態の変化そのものを扱うために，仕事と力学的エネルギーの概念を理解しよう．

4・4・1 仕事と仕事率

1 仕事

図 4–21 のように，物体が加えられた力によって並進運動（変位）する場合を考える．簡単のために，変位は一方向とする．ある静止した物体に力 $\boldsymbol{F}$ を加えて距離 $|\boldsymbol{x}| = \Delta x$ だけ移動させたとき，力と距離との積（内積）を **仕事**（Work）と定義する．つまり，

$$W = \boldsymbol{F} \cdot \boldsymbol{x} = F\cos\theta \times \Delta x = F\Delta x \cos\theta \tag{4.30}$$

となる．仕事の単位は $[\text{kg} \cdot \text{m}]$ あるいはジュール $[\text{J}]$ である．

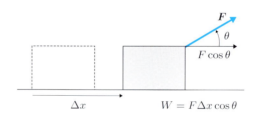

図 4–21 物体になされる仕事

例えば図 4–22 のような振り子を考えると，物体をつなぐ糸の張力 T の向きは，常に物体の動きと直角になる．物体に作用する力が変位の向きと直角（$\theta = 90°$）の場合 $\cos\theta = 0$ になるから，仕事はゼロである．つまり，振り子では糸の張力は物体に仕事をしない（振り子を動かすのは重力）．

また，物体をゆっくり下に降ろすときのように，下向きの物体の動きに対して物体を持ち上げる力は上向きだから，$\theta = 180°$（$\cos\theta = -1$）となり，力が物体にする仕事が負の値をとることもある．

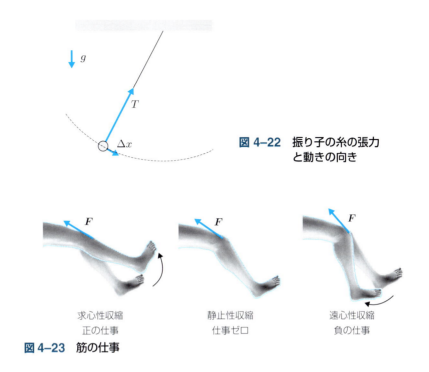

図 4–22 振り子の糸の張力と動きの向き

図 4–23 筋の仕事
求心性収縮 正の仕事
静止性収縮 仕事ゼロ
遠心性収縮 負の仕事

　身体運動における骨格筋の仕事にも正と負がある（図 4–23）．例えば肘の屈曲では，上腕二頭筋などの屈筋群が収縮して張力を発生し，筋付着部位の骨を運動させる．屈筋群が骨にする仕事は，発生した張力と骨を動かした距離の積である．筋が短くなりながら（骨を引きながら）張力を発揮すれば（求心性収縮），力と運動の向きが同じなので仕事の符号は正である．筋が長さを変えずに張力を発揮したとき（等尺性収縮），変位がゼロなので仕事もゼロになる．ただし，このとき筋は張力を発生するために代謝エネルギーを費やしてはいるが力学的には仕事はしていないことになる．また，筋が張力を発揮しながら付着部位の骨を引きつけることができずに筋が長くなれば（遠心性収縮），力と運動の向きが逆なので負の仕事になる．仕事が負というのは，筋が骨に仕事をされたことになる．ただ，関節運動は回転運動なので，回転力と回転距離（角度）との積で仕事を定義することもある〔第 6 章の「関節パワー」の項（→ 238 ページ）参照〕．

❷ 仕事率（パワー）

　物体に力 F が作用し，Δx の変位を生じるのに要した時間を Δt とすれば，単位時間あたりに生じた仕事を**仕事率**（Power）として定義できる．つまり，

$$P = \frac{W}{\Delta t} = \frac{\boldsymbol{F} \cdot \Delta \boldsymbol{x}}{\Delta t} = \boldsymbol{F} \cdot \boldsymbol{v} \tag{4.31}$$

となる．仕事率 P の単位は $[\mathrm{kg\cdot m/s}]$ あるいはワット $[\mathrm{W}]$ である（仕事 Work の記号 W と混同しないように注意）．仕事率「パワー」は，力と速度の積である．つまり力とパワーは同じ意味ではない．日常的には，「力がある」と「パワーがある」という表現は，どちらも力強さを表現する言葉として用いられるが，物理学的には，パワーは力強くかつすばやく運動できるほど大きくなるスカラー（向きをもたない大きさのみの量）である．

仕事より仕事率のほうが計算しやすいことがある．例えば，歩行中の床反力が重心に対して行う仕事を求めたい場合を考えよう．仕事を計算するには重心の変位を知る必要があるが，重心の位置を正確に求めることは簡単ではない．そこで，スクワット動作の例（図 4-10）で示したように，動作中の床反力の大きさから重心に加わった加速度を求め，それを積分して速度を計算し，ここで力と速度を掛けあわせれば仕事率になる．つまり，この積分値である仕事よりも先に計算できることになる．

❸ 歩行時の重心になされる仕事と仕事率

歩行時の重心運動について，仕事と仕事率（パワー）で分析してみよう．まず，歩行中の重心運動を捉えるためのモデルについて説明しておこう．図 4-24 に示すように，二足歩行を横から（矢状面上で）観察すると，重心は二脚によって前方へ運ばれていることがわかる．ヒトの脚には多くの関節があるが，ここでは股関節のみを考えて残りの関節は無視する．2 つの脚はひとつの股関節で連結されており，さらに重心は股関節の部分にあると想定して，これが平面内（矢状面上）のみで動くと仮定する．まるでコンパスのように単純化したモデルを考える（コンパスモデル）．コンパスモデルでは，重心の速度ベクトルは支持脚の接地点を中心とした円の接線方向になる．コンパスモデルで実際の歩行中の下肢と重心の運動（矢状面のみ）を表すことができると仮定する．

図 4-24 のような両方の脚が接地している二重支持期（double support phase）に注目して，重心に作用する床反力を考える．図 4-25 A と B は，右脚で支持しな

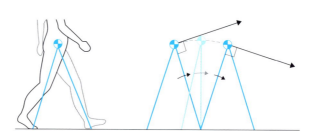

図 4-24　歩行のコンパスモデル

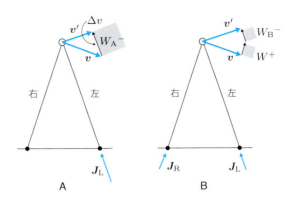

図 4–25 受動歩行モデルと仕事

がら左脚を前に出し，両脚が接地した瞬間を表している．まず，床反力の向きと重心の速度変化の向きの関係を理解しよう．例えば，前に出した左脚の踵接地の短い時間 Δt の間に，床反力 F_L が加わったとする．このとき左脚から重心へ作用した力積を J_L とすると，

$$J_L = F_L \cdot \Delta t \tag{4.32}$$

となり，力積 J_L の向きと床反力 F_L の向きは等しいことが確認できる．また，力積は運動量の変化になるが，運動量の変化とは重心の速度の変化なので，図 4–25 A のように，踵接地の前後で重心の速度が v から v' に変化したとする．この速度ベクトルの変化を $\Delta v = v' - v$ とすると，式 (4.32) は次式のようになる．

$$J_L = F_L \cdot \Delta t = m\Delta v \tag{4.33}$$

変形すると，次のようになる．

$$\frac{J_L}{m} = \frac{F_L \cdot \Delta t}{m} = \Delta v$$

左辺の力積のベクトル J_L のスカラー倍 $(1/m)$ が速度ベクトルの変化分 Δv に等しいことから，左脚に加わる床反力 F_L と同じ向きに重心の速度変化 Δv が生じることを意味している．図 4–25 A の速度 v は右脚に対して直角であり，向きを変えた速度 v' は左脚に対して直角になることに注意しよう．その変化のベクトル Δv が左脚に平行である．

次に，床反力が重心にする仕事を考えよう．式 (4.33) から，床反力 F_L は，

$$F_L = \frac{m\Delta v}{\Delta t}$$

と書ける．この時期に重心は床反力の向きに $|x| = \Delta x$ の変位を生じたとすれば，床反力が重心にした仕事 W は，

$$W = \boldsymbol{F}_\mathrm{L} \cdot \boldsymbol{x} = \frac{m\Delta \boldsymbol{v} \cdot \Delta \boldsymbol{x}}{\Delta t} = m\Delta \boldsymbol{v}^2$$

となる．この式の右辺を見ると，床反力が重心にする仕事は，速度ベクトルの変化 $\Delta \boldsymbol{v}$ の2乗に比例することがわかる．図 4–25 A に示されているグレーの正方形は，$\Delta \boldsymbol{v}^2$ に比例する仕事 W を模式的に表している．この仕事は重心の前向きの速度を減ずるので，負の仕事であるから $W_\mathrm{A}{}^-$ と書いてある．

もし，後方の右脚が床反力を受ければ，図 4–25 B のようになる．図 4–25 A のときと同じように考えて，右脚の床反力が重心に作用した力積 $\boldsymbol{J}_\mathrm{R}$ が，右脚と平行に重心の速度を増す．これは重心の進行方向の速度を増すので，右脚の床反力が重心にする仕事は正になる（図 4–25 B の W^+）．この状況で，重心の速度ベクトルは少し上向きになるので，さらにその向きを左脚に対して直角の向き $\boldsymbol{v}'$ に変えるために必要な左脚の床反力が重心にする仕事は図 4–25 B の $W_\mathrm{B}{}^-$ で示す大きさでよい．$W_\mathrm{B}{}^-$ は重心の前方への速度を減ずるので負になる．

実際に二重支持期には後ろに残った脚（この場合は右脚）に発生する床反力が重心に対して正の仕事をしていることがわかっている[4]．二重支持期の脚に加わる力が重心に対してなす仕事とパワーの分析を通して，歩行の特徴を抽出することができる（コラム 4・5）．

> **Column 4・5** 歩行中の重心に作用するパワーから見る歩行の特徴
>
> 歩行中の下肢から重心になされる仕事率を図 4–26 に示す．前方の足（点線）が接地して後方の足（実線）が離れるまでの二重支持期と，離れたあとの片脚支持期における重心の仕事率を表している．健常児（左）と脳性まひ児（右）を比較すると，二重支持期における後方の足からの仕事率が大きく異なっている．
>
>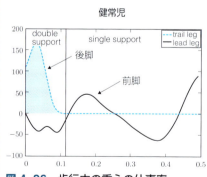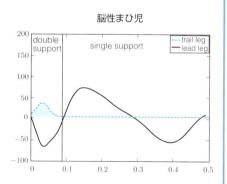
>
> **図 4–26** 歩行中の重心の仕事率
> 横軸は時間，縦軸がパワー（仕事率）
> 〔Kurz MJ, et al (2010). Mechanical work performed by the legs of children with spastic diplegic cerebral palsy. *Gait Posture*. 31(3), 347–350 より改訂引用〕

$4\cdot4\cdot2$ 力学的エネルギー

ある物体が運動している（速度を有している）とき，物体の運動状態（運動の勢い）は運動量で表現できることをすでに述べた．物体が他の物体に衝突すれば，衝突された物体は速度を与えられて変位し，系全体が運動量を保存するように動く．このことから，動く物体は他の物体に対して仕事をできるだけのエネルギーを有していることがわかる．言い換えると，物体が有する力学的なエネルギーが，物体の動きとして姿を変えているのである．ここでは，運動エネルギーと位置エネルギーの定義について述べる．この2種類のエネルギーを用いれば，物体の運動状態の変化を表現することが容易になる．

❶ 運動エネルギー

質量 m の物体が速度 v で動くとき，

$$E_{\mathrm{k}} = \frac{1}{2}mv^2 \tag{4.34}$$

を運動エネルギー（kinetic energy）と定義し，単位は $[\mathrm{N} \cdot \mathrm{m/s}]$ あるいは $[\mathrm{kg} \cdot \mathrm{m^2/s^2}]$ あるいはジュール $[\mathrm{J}]$ で表す（図 4–27 A）．仕事の単位（ジュール）と同じである．つまり，運動エネルギーは仕事のもうひとつの表現である（コラム 4・6）．

Column 4·6　　**仕事から運動エネルギーを導く**

仕事の定義を思い出そう．力による質点の微小変位 Δx が x_1 から x_2 の距離であったとしたら，積分を用いて次のように書ける．

$$W = \int_{x_1}^{x_2} \boldsymbol{F} \cdot d\boldsymbol{x} = m \int_{x_1}^{x_2} \boldsymbol{a} \cdot d\boldsymbol{x} = m \int_{x_1}^{x_2} \frac{dv}{dt} \cdot d\boldsymbol{x}$$

ここで，力 F をニュートンの運動方程式を用いて書き直し，置換積分を施せば，

$$W = m \int_{x_1}^{x_2} \frac{dv}{dt} \cdot d\boldsymbol{x} = m \int_{v_1}^{v_2} \frac{dx}{dt} \cdot d\boldsymbol{v} = m \int_{v_1}^{v_2} \boldsymbol{v} \cdot d\boldsymbol{v}$$

となる．ここで v_1, v_2 はそれぞれ位置 x_1, x_2 における速度であり，

$$W = m \int_{v_1}^{v_2} \boldsymbol{v} \cdot d\boldsymbol{v} = \frac{1}{2}mv_2{}^2 - \frac{1}{2}mv_1{}^2$$

と書ける．つまり仕事は運動エネルギーの変化に等しい．

4·4　仕事と力学的エネルギー

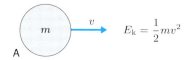

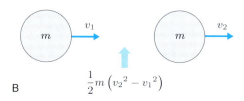

図 4–27 運動エネルギー

例えば，図 4–27 B のように，運動している物体の速度が v_1 から v_2 に変化したとき，運動エネルギーの変化 ΔE_k は

$$\Delta E_k = \frac{1}{2}mv_2{}^2 - \frac{1}{2}mv_1{}^2 = \frac{1}{2}m\left(v_2{}^2 - v_1{}^2\right)$$

である．物体に対して ΔE_k の仕事がなされ，外部からエネルギーが与えられた結果，運動の速度が変化したのである．

❷ 位置エネルギー

物体が存在する場所によって決まる位置エネルギーについて述べる．ここでは弾性エネルギーも位置エネルギーの一形態として説明する．

1）重力による位置エネルギー

図 4–28 のように，質量 m の物体が高さ h にあるとき，

$$E_p = mgh \tag{4.35}$$

を位置エネルギー（potential energy）といい，単位はジュール [J] で表す．この式 (4.35) の導出は，重力による仕事を考えると理解できる．すなわち，質量 m の物体が高さ z_2 から z_1 まで（高さ $h = z_2 - z_1$）を移動（落下）したとする．このとき重力によってなされた仕事は，

$$W = m\boldsymbol{g}\int_{z_1}^{z_2} d\boldsymbol{z} = mgz_2 - mgz_1 = mgh$$

になる．高さ h にある物体は，重力 g によって mgh [J] の量の仕事をされる状態にあるということであり，物体は mgh の位置エネルギーをもつことと同じである．

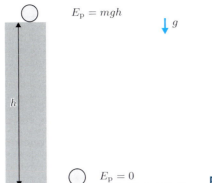

図 4-28 位置エネルギー

2) ばね（弾性力）による位置エネルギー

位置エネルギーの変化は，ばねによる位置変化でも生じる．図 4-29 のように，ばね定数 k のばねを Δx [m] 引くときの力は

$$F = k\Delta x \tag{4.36}$$

Column 4·7　どちらの仕事が楽？「仕事の原理」

下の図のように，質量 m [kg] の物体を高さ h [m] の台の上まで持ち上げるため，㋐と㋑の 2 通りの方法がある．力が物体にする仕事には違いがあるだろうか？ ただし，台と物体との間の摩擦は無視できるとする．

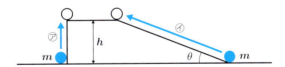

㋐のとき
垂直に持ち上げるとき，持ち上げる力は mg [N]，持ち上げる距離は h [m] なので，仕事 $W_A = mgh$ である．

㋑のとき
角度 θ だけ傾いた台の斜面に沿って持ち上げるとき，斜面に沿って持ち上げる力は $mg\sin\theta$ であり，斜面の長さは $\dfrac{h}{\sin\theta}$ なので，仕事 $W_B = mg\sin\theta \times \dfrac{h}{\sin\theta} = mgh$ になる．

つまり，どちらの経路で持ち上げても，重力に抗して持ち上げる仕事の量は同じになる．これは「仕事の原理」として知られている．

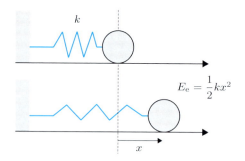

図 4–29　弾性エネルギー

である〔第 2 章の「ばねの作用で静止している物体」の項 (→ 47 ページ) 参照〕．$\Delta x = x_2 - x_1$ とすれば，この力による仕事は

$$W = k \int_{x_1}^{x_2} x dx = \frac{1}{2}k{x_2}^2 - \frac{1}{2}k{x_1}^2$$

となる．ここで

$$E_e = \frac{1}{2}kx^2 \tag{4.37}$$

を 弾性エネルギー（elastic energy）といい，単位はジュール [J] で表す．つまり，長さ x だけ伸ばされたばねは，物体に対して $\frac{1}{2}kx^2$ の仕事ができる．言い換えれば，長さ x だけ引き伸ばされたばねにつながった物体は，$\frac{1}{2}kx^2$ の位置エネルギーを有している．

4・4・3 力学的エネルギー保存則

運動エネルギーも位置エネルギーも，どちらも力による仕事を表す量であるから，ひとつの共通したエネルギーと考えてよい．運動エネルギー E_k と位置エネルギー E_p を力学的エネルギーという．重力や弾性力以外の力が物体に仕事をしなければ，物体のもつ力学的エネルギーの総和は一定である．これを力学的エネルギーの保存則という．

$$E_k + E_p = 一定 \tag{4.38}$$

例えば，高さ h_1 にある質量 m の物体が初速度 $v_0 = 0$ で落下して，床面 $h_0 = 0$ に到達したときの速度 v が知りたいとする．高さ h にあるときと床面にあるときの力学的エネルギーの総和は変わらないから，

$$\frac{1}{2}m{v_0}^2 + mgh = \frac{1}{2}mv^2 + mgh_0$$

となり，これを解けば

$$v = \sqrt{2gh} \tag{4.39}$$

と求められる.

また，すでに式 (4.12)（→ 152 ページ）に示した放物運動の最高到達点を求める問題は，力学的エネルギー保存則を用いれば次のように解くことができる.

初速 v_0 で地面と θ の角度で打ち上げられた質量 m の物体が有する運動エネルギー E_k は，次のようになる.

$$E_k = \frac{1}{2}m(v_0 \sin\theta)^2$$

高さ h の最高到達点では運動エネルギーのすべてが位置エネルギー E_p に変換されるので，次式が成り立つ.

$$\frac{1}{2}m(v_0 \sin\theta)^2 = mgh$$

これを h について解けば，

$$h = \frac{v_0{}^2 \sin^2\theta}{2g}$$

が導かれる.

弾性力による位置エネルギー E_e が含まれる場合でもエネルギー保存則は成り立ち，

$$E_k + E_p + E_e = 一定 \tag{4.40}$$

となる.

1 振り子運動

天井から吊り下げられたおもりを平面内で振動させる**単振り子**の運動について，力学的エネルギーを分析してみよう. 図 4–30 のように長さ L の糸につながれている質量 m の物体が角度 θ_0 の初期位置から振動を始めて角度 θ だけ傾いたところにある.

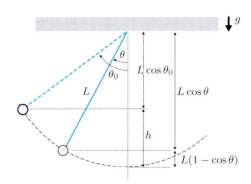

図 4–30 振り子の振動

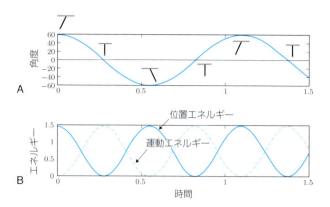

図 4–31 振り子の力学的エネルギー
A：振り子の角度変化，B：エネルギーの変化，横軸は時間

物体が初期位置にあるときの高さは，最下点を基準にすると

$$h = L - L\cos\theta_0 = L(1 - \cos\theta_0)$$

であるから，この物体がもつ力学的エネルギーの総和 E は初期の位置エネルギーに等しく

$$E = mgh = mgL(1 - \cos\theta_0)$$

である．物体が傾き θ のところで有する位置エネルギー E_p は

$$E_p = mgL(1 - \cos\theta)$$

である．この点での運動エネルギーを E_k とすると，

$$E_k = E - E_p$$

が成り立つはずであり，

$$E_k = mgL\cos\theta - mgL\cos\theta_0 = mgL(\cos\theta - \cos\theta_0)$$

となる．

単振り子の角度変化 θ は正弦波形になることを利用して，振動中の物体の位置エネルギーと運動エネルギーを計算すると，図 4–31 のようになる．振動を始める角度が最大のときには位置エネルギーが最大かつ運動エネルギーがゼロであり，物体が最下点に来たとき（$\theta = 0°$），位置エネルギーはゼロとなり運動エネルギーが最大になる．運動エネルギーと位置エネルギーの和が保存されていることがわかる．

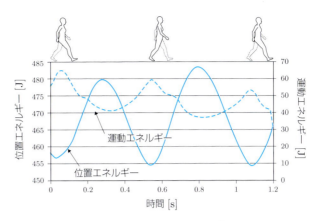

図 4–32　歩行中の重心の力学的エネルギー
〔西薗秀嗣, 加賀谷善教・編著（2015）. ケガをさせないエクササイズの科学―トレーニングから運動療法まで. 大修館書店, p101 より〕

❷ 歩行中の重心運動のエネルギー

　4・2節「質点の力学」で例示した歩行中の重心運動〔図 4–13 A（→ 163 ページ）〕について，力学的エネルギーの観点から調べてみよう．身体部位の計測データ（標点座標）から身体重心の変位と速度を推定して運動エネルギーと位置エネルギーがそれぞれ式 (4.34) と式 (4.35) で求められる．図 4–32 に位置エネルギーと運動エネルギーの変化を示す．運動エネルギーのピークは二重支持期にあり，そのとき位置エネルギーは極小となっている．運動エネルギーのピークと位置エネルギーのピークの時期が交互に入れ替わっており，前述の振り子で例示したように，歩行中の重心の位置エネルギーと運動エネルギーも入れ替わる様子が観察される．

● 引用文献

1) Wakai M, Linthorne NP (2005). Optimum take-off angle in the standing long jump. *Hum Mov Sci* 24(1), 81–96.
2) Ashby BM, Heegaard JH (2002). Role of arm motion in the standing long jump. *J Biomech* 35(12), 1631–1637.
3) Gilden DL, Proffitt DR (1989). Understanding collision dynamics. *J Exp Psychol Hum Percept Perform* 15(2), 372–383.
4) Donelan JM, Kram R, Kuo AD (2002). Simultaneous positive and negative external mechanical work in human walking. *J Biomech* 35(1), 117–124.
5) Kurz MJ, Stuberg WA, DeJong SL (2010). Mechanical work performed by the legs of children with spastic diplegic cerebral palsy. *Gait Posture* 31(3), 347–350.
6) 西薗秀嗣, 加賀谷善教・編著（2015）. ケガをさせないエクササイズの科学―トレーニングから運動療法まで. 大修館書店, p101.

第5章 流体の性質

5・1 流体の性質——固体ではみられない数々の特徴…188

5・2 浮力——流体中の物体に作用する力…193

5・3 流れている流体——流速と高さと圧力の関係…197

5・4 粘性——流体が示す運動への抵抗…205

5・1

流体の性質——固体ではみられない数々の特徴

5・1・1 流体とは

　通常，物質の状態は固体，液体，気体の3つに分類される．いままでの章では，液体や気体は取り扱ってこなかった．液体や気体は，異なった容器の中に入れると，その内部の形状に合わせて容易に形を変えることができる．また川や風を思い浮かべるとわかるように，液体と気体は流れるという性質をもっている．このように両者にはよく似た共通の性質があるので，液体と気体を合わせて**流体**（fluid）と呼ぶ．

　図 5–1 のように，上面に自由に動くピストンがついた容器に流体が閉じ込められており，ピストンの上におもりを乗せる．容器の中が液体ならば体積はほとんど変化しないが，気体であるなら体積は減少する．圧力が加わると体積が減少する性質をもつ流体は**圧縮性流体**と呼ばれる．一方，圧力が加わっても体積にほとんど変化がない流体を**非圧縮性流体**と呼ぶ．容器内の流体の体積が減少するということは，流体の密度が増えたということになる．

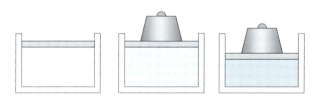

図 5–1　流体の圧縮性

　そのほかに，流体特有の性質に粘性がある．これは流体が流れる際に示す"ねばり"の度合いであり，固体にはみられない性質である．しかし運動生理学においては，流体ではない筋の収縮特性に関連して「粘性」という用語が登場する．混乱しやすいこの点に関しては，のちの節（→ 205 ページ）であらためて触れる．

5・1・2 気体の密度と圧力

　気体は軽いイメージがあるので，気体の重さといわれても実感がわかない人も

多いだろう．空気の重さがどのくらいあるかというと，温度や湿度によって異なるが，1気圧で気温が0°Cのときには1Lで1.293gである．これを密度で表すと1.293 kg/m^{3}となる．温度が高くなるほど空気の密度は減るが，1気圧で気温が30°Cのときでも1.165 kg/m^{3}と，1 m^{3}で1 kg以上の重さがある．

地表にある大気は，地球の重力によって引き寄せられている．その厚みがどのくらいかというと，いくつかの解釈があって，対流圏と呼ばれる高度が約10 km，成層圏と呼ばれる最大高度が約50 km，宇宙との境界が高度100 kmとされており，それより上空にも，ごく希薄ながら大気の分子は存在する．底辺が1 m^{2}の仮想的な大気の柱を考えると，上空から地表までの大気の質量はおよそ10000 kg（10 t）にも及ぶ．この重さが地表での大気圧となる．海抜0 mでの大気圧は1 m^{2}当たりおよそ10000 kgw，1 cm角の面積に加わる力は，およそ1 kgwという値になる（図5–2）．

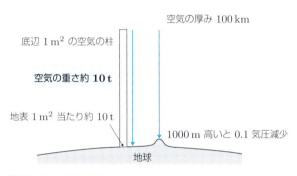

図 5–2　大気の重さ

圧力の単位には，パスカル [Pa] や水銀柱ミリメートル [mmHg] がある．1 Paは1 m^{2}の面積に1 Nの力が作用している圧力で，1 mmHgは高さ1 mmの水銀柱が与える圧力である．地表での標準的な大気圧は101325 Paとされている．気象学で用いる100 Paと等しいヘクトパスカル [hPa] という単位で表すと，1013 hPaとなる．

もう一方の水銀柱ミリメートルで標準的な大気圧を表すと，760 mmHgとなる．これは，水銀柱の中にある水銀を76 cm上昇させる圧力と等しいということを意味している．なお，mmHgという単位はtorr（トル）と呼ぶこともある．Paとの換算はおよそ1 mmHg (torr) = 133.3 Paとなる．

5・1・3 水の密度と圧力

　液体は，同じ体積であれば，気体よりも明らかに重い．水の密度も温度によって変化するが，温度がおよそ 4°C のときに最も密度が大きくなり，純粋な水（純水）では 1 L あたり 999.973 g/cm^3 で，大気の約 773 倍の重さがある．

　水中では水圧が作用し，深い場所ほど水圧は上昇する．図 5–3 のように，水面から 10 m の深さまでの，底面が 1 m^2 の仮想的な水の柱を考えると，水の体積は 10 m^3 であり，その質量はおよそ 10 t になる．これは，上空から地表までの同じ底辺が 1 m^2 である仮想的な大気の柱の質量と，ほぼ同じである．すなわち，海に潜るとすると，水深が 10 m の深さでの水圧は，大気圧と同程度分の増加となる．身体に加わる力は，大気圧と同様に 1 cm^2 当たり 1 kgw，圧力の大きさではおよそ 1.0×10^5 Pa，すなわち 760 mmHg の増加となる．さらに深さ 20 m で大気圧の 2 倍，深さ 30 m で大気圧の 3 倍の水圧が加わることになる．

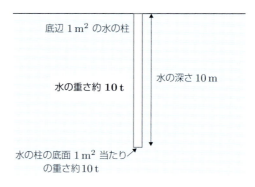

図 5–3　水の重さ

5・1・4 大気圧や水圧の加わり方

　大気圧の大きさは 1 cm^2 当たり 1 kg の重さに相当するなら，例えば手掌面は 180 cm^2 ほどの面積があるので，手掌を上に向けると 180 kg もの大気の重さが手掌面に加わる計算になる．それだけの巨大な力が作用している実感はないだろうし，それほどの重さは支えきれないのは明らかなので，不思議に感じるであろう．

　ここで重要な点は，気圧や水圧が物体に作用する向きは，面に垂直な方向であるという性質である．図 5–4 のように，身体のあらゆる面に圧力が等しく加わるので，決して手掌面だけに力が加わるのではない．圧力があらゆる面に等しく作用す

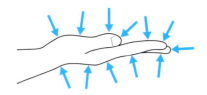

図 5–4　大気圧の加わり方

ることと，面に対して垂直に作用することの 2 つの性質を，パスカルの原理という．
　水に潜ったときの水圧も同じ原理で身体に作用する．図 5–5 のように，プールの中で立位になっている人を考えると，あらゆる体表面に対して垂直な方向から水圧が作用する．大気圧は身長程度の高さの変化では，その大きさに差はないとみなせるが，水圧では図のように深さによって圧力の差が無視できない点に注意が必要である．下肢の末梢部あたりの深さでは，動脈の拡張期血圧と同程度の圧力が身体の表面に作用する．また，腹部の付近は胸郭での肋骨のような骨による周囲の支持がないので，水圧の影響でわずかに圧縮されるのが観察できる．この状態で腹位の周径は，水の外で測るのと比べて数 cm は少ない値になる．

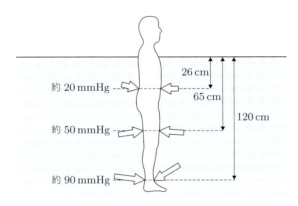

図 5–5　水圧の加わり方

5・1・5 パスカルの原理の応用例

　パスカルの原理を応用すると，小さな力で大きな物体を持ち上げるような機械的利点をもつ装置を作ることができる．図 5–6 A のような断面積が異なる容器をつないで，水または油を満たす．両方の容器の水面は同じ高さにあるが，この上に軽いピストンを置いてその上におもりを乗せると，断面積の比に相当するおもりの質量でつり合う．つまり，水の圧力を P [Pa] とすると，左右の容器のピストンを下

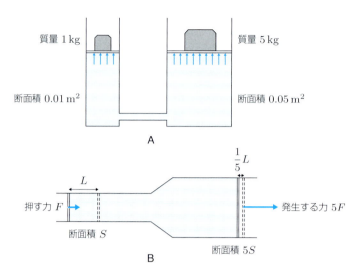

図 5–6 パスカルの原理の応用

から押す力は断面積に比例する．$1\,\mathrm{Pa}$ は $1\,\mathrm{m}^2$ の面積に $1\,\mathrm{N}$ の力が作用している圧力であったので，左右のピストンを押す力は，

$$\text{左のピストン：} F_\mathrm{L}\,[\mathrm{N}] = P\,[\mathrm{Pa}] \times 0.01\,\mathrm{m}^2$$

$$\text{右のピストン：} F_\mathrm{R}\,[\mathrm{N}] = P\,[\mathrm{Pa}] \times 0.05\,\mathrm{m}^2$$

となり，左のピストンを押す力の 5 倍の力が右のピストンに発生する．

この性質を利用すると，左のピストンを押す力の 5 倍の力が得られる装置ができる．このような機械を水圧機（油圧機）という．小さな力で大きな力を得る目的で，プレス機やジャッキなどの昇降装置に利用される．ただし，図 5–6 B に示すように，左右の容器の断面積の比が $1:5$ であるなら，右のピストンでは 5 倍の力が発生するが，移動距離は 5 分の 1 になる．そのため，仕事の大きさとしては同じになる．物体への仕事は，どんな便利な道具を使っても必要となる仕事の量は減ることはない．これを**仕事の原理**という．

5・2

浮力――流体中の物体に作用する力

5・2・1 浮力とは

コップの水の中にある氷が浮いたり，プールに入ると身体が軽く感じたりするのは**浮力**（buoyancy）が働いているためである．浮力は流体中にある物体が受ける力で，流体中にある物体が受ける圧力は，高さ（深さ）によって異なることから生じる（コラム 5・1 参照）．図 5–7 のように，上下の面の面積が $S\,[\mathrm{m}^2]$，高さが $h\,[\mathrm{m}]$ の直方体（体積 $V = Sh\,[\mathrm{m}^3]$）が水中にある．この物体に作用する浮力の大きさ F は，重力加速度の大きさを $g\,[\mathrm{m/s}^2]$ とすると，以下のような式で計算できる．

$$F = \rho g V \,[\mathrm{N}]$$

ここで，ρ は流体の密度であり，単位は $[\mathrm{kg/m}^3]$ である．水中の物体の体積が $1\,\mathrm{m}^3$ だとすると，純水の密度は $1000\,\mathrm{kg/m}^3$ なので，浮力の大きさは，

$$F = 1000\,\mathrm{kg/m}^3 \times 9.8\,\mathrm{m/s}^2 \times 1\,\mathrm{m}^3 = 98000\,\mathrm{N} = 1000\,\mathrm{kgw}$$

となる．これは水中に物体が存在することで排除される水に作用する重力そのものである．これを**アルキメデスの原理**という．

石や金属のような密度の大きい物体を水中に入れると沈むが，これは決して浮力が作用していないというわけではない．水中の物体が浮くか沈むかは，基本的に物体に作用する重力と浮力のどちらが大きいかで決まる．流体の密度を ρ，流体中の物体の密度と体積をそれぞれ ρ_S, V_S とすると，物体に作用する重力 F_G と浮力 F_b は，

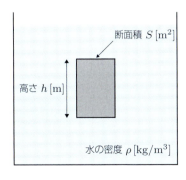

図 5–7 水中の物体に作用する浮力

$$F_{\mathrm{G}} = \rho_{\mathrm{S}} g V_{\mathrm{S}} \,[\mathrm{N}]$$

$$F_{\mathrm{b}} = \rho g V_{\mathrm{S}} \,[\mathrm{N}]$$

となる．浮力が重力より大きければ，物体は流体に沈まずに浮くことになるので，

$$F_{\mathrm{b}} - F_{\mathrm{G}} = \rho g V_{\mathrm{S}} - \rho_{\mathrm{S}} g V_{\mathrm{S}} = (\rho - \rho_{\mathrm{S}}) g V_{\mathrm{S}} > 0$$

を満たせば物体は浮く．g，V_{S} はともに正なので，$\rho - \rho_{\mathrm{S}} > 0$，すなわち物体の密度が流体の密度より小さければ，浮力が勝って物体は浮くことになる．

5・2・2 身体に作用する浮力

例えば，図 5–8 のような水中にある身体を考える．成人の身体の平均密度は肺の中に空気が一切ないものとして算出すると，およそ $1080\,\mathrm{kg/m^3}$ とされている．この値は純水の密度 $1000\,\mathrm{kg/m^3}$ より大きいので，重力のほうが大きくなって身体は沈んでしまうことになる．しかし，実際は肺の中の空気をゼロにすることはできない．最大呼気時に肺に残る残気量は $1 \sim 1.5\,\mathrm{L}$ ほどあるので，これによって身体の平均密度は $1000\,\mathrm{kg/m^3}$ よりも小さい値になる．身体の平均密度を $980\,\mathrm{kg/m^3}$ とすると，図 5–8 A のように，身体はわずかに浮いた位置で浮力と重力がつり合う．この場合，身体の体積のおよそ 2% が水面から出る計算になるが，頭部は重量比でいうと身体のおよそ 4% を占めるので，頭部全体は水面から出ないことになる．

一方，海水は純水より密度が大きいので，身体はより浮きやすくなる．海水の密度を $1020\,\mathrm{kg/m^3}$ とすると，身体のおよそ 4% の体積が水面から浮く計算になる（図 5–8 B）．ただし，身体の平均密度は肺の空気の量や，密度が小さい体脂肪の比率など個人差が大きいので，その人がどれだけ浮くかを正確に知ることは難しい．

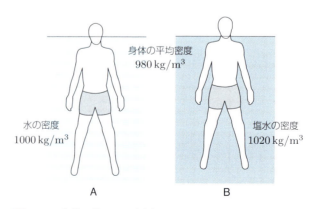

図 5–8　身体に作用する浮力

Column 5・1　浮力の算出方法

水中の物体に作用する浮力を計算しよう．図 5–9 のように，断面積 $S\,[\mathrm{m}^2]$，体積 $V\,[\mathrm{m}^3]$ の直方体が水中にあり，水の密度を $\rho\,[\mathrm{kg/m}^3]$，直方体の上面と下面までの水深をそれぞれ h_1，h_2 とする．直方体の上にある水の体積 V_U は

$$V_\mathrm{U} = Sh_1\,[\mathrm{m}^3]$$

となり，その質量 M_U は

$$M_\mathrm{U} = \rho Sh_1\,[\mathrm{kg}]$$

である．重力加速度を g とすると，直方体の上面に作用する水への重力による力 F_U は，

$$F_\mathrm{U} = \rho g Sh_1\,[\mathrm{kg\cdot m/s}^2] = \rho g Sh_1\,[\mathrm{N}]$$

となる．この力が直方体の上面に均等に作用するので，面積 S で割って圧力 P_U に換算すると，

$$P_\mathrm{U} = \rho g h_1\,[\mathrm{Pa}]$$

となる．これが水深 h_1 での水圧である．同様の計算で，水深 h_2 での水圧 P_L は，

$$P_\mathrm{L} = \rho g h_2\,[\mathrm{Pa}]$$

となる．

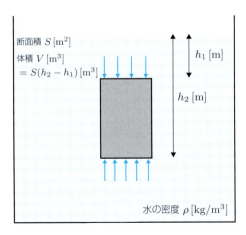

図 5–9　浮力の算出方法

ともに断面積 S の直方体の下面に加わる水圧による力 F_L は，

$$F_\mathrm{L} = \rho g Sh_2\,[\mathrm{N}]$$

となる. $h_1 < h_2$ なので直方体の下面に加わる力のほうが大きく,その差 F は,

$$F = F_\mathrm{L} - F_\mathrm{U} = \rho g S h_2 - \rho g S h_1 = \rho g S (h_2 - h_1) = \rho g V \ [\mathrm{N}]$$

となり,これが直方体に作用する浮力の大きさとなる.

5·3 流れている流体——流速と高さと圧力の関係

5·3·1 流体の運動

今までは静止した流体を考えてきたが，次は流れている流体の性質を考えよう．流体は圧力の高いところから，圧力の低いところに流れる．例えば，地表での大きな大気の流れは，高気圧のあるところから，低気圧に向けて流れる．

血管が損傷すると，血管内にあった血液は体外に流れ出る．血管内の圧力は血圧の測定でわかるが，上腕動脈の収縮期血圧は 120 mmHg 程度である．先に触れたとおり体外は大気圧に晒されており，その圧力は 760 mmHg 程度である．一見すると，体外のほうが圧力は高いので，血管から出血する現象は圧力が低いところから，高いところに流れているように思える．流体が圧力の高いところから低いところに流れるのであれば，血管が破れると外部の空気が血管内に侵入するはずであるが，そうならないのは，やはり血管内の圧力のほうが大気圧より高いからである．血圧測定は血管内の圧力が大気圧よりどれだけ高いかを測っているので，血管内は大気圧より 120 mmHg だけ圧力が高いのである．それでは，点滴の薬液はなぜ血管内に入っていくのかという新たな疑問が生じるかもしれない．その答えは後節で触れる．

5·3·2 パイプを流れる流体

簡単な流体の流れとして，図 5–10 A のような断面積が均一なパイプの中を流れる状態を考えよう．流体は非圧縮性で，時間の経過によって流れの様子が変わらず同じように流れるとする．時間的に運動の様相が変化せず，流速や圧力，密度が時間によらず一定な流れを定常流（steady flow）という．パイプ内の流体はすべての位置で同じ速さで流れているとして，その流速を v [m/s] とする．ある時刻にパイプの断面 A にあった流体の面は，1 秒後には断面 A′ に移動したとする．両断面間の距離を L [m] とすると，1 秒間に L [m] 移動するので $v = L$ [m/s] となる．断面積が S [m^2] なので，パイプ内のある断面を 1 秒間に流れる流体の体積 C_S は，

$$C_S \, [\text{m}^3] = L \, [\text{m}] \times S \, [\text{m}^2] = v \cdot S$$

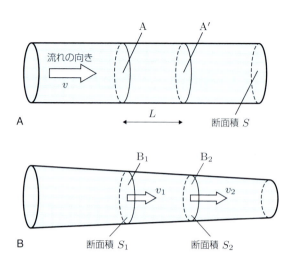

図 5–10 パイプの中の流体の運動

である．すなわち，断面積と流速の積が，1 秒間にある断面を流れる流体の量となる．このパイプは断面積がどこでも同じなので，すべての断面で，この式が成り立つ．それでは，断面積が変化するパイプではどうなるだろうか．

図 5–10 B は，断面積が一様でないパイプの中を流れる流体の例である．ある断面 B_1 は，断面積が S_1，それより先の狭い断面 B_2 は，断面積が S_2 であるとする．断面 B_1 と B_2 での流速を v_1 と v_2 とすると，両方の流速は同じ値であろうか．それぞれの断面で 1 秒間に流れる流体の体積 $C_1 \,[\mathrm{m}^3]$, $C_2 \,[\mathrm{m}^3]$ は，

$$C_1 = S_1 v_1$$
$$C_2 = S_2 v_2$$

となる．ここで重要な点は，断面積が異なるとはいえ，1 本のパイプを流れている流体は，どこでも同じ量が流れていなければいけないことである．つまり，流体は非圧縮性だったので，どこかに溜まったりできず，パイプの中では流体の逃げ場がないので，パイプの入り口と出口では同じ量が流れるはずである．これはパイプの中間でも同様なので，C_1 と C_2 は同じ値になる．すなわち，

$$S_1 v_1 = S_2 v_2$$

が成り立つ．これを **連続の式** という．

この式が示す重要な事実は，パイプが細くなるほど流れは速くなる点である．図 5–10 B から $S_1 > S_2$ であったので，連続の式が成り立つためには，$v_1 < v_2$ でなければいけない．もし B_1 の断面積が B_2 の 2 倍なら，B_2 での流速は広い断面の

B_1 での 2 倍になる．

　身体にある血管も，心臓からすぐの大動脈は断面が太いが，末梢部にいくに従って細くなる．連続の式は血管内の血液でもおよそ成り立つので，末梢の血管ほど流速が速くなる可能性がある．しかし，血管は末梢部へ向かうほど枝分かれするので，1 本のパイプであるとはいえない．そのため連続の式には従わず，血管が細くなるほど流速が増すとは限らず，枝分かれが多いために逆に遅くなる．

5・3・3　流れている流体のエネルギー

❶ ベルヌーイの定理

　力学的エネルギーについては第 4 章（→ 179 ページ）で触れたが，流体も基準となる位置からの高さに応じた位置エネルギーをもっている．また，流れている流体は速さをもっているので，流体にも運動エネルギーの概念を適用できる．さらには，流体が流れる原因となっている流体の圧力がする仕事の大きさも考えることができる．

　第 4 章で学んだとおり，力学的エネルギーの総量は変化しないという保存則があった．流れている流体でもこれは成り立つので，前記の 3 つの和も一定である．この関係式から，流れている流体の振る舞いの特徴のいくつかが，明らかになる．

　例えば図 5–11 のような，断面積と高さが変化するパイプを流れる流体を考えよう．断面 B_1 から断面 B_2 に向かって密度が $\rho\,[\mathrm{kg/m^3}]$ の非圧縮性の流体が流れている．B_1，B_2 での流速と圧力をそれぞれ v_1, v_2 と P_1, P_2，基準面からの B_1，B_2 までの高さを h_1, h_2 とすると，前記の 3 種類のエネルギーの和は一定であることから，

$$\frac{1}{2}\rho v_1{}^2 + \rho g h_1 + P_1 = \frac{1}{2}\rho v_2{}^2 + \rho g h_2 + P_2$$

という式が成り立つ．この式の両辺の単位は Pa であり，$\frac{1}{2}\rho v^2$ は流体の運動エネルギーに関連した項で，$\rho g h$ は流体の位置エネルギーに関連した項である．これに

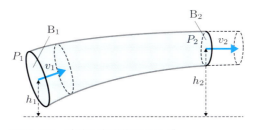

図 5–11　流体の力学的エネルギー

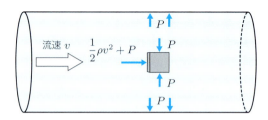

図 5-12 流れている流体の圧力

3つ目の流体の圧力を加えた和は，B_1，B_2 で等しいことを，この式は表している．さらに B_1，B_2 に限らず，流れのどの断面でもこの3つの和は一定である．この関係式を**ベルヌーイの定理**という（関係式の導出法はコラム 5・2 参照）．

この式の運動エネルギーに関連した項 $\frac{1}{2}\rho v^2$ は，静止した流体には現れない．これは流体が流れることによって発生する量であり，これを**動圧**という．一方，この式の P_1 や P_2 は，流体が静止していても存在する流体の圧力で，これを**静圧**という．図 5-12 のように，流れの中に固定された物体があると，流れを受ける面には静圧 P と動圧 $\frac{1}{2}\rho v^2$ が加わる．しかし，流れの向きと平行な面には静圧 P しか加わらない．

臨床で一般的に行われるマンシェットを用いた間接法の血圧測定は，血管（動脈）の圧力を測っているが，マンシェットは血管に対して垂直方向から圧力を加えて測っているので，静圧（血圧計測では側圧ともいう）のみを測っている．一方，カテーテルを血管内に挿入する観血法の血圧測定では，カテーテルの先端を血流に向かう方向に挿入すると，静圧に動圧を加えた値が得られる．したがって，同じ部位で測定した両者の値には差が出ることになる．

ここで血管内の血液の動圧の大きさを計算しよう．上腕動脈の血流の速さは，収縮期（流れが速い）で 0.5 m/s 程度であり，血液の密度を $1.06 \times 10^3 \, \text{kg/m}^3$ として動圧の式 $\frac{1}{2}\rho v^2$ に代入すると，上腕動脈の動圧は 133 Pa（= 1 mmHg）となる．すなわち，血管内の圧力は，そのほとんどが静圧であるとみなしてよいことがわかる．したがって，間接法による血圧の値と観血法による値には，差がないとみなしてかまわない．

❷ ベルヌーイの定理からわかること

流体の力学的エネルギーが保存することを表したベルヌーイの定理には，位置エネルギーの項があった．そのため，流体の運動は高さによる影響を受けることがわかる．例えば，図 5-13 A は垂直に置かれているパイプの中を，流体が下から上に流れている様子を示している．流速 v が一定だとすると，ベルヌーイの定理の中の

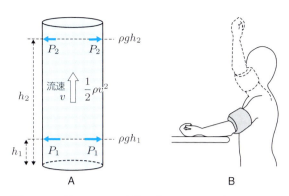

図 5–13 流れている流体の高さによる圧力の変化

動圧の項 $\frac{1}{2}\rho v^2$ も一定である．すると，基準からの高さが h_1 [m] と h_2 [m] の位置での残りの 2 項の和が一定となる．すなわち，

$$\rho g h_1 + P_1 = \rho g h_2 + P_2$$

が成り立つ．ここで，ρ と g は一定かつ $h_1 < h_2$ なので，静圧の関係は $P_1 > P_2$ となることがわかる．具体的には，

$$P_2 = P_1 - \rho g(h_2 - h_1)$$

となる．

　この式は仮に流速が変化しない流れでは，より高い位置に流れるほど，静圧が減少するという事実を示している．例えば，血圧を測定する場合の注意点として，マンシェットの高さは心臓の高さと一致するような肢位で行うという項目があるが，これはマンシェットの高さによって血管内の静圧が変化してしまうため，それを防ぐという目的がある．図 5–13 B のように，マンシェットが，正しい測定肢位より 30 cm 高い位置にあるとしよう．ここでの圧力を P_2，通常の測定位置での静圧を P_1 とする．上肢を挙上したことによって上腕動脈の血液の流速が変化しないとすると，測定される血圧の差 $P_2 - P_1$ は，血液の密度を 1.06×10^3 kg/m^3，重力加速度を 9.8 m/s^2 として，

$$P_2 - P_1 = -\rho g(h_2 - h_1) = -1.06 \times 10^3 \times 9.8 \times 0.3$$
$$= -3.12 \times 10^3 \, \text{Pa} = -23.4 \, \text{mmHg}$$

となり，かなり低い値が測定されることがわかる．この結果から，血圧測定の際の肢位を正しく設定しなければいけない理由が理解できる．

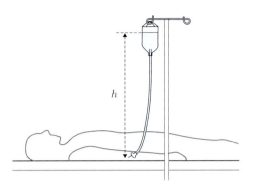

図 5–14 流れている流体の高さによる圧力の変化

❸ 点滴が血管内に入る理由

先の項で，血管内の圧力は大気圧（760 mmHg）より高いことに触れた．点滴バッグは大気圧に晒されているが，それよりも圧力が高い静脈内に点滴液が流れ込むのはどうしてだろうか．その答えはベルヌーイの定理によって明らかになる．

図 5–14 のように，点滴バッグは点滴の針が血管に留置されている位置より常に高いところにある．バッグ内の液面は針先よりも h [m] 高い位置にあるとする．点滴液の静圧を大気圧 $760\,\mathrm{mmHg} = 1.013 \times 10^5\,\mathrm{Pa}$，上肢の静脈内の圧力を 大気圧 $+\,10\,\mathrm{mmHg} = 770\,\mathrm{mmHg} = 1.027 \times 10^5\,\mathrm{Pa}$ として，点滴液の液面の流速を v_1，針先の流速を v_2，点滴液の密度を ρ とすると，ベルヌーイの定理の左辺を点滴バッグの液面，右辺を針先として式を作ると，次のようになる．

$$\frac{1}{2}\rho v_1{}^2 + \rho g h + 1.013 \times 10^5 = \frac{1}{2}\rho v_2{}^2 + 1.027 \times 10^5$$

針先の高さは 0 としているので，右辺から高さによる項がなくなっている．つまり，点滴がより圧力が高い静脈内に流れ込むのは，点滴バッグが高い位置にあることで位置エネルギーを反映した項があるためということが，ベルヌーイの定理から説明できる．

この式のうち，バッグ内の液面が低下する速さはおそらく肉眼では確認できないほどなので流速 v_1 は $0\,\mathrm{m/s}$ としてよく，点滴液の密度 $1.0 \times 10^3\,\mathrm{kg/m^3}$，重力加速度 $9.8\,\mathrm{m/s^2}$ をそれぞれ代入すると，

$$0 + 1.0 \times 10^3 \times 9.8 \times h + 1.013 \times 10^5 = \frac{1}{2} \times 1.0 \times 10^3 \times v_2{}^2 + 1.027 \times 10^5$$

$$v_2 = \sqrt{19.6 \times h - 2.8}$$

となる．この式は h が大きいほど，すなわち点滴バッグが高い位置にあるほど針先での流速が速いことを示している．逆にどれだけの高さがあれば点滴液が静脈内に

入るかを計算すると，$v_2 \geqq 0$ になればよいので，

$$19.6 \times h - 2.8 \geqq 0$$

$$h \geqq 0.143\,\mathrm{m}$$

となる．つまり，この条件では，点滴バッグが 14.3 cm 以上の高さにあれば，かろうじて点滴液が血管内に流れ込むことになる．点滴液がバッグからなくなって，チューブ内を落ちるだけの状態になると，チューブ内の液面が針先から 15 cm 前後のところで，これ以上血管内に入らなくなり止まってしまう．点滴をされているときに，液の流れが止まりそうになってもスタッフを呼ばずに見ていると，この状態が体験できる．しかし，液が流れない状態が長く続くと血液の凝固で針先が詰まってしまうので，あまりお勧めはできない．

Column 5·2　ベルヌーイの定理の算出方法

図 5–11 の断面 B_1 と B_2 での断面積，流速をそれぞれ，$S_1\,[\mathrm{m^2}]$ と $S_2\,[\mathrm{m^2}]$，$v_1\,[\mathrm{m/s}]$ と $v_2\,[\mathrm{m/s}]$ とすると，1 秒間に B_1 と B_2 を流れる流体の体積 $V_1\,[\mathrm{m^3}]$ と $V_2\,[\mathrm{m^3}]$ は，

$$V_1 = S_1 v_1$$

$$V_2 = S_2 v_2$$

となる．流体の密度を $\rho\,[\mathrm{kg/m^3}]$ とすると，B_1 と B_2 を 1 秒間に流れる流体の質量 $m_1\,[\mathrm{kg}]$ と $m_2\,[\mathrm{kg}]$ は，

$$m_1 = \rho S_1 v_1$$

$$m_2 = \rho S_2 v_2$$

となる．

第 4 章で触れたとおり，運動エネルギー K を求める式は，

$$K = \frac{1}{2}mv^2$$

である．したがって，1 秒間に断面 B_1，B_2 を流れる流体の運動エネルギー $K_1\,[\mathrm{J}]$，$K_2\,[\mathrm{J}]$ は，

$$K_1 = \frac{1}{2}m_1 v_1{}^2 = \frac{1}{2}\rho S_1 v_1{}^3\,[\mathrm{J}]$$

$$K_2 = \frac{1}{2}m_2 v_2{}^2 = \frac{1}{2}\rho S_2 v_2{}^3\,[\mathrm{J}]$$

となる．

5·3　流れている流体——流速と高さと圧力の関係

次に断面 B_1, B_2 を流れる流体の位置エネルギーを求める. 第 4 章のとおり, 位置エネルギー U を求める式は, 基準面からの高さを h, 重力加速度を $g\,[\mathrm{m/s^2}]$ とすると,

$$U = mgh$$

である. したがって, 断面 B_1, B_2 の基準面からの高さを $h_1\,[\mathrm{m}]$, $h_2\,[\mathrm{m}]$ とすると, 1 秒間に流れる流体の位置エネルギー $U_1\,[\mathrm{J}]$, $U_2\,[\mathrm{J}]$ は,

$$U_1 = m_1 g h_1 = \rho S_1 v_1 g h_1\,[\mathrm{J}]$$
$$U_2 = m_2 g h_2 = \rho S_2 v_2 g h_2\,[\mathrm{J}]$$

となる.

さらに, 流体が静止せずに流れるもととなっている流体の圧力がする仕事の大きさを考える. 断面 B_1, B_2 での圧力を P_1, P_2 とすると, 圧力は単位面積当たりの力の大きさなので, 断面 B_1, B_2 において流体に作用する力の大きさ $F_1\,[\mathrm{N}]$, $F_2\,[\mathrm{N}]$ は,

$$F_1 = P_1 S_1$$
$$F_2 = P_2 S_2$$

である. 仕事の大きさは (力) × (移動距離) で計算できる. 流体の移動距離は 1 秒間で $v_1\,[\mathrm{m}]$, $v_2\,[\mathrm{m}]$ なので, B_1, B_2 での仕事 $W_1\,[\mathrm{J}]$, $W_2\,[\mathrm{J}]$ は,

$$W_1 = P_1 S_1 v_1\,[\mathrm{J}]$$
$$W_2 = P_2 S_2 v_2\,[\mathrm{J}]$$

となる.

断面 B_1, B_2 で, それぞれこの 3 つのエネルギーの和を求めると,

$$B_1 : \frac{1}{2}\rho S_1 v_1{}^3 + \rho S_1 v_1 g h_1 + P_1 S_1 v_1$$
$$B_2 : \frac{1}{2}\rho S_2 v_2{}^3 + \rho S_2 v_2 g h_2 + P_2 S_2 v_2$$

となる. どの断面でもこの 3 つのエネルギーの総量は保存されるので,

$$\frac{1}{2}\rho S_1 v_1{}^3 + \rho S_1 v_1 g h_1 + P_1 S_1 v_1 = \frac{1}{2}\rho S_2 v_2{}^3 + \rho S_2 v_2 g h_2 + P_2 S_2 v_2$$

という式が成り立つ. この式の両辺の単位は $[\mathrm{J}]$ である. ここで, 連続の式 $S_1 v_1 = S_2 v_2$ を代入すると,

$$\frac{1}{2}\rho v_1{}^2 + \rho g h_1 + P_1 = \frac{1}{2}\rho v_2{}^2 + \rho g h_2 + P_2$$

という式が導かれる. この式の両辺は単位が $[\mathrm{Pa}]$ である.

204　第 5 章　流体の性質

5·4

粘性——流体が示す運動への抵抗

5·4·1 流体の粘性

粘性（viscosity）とは，流体の粘り気を指す用語である．油のほうが水よりも粘り気があるなどと表現するが，粘性はそうした液体独自の性質を表現している．食用の油をフライパンに入れて熱すると流れやすくなるが，これは粘性が低下した状態である．粘性は粘度，または粘稠性と表現することもある．粘稠性は「ねんちゅうせい」と読むが，医療の分野では「ねんちょうせい」と読むことが多い．これは誤読が定着したものといわれ，医療以外の分野では通じない読み方である．

身体の運動と粘性は，大きく2つの事項で関連が深い．ひとつは身体が流体から受ける抵抗に関する現象である．もうひとつは身体内の筋やその他の軟部組織が主に伸縮する際に示す力学的な挙動に関する事項である．

5·4·2 流体中の粘性抵抗

水の中で腕を動かすと抵抗を受ける．それも一定の大きさの抵抗ではなく，腕を速く動かすほど強い抵抗を受けるのを実感できるだろう．空気中や水中で運動している身体が受ける抵抗にはいくつかの種類があり，簡単に理解することは難しいが，粘性はそうした抵抗の原因のひとつとなっている．

雨粒のようなごく小さな球形が空気中で落下するときには，速さに比例した抵抗を空気から受ける．その大きさ F_1 は，球の半径を r，空気の粘性の度合い（粘性率という）を η，速さを v として鉛直下向きを正とすると，

$$F_1 = -6\pi\eta rv$$

となる（図 5–15 A）．η と r は定数なので，$-6\pi\eta r$ が比例定数となる．これをストークスの法則という．

雨粒ほどの小さな球体で，速さが比較的遅いときには，この式が成り立つが，身体のようにある程度の大きさがある物体では，これとは別の抵抗を流体から受ける．こうした場合には，図 5–15 B のように，物体の後方に流体の渦ができる．この渦は流体が物体の表面からはく離することで発生するが，これにより物体の流れ

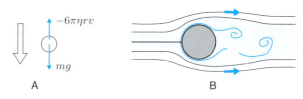

図 5–15 流体から受ける抵抗

に向かっての前方と後方では，圧力に差ができる．この状態で受ける抵抗は流体の速さの 2 乗に比例した抵抗となる．その大きさ F_2 は，流体の密度を ρ，物体の前面の投影面積（断面積）を A，抵抗係数を C，流体の速さを v とすると，

$$F_2 = 抵抗係数 \times 0.5 \times 流体密度 \times 流体の速さの 2 乗 \times 物体の前面投影面積$$
$$= \frac{1}{2} C \rho A v^2$$

となる．

速さに比例した流体の抵抗 F_1 を粘性抵抗（摩擦抵抗）と呼び，流体と物体の表面で生じる粘性摩擦による力である．一方，速さの 2 乗に比例した流体の抵抗 F_2 を慣性抵抗（圧力抵抗）と呼び，物体の前後の圧力差による抵抗である．

5・4・3 身体の軟部組織の粘性

粘性は流体でみられる性質なので，筋のような流体ではない物体で発生すると聞くと，不思議な感じを受ける．筋自体は流体ではないが，その組成の 7 割前後が水である．本節の冒頭での説明とは別の表現で粘性を定義すると，「流速の分布が一様でないとき，速さの差を一様にしようとする性質」とされ，さらに別の表現では，「流体中の面に接線方向の応力が働くことで生じる流れに対する抵抗」とされる．したがって，筋の内部の水分が，筋の収縮で微小な流れを生じることで現れる性質と考えることができる．

粘性は，筋が伸ばされる際に示す力学的性質のひとつとして生じる．ごく単純な例として，図 5–16 A のように筋を取り出して天井につるし，下端におもりをつけると伸長する．おもりが重いほど，筋の伸び ΔL は大きくなる．その意味では筋はばねと同様の振る舞いをする．ところが筋が単純なばねだとすると，おもりをつけて急に離すと，勢いよく伸びてしばらく伸び縮みの振動をするだろう．筋で同じようにすると，ばねのような振動をほとんど示さず，独特の伸び方をする．図 5–16 B に示すように，元の長さの筋におもりをつけて手を離すと，筋は急激に伸長するが，徐々に伸びる速さが小さくなる．そして，一見伸びきったと見えたのちも緩やかに

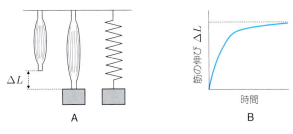

図 5–16　おもりをつけた筋の伸長

伸び続ける．ばねのように伸び縮みの振動を繰り返さないのは，伸びの速さに応じて伸びることへの抵抗が生じているからである．また，ほぼ伸びきったように見えたのちは，伸長の速さに応じた抵抗がきわめて小さくなるために，緩やかに伸び続けると考えることができる．このような現象でみられる伸びの速さに応じた抵抗が粘性である．

ひとつの関節の運動には主動筋と拮抗筋の対が存在する．図 5–17 A のように，肘関節を屈曲すると，拮抗筋である上腕三頭筋はおもりを下げたときと同様に伸長される．このときに上腕三頭筋は，ばねに類似した弾性と伸びの速さに応じた粘性を，伸びへの抵抗として示す．

粘性は，自動車や鉄道車両でも欠かせない力学的要素として重要な役割を果たしている．車輪の振動がそのまま車体に伝わると乗り心地が悪いので，その間にばねで振動を抑制しているが，ばねだけだと揺れ続けて安定しない．そこでダッシュポットもしくはダンパと呼ばれる粘性を与える部品を，ばねと並列に配置する．そうすることで，ばねの振動は，その伸び縮みの速さに応じた抵抗によって吸収される．

筋が受動的に伸長するときの力学的なモデルはこれと似ており，図 5–17 B に示

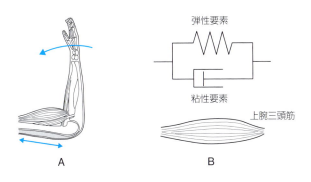

図 5–17　筋が伸ばされるときの抵抗

5・4　粘性――流体が示す運動への抵抗

すような，弾性要素と粘性要素の組み合わせとして表現できる．肘関節の屈曲での上腕三頭筋も，こうした力学的モデルに従った挙動を示す．肘関節を速く屈曲するほど，上腕三頭筋の粘性要素により抵抗は大きくなる．すなわち，すばやい関節運動は拮抗筋の粘性により抵抗が増大する．

　主動筋の最大収縮による関節トルクは，運動の角速度が大きくなるほど減少するが，拮抗筋の粘性による抵抗がその要因のひとつである．また筋の等尺性収縮は，角度変化を生じる収縮よりも大きな関節トルクを発揮する．等尺性収縮では拮抗筋の長さは変化しないので，粘性が発生しないことが有利に働いていることも理解できるだろう．

第6章

運動法則の回転運動への拡張
──2次元平面上の剛体の回転運動

6・1　並進運動と回転運動…210

6・2　関節まわりに働く筋力の測定…211

6・3　剛体の運動法則と慣性モーメント…216

6・4　関節モーメント…233

6・5　関節パワー…238

6・6　歩行中の関節角度，関節モーメント，関節パワー…240

6・1 並進運動と回転運動

これまでわれわれは，身体運動を念頭において，身体に作用する，または身体が外部に与える力と，その結果として生じる運動を考えてきた．そこには以下のような"大前提"があったことを忘れてはならない．

- 物体は質点（質量だけをもつ点）で表され，大きさや形は考えない（これを「質点系」という）．
- 物体の大きさや形を考える場合でも，物体の運動は，並進運動（物体を構成するどの粒子もすべて同じ運動をする，平行移動）に限られる．

図6–1 に示すように，力や運動を質点系で考えるだけでは，回転運動を扱うことはできない．しかしながら，物体の大きさや形を考えることで，回転運動も考えることができる．本章では，身体運動，特に関節運動を考えていくために，物体の大きさや形を表現する概念を導入し，質点系では扱うことのできない回転運動について説明する．

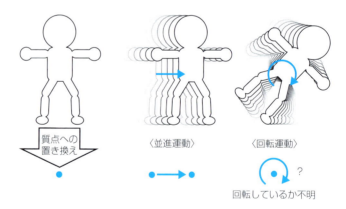

図 6–1 並進運動と回転運動

6·2

関節まわりに働く筋力の測定

　剛体の運動法則を利用した定量的な筋力測定法に，等尺性筋力測定法と等速性筋力測定法がある．どちらの測定方法も，関節まわりに運動する体節を剛体であると考える〔剛体の定義については，本章の「剛体とは」の項（➡ 216 ページ）で述べる〕．表 6–1 に，各測定法の特徴を示し，以下にそれぞれの測定原理を説明する．詳細は各製品マニュアルなどを参照されたい．なお，この節で扱う筋力とは，ある筋が発揮しうる最大力の大きさをさす．

表 6–1　筋力測定法の比較

	等尺性筋力測定法	等速性筋力測定法
使用センサ	荷重（力）センサ	トルクセンサ，角速度センサ，角度センサ
特徴	特定の関節角度における等尺性収縮により発揮される力を計測する．手持筋力計（hand-held dynamometer）や固定式筋力計（fixed dynamometer）を用いる．手持筋力計は，安価で可搬性に優れる一方，センサ部の固定位置や方法により計測の信頼性が左右される．	あらかじめ設定した関節角速度において，最大筋収縮を行うときのトルクを計測する．等速性運動は，求心性あるいは遠心性収縮によって行われる．等速性運動を行うための機器を用いるため，計測の再現性は高いが，高価で，装置の移動が困難である．
代表的な製品	 ミュータス F-1®〔アニマ〕	 バイオデックス システム 4®〔酒井医療〕

6·2　関節まわりに働く筋力の測定　　**211**

6・2・1 等尺性筋力測定法

　筋張力が発生すると，関節を回転軸とした体節の回転運動が生じる．この回転運動により，体節に押し当てたセンサ部を押すことで，発揮された力の大きさを測定する．等尺性筋収縮を用いた筋力測定では，被験者の身体に非伸縮性バンドや実験者による保持などで固定したセンサ部を，被験者の最大努力により押し，そのときの力を測定する．

　等尺性筋力測定法の原理を，膝伸展筋力測定を例に，図 6–2 に示す．等尺性筋力測定の状況を，筋張力（膝蓋腱張力）F_m，関節中心と F_m の作用線の距離 l_m，および力センサが下腿を押し返す力 F を用いて考えてみよう．簡略化のために，「下腿と足」の重心が膝関節中心を通る鉛直線上にあり，センサが下腿に加える力は水平方向にあると仮定する．等尺性収縮であるので，下腿は静止状態であり，トルクのつり合いから，次式が得られる．

$$F \cdot l = F_\mathrm{m} \cdot l_\mathrm{m} \tag{6.1}$$

　一般に，筋張力 F_m そのものを測ることはできないので，最大努力下で発揮された力 F [N]，または力のモーメント（トルク）$F \cdot l$ [Nm] を筋力値として示す．四肢の末端が発揮する力に関心があるときには F を用い，関節が発揮するトルクに関心があれば $F \cdot l$ を用いる．l と l_m を実測できれば，式 (6.1) を用いて，筋張力

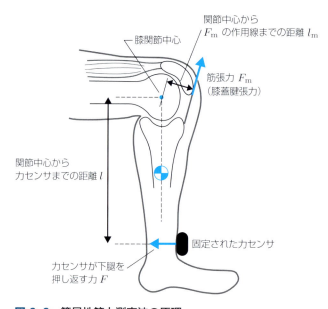

図 6–2　等尺性筋力測定法の原理

F_m を推定することができる．

　四肢の末端の発揮する力に関心があれば，測定部位での力の大きさ F（センサ出力）に，関節中心からセンサを当てた部位までの距離を掛けたトルクの大きさを計算すると，このトルクは式 (6.1) に示すように，筋張力によるトルクと等しい．また，個人内での経時的な筋力の比較に F を用いる際には，測定部位を一定に保つ必要がある．

6・2・2 等速性筋力測定法

　前節（6・2・1節）で述べた等尺性筋力測定法では，ある位置に固定したセンサ部に被験者が最大努力で力を発揮することで筋力の測定値が得られる．この方法では，特定の関節角度における等尺性最大トルクを静的に測定することになり，さまざまな関節角度で測定を繰り返すことにより，関節可動域全体にわたる最大等尺性筋力が得られる．一方で，等速性筋力測定法では，関節を一定角速度で（＝等速性に）運動させているときに発揮できる最大トルクを，動的に計測することができる．

　通常の骨格筋による随意運動は，加速度を伴って運動がなされるため，等速性運動を行うには特別な運動機器が必要となる．各測定機器においては，計測する関節運動に応じてアタッチメントを用意し，機器の設定を行わなくてはならない．アタッチメントは身体セグメントの固定部分と，固定部分にかかる力を回転軸部分（ダイナモメータ）に伝達する金属製のレバーアームから構成される（図 6–3）．回転軸部分には，被験者の行う関節運動をあらかじめ設定した角速度に制御するサーボモータ，角度センサやトルクセンサなどの各種センサが内蔵されている

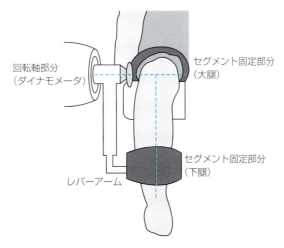

図 6–3　等速性筋力測定器のアタッチメント模式図

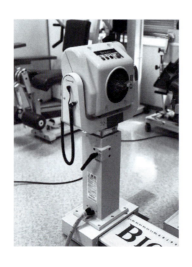

図 6–4 等速性筋力測定器の回転軸部分（ダイナモメータ）
〔バイオデックス システム 4®，酒井医療〕

（図 6–4）．日本国内で普及している製品としては，Biodex Medical Systems 社製および Cybex International 社製の測定機器が知られている．

　機器の原理として，計測する関節運動の関節中心にレバーアームの回転中心を合わせ，セグメントをレバーアームに固定することで，セグメントの運動をレバーアームの運動に伝達して，関節の角度，角速度，および関節トルクを計測する．任意の角速度を設定することにより，レバーアームにどれだけ大きな力を加えても，サーボモータは，設定角速度以上のレバーアーム運動を抑制する．このときのレバーアームの角度変化と，レバーアームの回転中心にかかるトルクの大きさを，回転軸部分のトルクセンサが計測する．さまざまな角速度で最大トルク（ピークトルク）を計測することで，角速度ごとの最大トルクの変化（トルク–角速度関係）が求められる．

　トルクマシンによる筋力計測時の姿勢は，基本的に重力の影響を除いた運動ができるような設定にはなっていない．図 6–5 に示すように，座位での膝関節等速性屈伸運動時の膝関節トルク計測を例に考えてみると，膝関節伸展運動は抗重力運動となるため，膝関節トルクの計測値は，下腿とアタッチメントの重量によって生じるトルク分だけ小さな値となり，逆に屈曲運動は重力方向の運動となるため，下腿とアタッチメントの質量ぶんだけ大きな値となる．こうした重力による影響を補正することを，**重力補正**と呼ぶ．補正後のトルクを T，補正前のトルクを t，下腿とアタッチメントを合わせた質量を m，重力加速度を g $(= 9.8\,\mathrm{m/s^2})$，アタッチメントの回転中心から下腿とレバーアームの合成重心までの距離を l，膝関節角度，すなわち下腿軸（回転中心と下腿重心を結ぶ線）と鉛直軸のなす角を θ とすると，重力補正式は膝関節伸展運動と屈曲運動について，それぞれ次式のように表される．

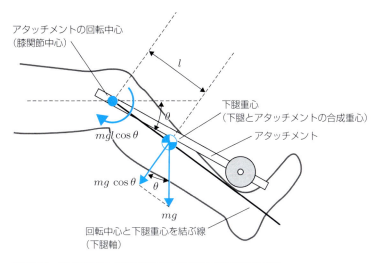

図 6–5 等速性筋力測定器における重力補正の模式図

$$伸展トルク：T = t + mgl\cos\theta \tag{6.2}$$

$$屈曲トルク：T = t - mgl\cos\theta \tag{6.3}$$

重力補正では，等速性運動による関節トルク計測前に，膝関節完全伸展位でアタッチメントを固定し，膝関節周囲筋を弛緩するよう被験者に指示し，このときの下腿とアタッチメントの質量による膝関節屈曲トルク（$= mgl$）を計測する．

等速性筋力測定器から出力されるパラメータを，以下に挙げる．角度データとして，最大関節可動域，最大トルク発揮角度が得られ，筋力データとして，最大トルクとその体重比，任意角度および時間におけるトルク，主動作筋/拮抗筋比率が得られる．仕事量に関するデータとして，最大仕事量とその体重比，平均パワーとその体重比が得られ，時間データとして，最大トルク発生時間が得られる．ほかにも，トルクカーブの形状など，多くの情報を分析することができる．

6·3 剛体の運動法則と慣性モーメント

6·3·1 剛体とは

物体の大きさや形を考慮するとき，特にその大きさと形が変化しない，あるいは変化しないとみなせる物体を剛体（➡ 79 ページ）という．厳密には，剛体は，「物体を構成する，どの質点あるいは分子や粒子間の距離も，変わらない物体」と定義される．この定義から，剛体の重要な性質を挙げることができる．それは，剛体に加えられた力は，すべて並進運動あるいは回転運動に反映される，ということである．一方で剛体でない場合（非剛体の場合），物体に作用した力は，物体の変形と運動の両方を引き起こす．

6·3·2 剛体の運動

質点系において，力や運動を考えた場合，物体の位置を「重心」（➡ 24 ページ）という質点で代表させていた．重心とは，物体の各部分にかかる重力の合力の作用点（質量中心）と定義される．剛体とその重心を考えたとき，図 6–6 A のように，重心に力が作用した場合は，並進運動のみを生じるが，図 6–6 B のように，剛体の重心以外の点に力が作用した場合は，並進運動に加え，回転運動を生じる．

次に，剛体に作用する力と，剛体の運動の関係を，式を用いて考える．

まず，ある瞬間に，ある物体の重心（または質点）に力が作用したときに生じる並進運動を考える．質量 m の物体に働く力 F と加速度 a の関係は，次式で表される〔ニュートンの運動方程式（➡ 148 ページ）〕．

$$F = ma = m\frac{\Delta v}{\Delta t} = m\dot{v} = m\ddot{r} \tag{6.4}$$

ここで，加速度 a は，物体の速度 v の 1 階微分 $\dot{v}$，および物体の変位 r の 2 階微分 $\ddot{r}$ と等しい $\left(a = \frac{\Delta v}{\Delta t} = \dot{v} = \ddot{r}\right)$．

次に回転運動では，並進運動の質量 m に相当する物理量が慣性モーメント I であり，力 F に相当する物理量が力のモーメント（トルク）N，加速度 a に相当する物理量が角加速度 α（アルファ）となり，次式で表される（オイラーの運動方程式）．

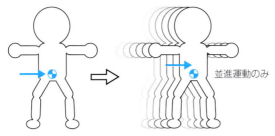

A：重心への力の作用

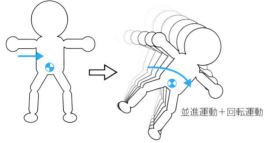

B：重心以外への力の作用

図 6–6　重心とそれ以外の点への力の作用

$$N = I\alpha = I\frac{\Delta\omega}{\Delta t} = I\dot{\omega} = I\ddot{\theta} \tag{6.5}$$

ここで，角加速度 α は，物体の角速度 ω の 1 階微分 $\dot{\omega}$，および物体の角度変位 θ（シータ）の 2 階微分 $\ddot{\theta}$ と等しい $\left(\alpha = \frac{\Delta\omega}{\Delta t} = \dot{\omega} = \ddot{\theta}\right)$（→ 117 ページ）.

図 6–7 に，並進運動と回転運動の対比を示す．

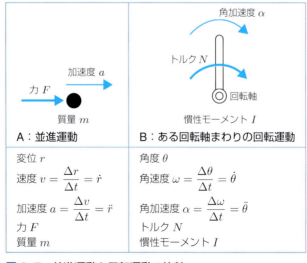

図 6–7　並進運動と回転運動の比較

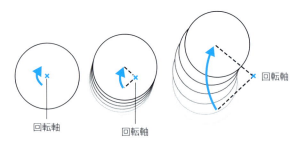

図 6–8 回転軸が異なる回転運動

　回転運動を考えるときに重要なことは，回転運動が，どこを中心に生じるかを明確にすることである．この回転中心は，回転軸と呼ばれる．図 6–8 に示すように，同じ物体であっても，回転軸が異なると，回転運動は異なるものになる．また剛体の運動は，図 6–9 に示すように，並進運動と回転運動の両方を生じる場合があり，その際には，重心の並進運動と重心まわりの回転運動に分けて考えることができ，運動方程式は並進と回転の両方を考えなくてはならない（ニュートン・オイラー法）．

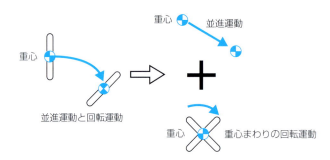

図 6–9 並進運動と回転運動の組み合わせ

6・3・3 慣性モーメント

　回転の運動方程式に出てくる慣性モーメントとは，図 6–7 に示したように，並進運動における質量に相当する物理量である．すなわち，質量は並進運動のしにくさ，慣性モーメントは回転運動のしにくさ，とそれぞれ言い換えることができる．物体の慣性モーメントが決まれば，その物体に対して，回転軸まわりにどれだけトルクを作用させれば，どれだけの角速度の変化（角加速度）を生じるのか予測することができる．ここで注意しなくてはならないことは，質量は，ひとつの物体に対して，ひとつの値であったのに対し，慣性モーメントは，ひとつの物体に対して，

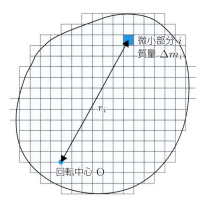

図 6–10 剛体を微小部分 i に分解した慣性モーメントの算出方法

ひとつの値に決まるものではないということである．前述のように，同一物体であっても，回転軸が異なると回転運動は異なり，回転運動のしにくさに相当する慣性モーメントは，回転軸（位置と方向）に応じて決まる．すなわち，慣性モーメントは物体の質量や形に加えて，回転軸の位置と方向によって決まる．図 6–8 のように，回転軸は必ずしも物体の重心を通るとは限らず，物体の内部を通るとも限らない．

　ある軸まわりに回転する質点の慣性モーメントは，質点の質量を m，回転軸から質点までの距離を r とすれば，mr^2 と定義される．これを拡張して，剛体の慣性モーメントは，図 6–10 に示すように，剛体を微小部分 i に分解して，それぞれの慣性モーメントを求め，それらの総和を剛体の慣性モーメントとして求めればよい．微小部分の質量を Δm_i，回転中心 O からの距離を r_i とすれば，微小部分の慣性モーメント ΔI は，次式のように表される．

$$\Delta I_i = r_i{}^2 \cdot \Delta m_i \tag{6.6}$$

したがって，微小部分の総和が剛体の慣性モーメントとなり，次式で表される．

$$I = \sum_i \Delta I_i \tag{6.7}$$

また上式は，積分を用いて次式のように定義される．

$$I = \int \Delta I_i \tag{6.8}$$

　図 6–11 に，幾何学的形態の 3 次元剛体（均質）の重心まわりの慣性モーメントを示す（コラム 6·1，6·2）．

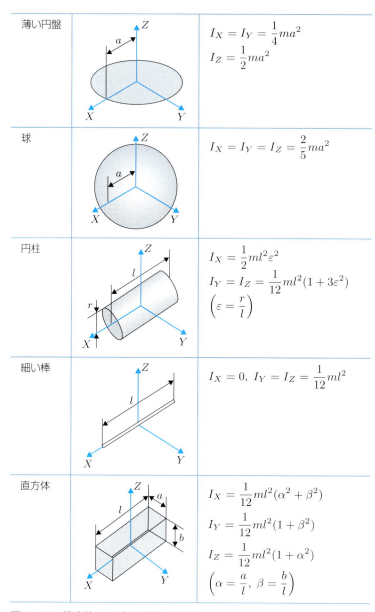

図 6–11 代表的な 3 次元剛体の慣性モーメント

Column 6·1　円盤の慣性モーメントの導出

円盤の慣性モーメントを求めるためには，図 6–12 のように，円盤の中心 O から半径方向に r の位置にある，微小部分（グレーの部分，円周方向の幅＝角度 $\Delta\theta$，半径方向の幅 Δr）を考える．

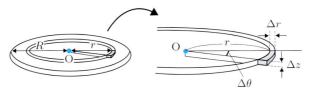

図 6–12 慣性モーメントを求める円盤

円盤の密度は一様に ρ とし，円盤の微小部分の弧の長さはラジアンの定義より $r\cdot\Delta\theta$ となるので，円盤の厚さを Δz として，微小部分の質量 Δm は次式で表される．

$$\Delta m = \rho\cdot r\cdot\Delta\theta\cdot\Delta r\cdot\Delta z \tag{6.9}$$

これより微小部分の慣性モーメント ΔI は，次式のようになる．

$$\begin{aligned}\Delta I &= r^2 \Delta m \\ &= r^2(\rho\cdot r\cdot\Delta\theta\cdot\Delta r\cdot\Delta z) \\ &= \rho\cdot r^3\cdot\Delta\theta\cdot\Delta r\cdot\Delta z\end{aligned} \tag{6.10}$$

これを円盤の中心から半径 r の位置にある，幅 Δr のドーナツ状の円盤全体について足し合わせると，そのドーナツ状の円盤全体の慣性モーメント $\Delta I'$ は次式のようになる．

$$\begin{aligned}\Delta I' &= \Delta I_1 + \Delta I_2 + \Delta I_3 + \cdots + \Delta I_n \\ &= \sum_{i=1}^{n}\Delta I_i \\ &= \sum_{i=1}^{n}\rho\cdot r^3\cdot\Delta\theta\cdot\Delta r\cdot\Delta z\end{aligned} \tag{6.11}$$

上の式を円周全体についての積分の形で書くと，次式のようになる．

$$\begin{aligned}\Delta I' &= \sum_{i=1}^{n}\rho\cdot r^3\cdot\Delta\theta\cdot\Delta r\cdot\Delta z \\ &= \rho\int_{0}^{2\pi}r^3\cdot\Delta\theta\cdot\Delta r\cdot\Delta z \\ &= \rho\cdot r^3\cdot\Delta r\cdot\Delta z[\Delta\theta]_{0}^{2\pi} \\ &= 2\pi\cdot\rho\cdot r^3\cdot\Delta r\cdot\Delta z\end{aligned} \tag{6.12}$$

次に，これを円盤の中心 O から Z の位置にある，半径 R の円盤全体について半径方向に足し合わせると，円盤の慣性モーメント I は次式のようになる．

$$
\begin{aligned}
I &= \Delta I_1' + \Delta I_2' + \Delta I_3' + \cdots + \Delta I_n' \\
&= \sum_{j=1}^{n} \Delta I_j' \\
&= \sum_{j=1}^{n} 2\pi \cdot \rho \cdot r^3 \cdot \Delta z \cdot \Delta r_j
\end{aligned}
\tag{6.13}
$$

上の式を積分の形で書くと，円盤の慣性モーメント I は次式のようになる．

$$
\begin{aligned}
I &= \sum_{j=1}^{n} 2\pi \cdot \rho \cdot r^3 \cdot \Delta z \cdot \Delta r_j \\
&= \int_0^R 2\pi \cdot \rho \cdot r^3 \cdot \Delta z \cdot \Delta r \\
&= 2\pi \cdot \rho \cdot \Delta z \left[\frac{1}{4} r^4 \right]_0^R \\
&= \frac{1}{2} \pi \cdot \rho \cdot R^4 \cdot \Delta z
\end{aligned}
\tag{6.14}
$$

円盤の密度は一様であるため，円盤の質量を m とすると

$$
\rho = \frac{m}{\pi R^2}
\tag{6.15}
$$

となるので，円盤の慣性モーメント I は，次式のようになる．

$$
I = \frac{1}{2} m R^2 \cdot \Delta z
\tag{6.16}
$$

Column 6·2　球の慣性モーメントの導出

半径 a の球の慣性モーメントを求めるために，図 6–13 に示すように，球の中心に原点 O をおき，そこから z の位置で輪切りにした円盤（半径 R）を考える．三平方の定理（$a^2 = R^2 + z^2$）より，

$$
R^2 = a^2 - z^2
\tag{6.17}
$$

となる．コラム 6·1 より，密度 ρ，半径 R，厚さ Δz の円盤の慣性モーメント I' は式 (6.14) で表され，式 (6.17) を代入し次式のようになる．

$$
I' = \frac{1}{2} \pi \cdot \rho \cdot (a^2 - z^2)^2 \cdot \Delta z
\tag{6.18}
$$

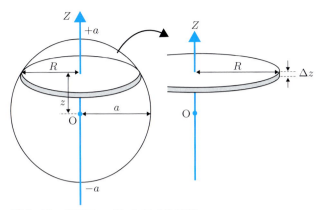

図 6–13 慣性モーメントを求める球

円盤の慣性モーメント I' を，Z 軸の方向に球全体について足し合わせると，球の慣性モーメント I は次式のようになる．

$$\begin{aligned}
I &= I_1' + I_2' + I_3' + \cdots + I_n' \\
&= \sum_{k=1}^{n} I_k' \\
&= \sum_{k=1}^{n} \frac{1}{2}\pi \cdot \rho \cdot (a^2 - z^2)^2 \cdot \Delta z
\end{aligned} \tag{6.19}$$

上の式を積分の形で書くと，球の慣性モーメント I は次式のようになる．

$$\begin{aligned}
I &= \sum_{k=1}^{n} \frac{1}{2}\pi \cdot \rho \cdot (a^2 - z^2)^2 \cdot \Delta z \\
&= \int_{-a}^{a} \frac{1}{2}\pi \cdot \rho \cdot (a^2 - z^2)^2 \cdot \Delta z \\
&= \frac{1}{2}\pi \cdot \rho \int_{-a}^{a} (a^4 - 2a^2 \cdot z^2 + z^4)\Delta z \\
&= \frac{1}{2}\pi \cdot \rho \left[a^4 + \frac{2}{3}a^2 \cdot z^3 + \frac{1}{5}z^5 \right]_{-a}^{a} \\
&= \frac{8}{15}\pi \cdot \rho \cdot a^5
\end{aligned} \tag{6.20}$$

球の質量 m は，次式のように表すことができる．

$$m = \frac{\pi}{6}(2a)^3 \rho \tag{6.21}$$

したがって，球の慣性モーメント I は次式のようになる．

$$I = \frac{2}{5}ma^2 \tag{6.22}$$

6・3・4 身体セグメントの慣性モーメント

ヒトの身体運動，特に関節運動を解析する際には，身体の各身体セグメントを力が加わっても変形しない剛体セグメントとみなす．解析対象とする被験者の各身体セグメントの質量，重心位置，慣性モーメントを直接，計測することは困難である．そこで，文献 1），2）で示されている平均的な数値を用いて，近似的にこれらを求める．表 6–2 と図 6–14 に示すように，各身体セグメントの質量は被験者の体重に対する割合（体重比）で，重心位置と慣性モーメントはセグメント長に対する割合を用いて求めることができる．

ここで注意しなくてはならないことは，各身体セグメントの質量と重心位置は，表 6–2 を用いて求めることができるが，身体セグメントの慣性モーメントは，セグメント長に比例しないということである．これは，式 (6.6)（➡ 219 ページ）に示したように，身体セグメントの慣性モーメントが，セグメントを構成する微小部分の質量と回転軸からの距離の 2 乗の積を積分して求められるためである．そこで，身体セグメントの慣性モーメントを求めるために，回転半径（radius of gyration）を用いた近似的な方法が用いられる．回転半径とは，ある剛体を，その剛体と等しい質量の質点に置き換えたとき，その質点の回転軸からの距離のことである（図 6–15）．

表 6–2　身体セグメントの各パラメータ

数値は男性被験者 1 名（体重 73.0 kg，身長 1.741 m）に基づく．各身体セグメントの質量比は体重に対する比率（％），重心位置は体節近位端または頭側からの距離を示す．各身体セグメントの重心位置と重心まわりの回転半径は，セグメント長に対する比率（％）で表されている．

セグメント	端点		質量比 (%)	重心位置 (%)	重心まわりの回転半径		
					矢状面 (%)	水平面 (%)	長軸方向 (%)
頭部	頭頂	下顎中央	6.9	59.8	36.2	37.6	31.2
体幹	胸骨上縁	股関節中心	43.5	44.9	37.2	34.7	19.1
上部体幹	胸骨上縁	剣状突起	16.0	30.0	71.6	45.4	65.9
中部体幹	剣状突起	臍	16.3	45.0	48.2	38.3	46.8
下部体幹	臍	股関節中心	11.2	61.2	61.5	55.1	58.7
上腕	肩関節中心	肘関節中心	2.7	57.7	28.5	26.9	15.8
前腕	肘関節中心	手関節中心	1.6	45.7	27.6	26.5	12.1
手部	手関節中心	第 3 MP 関節[※]	0.6	79.0	62.8	51.3	40.1
大腿	股関節中心	膝関節中心	14.2	41.0	32.9	32.9	14.9
下腿	膝関節中心	足関節外果	4.3	44.6	25.5	24.9	10.3
足部	踵骨	第 2 中足骨頭	1.4	44.2	25.7	24.5	12.4

[※]MP 関節：中手指節関節
〔de Leva P (1996). Adjustments to Zatsiorsky-Seluyanov's segment inertia parameters. *J Biomech*, 29(9), 1223–1230 より改変〕

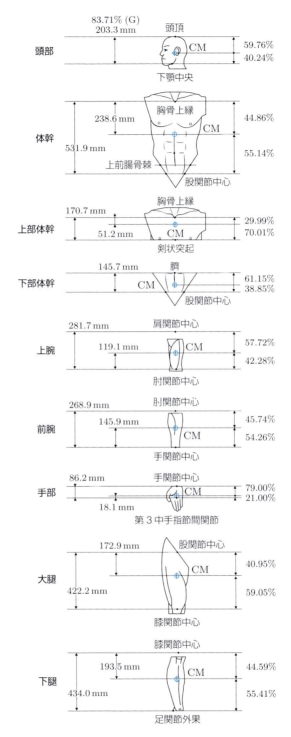

図 6–14 身体セグメントの重心位置
すべてのパーセント値は，セグメント長に対する重心位置（center of mass：CM）を示す．
〔de Leva P (1996). Adjustments to Zatsiorsky-Seluyanov's segment inertia parameters. *J Biomech*, 29(9), 1223–1230 より改変〕

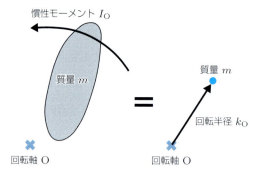

図 6-15　回転半径
剛体の，ある回転軸 O まわりの慣性モーメントと，その剛体と等しい質量 m の質点に置き換えたときのその質点の回転軸からの距離（回転半径 k_O）の関係を示している.

したがって，回転半径は，その剛体がどの軸まわりで回転するかで変化し，質量中心（剛体の質量が集中しているとみなされる点）である剛体の重心位置とは異なる．ある軸まわりの回転半径 k_{axis} は，ある軸まわりの慣性モーメント I_{axis} とその剛体の質量 m を用いて，次式で定義される（コラム 6・3）．

$$k_{\mathrm{axis}} = \sqrt{\frac{I_{\mathrm{axis}}}{m}} \tag{6.23}$$

回転半径は，回転軸の位置によって異なる．回転半径が最小になるのは，剛体がその重心まわりに回転するときで，このときの慣性モーメントを重心まわりの慣性モーメントと呼ぶ．表 6-2 では，各身体セグメントが重心まわりに回転するときの回転半径が示されている．これを用いて，ある身体セグメントの重心まわりの回転半径 k_{COM} は，表 6-2 で示されている重心まわりの回転半径をセグメント長 l の比で表した K_{COM} から，以下のように計算することができる．

$$k_{\mathrm{COM}} = K_{\mathrm{COM}} \cdot l \tag{6.24}$$

これを用いて，ある身体セグメントの重心まわりの慣性モーメント I_{COM} は，身体セグメントの質量 m から次式で計算される．

$$I_{\mathrm{COM}} = m \cdot k_{\mathrm{COM}}{}^2 \tag{6.25}$$

例えば，体重 70 kg の人の大腿セグメントの重心まわりの慣性モーメント（矢状面における回転）を，表 6-2 を用いて求めてみる．身体位置計測データから，大腿セグメント長 l_{Thigh}（股関節中心と膝関節中心の距離）が 0.35 m であることがわかっている．表 6-2 より，大腿セグメントの矢状面における重心まわりの回転半径 k_{Thigh} は，式 (6.24) を用いて次式で計算される．

$$K_{\text{Thigh}} = 0.329$$

$$
\begin{aligned}
k_{\text{Thigh}} &= K_{\text{Thigh}} \cdot l_{\text{Thigh}} \\
&= 0.329 \times 0.35 \\
&= 0.11515\,\text{m}
\end{aligned}
$$

大腿セグメントの質量は，大腿セグメントの質量比が 14.2% であることから，体重 70 kg に対して $70 \times 0.142 = 9.94\,\text{kg}$ と計算される．したがって，式 (6.25) より，大腿セグメントの重心まわりの慣性モーメント I_{Thigh} は次式のように求められる．

$$
\begin{aligned}
I_{\text{Thigh}} &= m_{\text{Thigh}} \cdot k_{\text{Thigh}}{}^2 \\
&= 9.94 \times 0.11515^2 \\
&\simeq 0.132\,\text{kg} \cdot \text{m}^2
\end{aligned}
$$

Column 6·3　回転半径の導出

回転半径の導出は，以下のように考えることができる．

いま，質量 m の剛体を，重さが等しい n 個の小部分に分ける．回転軸から r_1 の距離にある小部分の質量を Δm_1，角加速度を $\dot{\omega}_1$，接線方向の加速度を a_1 とすると，この小部分に働く接線方向の力 f_1 は，次式のようになる．

$$
\begin{aligned}
f_1 &= \Delta m_1 \cdot a_1 \\
&= \Delta m_1 \cdot r_1 \cdot \dot{\omega}_1
\end{aligned}
\tag{6.26}
$$

f_1 による回転軸まわりのトルク T_1 は，次式のようになる．

$$
\begin{aligned}
T_1 &= f_1 \cdot r_1 \\
&= \Delta m_1 \cdot r_1 \cdot \dot{\omega}_1 \cdot r_1 \\
&= \Delta m_1 \cdot r_1{}^2 \cdot \dot{\omega}_1
\end{aligned}
\tag{6.27}
$$

ここで $\Delta m_1 \cdot r_1{}^2$ は，この小部分の慣性モーメント I_1 に等しい．したがって，上の式は次式のようになる．

$$
T_1 = I_1 \cdot \dot{\omega}_1
\tag{6.28}
$$

剛体は，この小部分が集まってできているので，それぞれの小部分に働く力による回転軸まわりのトルクの総和は，外力によるトルク T に等しい．また，角加速度 $\dot{\omega}$ は，どの小部分でも等しいため，トルク T は次式のようになる．

6·3　剛体の運動法則と慣性モーメント

$$T = T_1 + T_2 + T_3 + \cdots + T_n$$

$$= \Delta m_1 \cdot r_1{}^2 \cdot \dot{\omega}_1 + \Delta m_2 \cdot r_2{}^2 \cdot \dot{\omega}_2 + \Delta m_3 \cdot r_3{}^2 \cdot \dot{\omega}_3 + \cdots + \Delta m_n \cdot r_n{}^2 \cdot \dot{\omega}_n$$

$$= \dot{\omega} \left(\Delta m_1 \cdot r_1{}^2 + \Delta m_2 \cdot r_2{}^2 + \Delta m_3 \cdot r_3{}^2 + \cdots + \Delta m_n \cdot r_n{}^2 \right)$$

$$(6.29)$$

上の式の（　）部分は，この剛体の慣性モーメントと等しく，上の式は次式のように書くことができる.

$$T = I \cdot \dot{\omega} \tag{6.30}$$

また，それぞれの小部分の質量は,

$$\Delta m_1 = \Delta m_2 = \Delta m_3 = \cdots \Delta m_n = \frac{m}{n} \tag{6.31}$$

と書けるので，式 (6.29) は次式のように書ける.

$$T = \dot{\omega} \left(\Delta m_1 \cdot r_1{}^2 + \Delta m_2 \cdot r_2{}^2 + \Delta m_3 \cdot r_3{}^2 + \cdots + \Delta m_n \cdot r_n{}^2 \right)$$

$$= \dot{\omega} \left(\frac{m}{n} \cdot r_1{}^2 + \frac{m}{n} \cdot r_2{}^2 + \frac{m}{n} \cdot r_3{}^2 + \cdots + \frac{m}{n} \cdot r_n{}^2 \right)$$

$$= m \cdot \dot{\omega} \left(\frac{r_1{}^2 + r_2{}^2 + r_3{}^2 + \cdots + r_n{}^2}{n} \right) \tag{6.32}$$

$$= m \cdot \dot{\omega} \sum_{i=1}^{n} \frac{r_i{}^2}{n}$$

ここで，$\displaystyle \sum_{i=1}^{n} \frac{r_i{}^2}{n} = k^2$ とおくと，式 (6.30) より,

$$T = m \cdot \dot{\omega} \sum_{i=1}^{n} \frac{r_i{}^2}{n}$$

$$= m \cdot \dot{\omega} \cdot k^2 \tag{6.33}$$

$$= I \cdot \dot{\omega}$$

となる. したがって,

$$I = m \cdot k^2 \tag{6.34}$$

となり,

$$k = \sqrt{\frac{I}{m}} \tag{6.35}$$

が得られる. この k が回転半径である.

6·3·5 平行軸の定理

前述のとおり，同一の物体であっても，慣性モーメントは回転軸の位置に応じて決まる．身体セグメントでは，重心まわりの回転運動よりも，セグメントの近位端または遠位端にある関節軸まわりの回転運動とそのときの慣性モーメントを考えることが多い．そこで前節（6·3·4 節）の回転半径を用いて重心まわりの慣性モーメントが求められれば，それをもとに任意の回転軸（例えば，身体セグメント近位端の関節軸）まわりの慣性モーメントを求めることができる．

ある物体の重心まわりの慣性モーメントと，任意の軸まわりの慣性モーメントの関係は，次に示す平行軸の定理によって与えられる．図 6–16 に示すように，ある物体の重心を通る軸まわりの慣性モーメントを I_G，物体の質量を m，両軸間の距離を d とすると，その物体のある軸まわりの慣性モーメント I は，平行軸の定理と呼ばれる次式のような関係で表される（コラム 6·4）．

$$I = I_G + md^2 \tag{6.36}$$

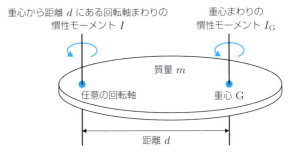

図 6–16 平行軸の定理

Column 6·4　平行軸の定理の証明

質量 m のある剛体の重心を G とし，図 6–17 のように G を座標の原点とする直交座標系 X–Y–Z をとる．そして，G を通る軸を GQ，およびこれと平行で垂直距離 d だけ離れた任意の軸を AB とする．このとき，直交座標系の X 軸が A 点を通るようにとる．

いま，剛体の任意の点 $P(x, y, z)$ にある質量 m の小部分を考え，P から Z 軸および AB 軸までの距離を r, r' とすると，r と r' を次式のように表すことができる．

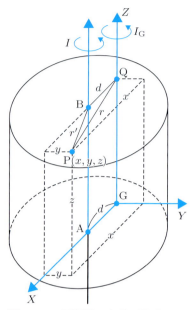

図 6–17 平行軸の定理の証明

$$r^2 = x^2 + y^2$$
$$\begin{aligned}r'^2 &= (x-d)^2 + y^2 \\ &= x^2 - 2xd + d^2 + y^2 \\ &= r^2 + d^2 - 2xd\end{aligned} \qquad (6.37)$$

GQ 軸および AB 軸まわりの慣性モーメントをそれぞれ I_G, I とすると，次式のようになる．

$$\begin{aligned}I_G &= \sum mr^2 \\ I &= \sum mr'^2 \\ &= \sum m(r^2 + d^2 - 2xd) \\ &= \sum mr^2 + \sum md^2 - \sum 2mxd \\ &= I_G + md^2 - 2d\sum xd\end{aligned} \qquad (6.38)$$

ここで，剛体の重心 G に直交座標系 X–Y–Z の原点をとったことから，重心の定義より，

$$\sum xd = 0 \qquad (6.39)$$

となり，式 (6.38) は次式のようになる．

$$I = I_G + md^2 \qquad (6.40)$$

よって，式 (6.36) の平行軸の定理を導くことができる．なお，軸の傾きが変わる
と，物体の慣性モーメントは異なる値となるため，式 (6.36) は，軸を平行移動させ
た場合にのみ成立することに注意する必要がある．

$6 \cdot 3 \cdot 6$ 角運動量保存の法則

　式 (6.5)（➡ 217 ページ）で示した回転の運動方程式（オイラーの運動方程式）は，
ω を角速度とすると次のように変形できる．

$$N = I \cdot \alpha = I \frac{\Delta \omega}{\Delta t} \tag{6.41}$$

式 (6.41) は，さらに次式のように変形できる．

$$N \cdot \Delta t = I \cdot \Delta \omega \tag{6.42}$$

この式は，力を F，質量を m，速度を v とした並進運動における，力積と運動量の
関係を表す次式に，よく似ていることがわかる．

$$F \cdot \Delta t = m \cdot \Delta v \tag{6.43}$$

上式において，時間と力を掛けた力積（$F\Delta t$）は運動量と等しい．また，感覚的に
は，運動量は並進運動における運動の「勢い」と言い換えることもできる〔第 4 章の
「運動量と力積」の節（➡ 165 ページ）参照〕．

　回転運動の式 (6.42) で考えてみると，トルク N は，物体を回転させる能力を表す
物理量であり，そのトルクが作用した時間 Δt との積は**角力積**（angular impulse）
と呼ばれる．そして，式 (6.42) の右辺（$I\Delta \omega$）は，回転運動の勢いを表す物理量と
いうことになり，**角運動量**（angular momentum）と呼ばれる．

　式 (6.41) を，微小時間（例えば，$\Delta t = 1/100$ 秒）で，次式のように考えてみる．

$$N = I \frac{\Delta \omega}{\Delta t} = \frac{I \Delta \omega}{\Delta t} \tag{6.44}$$

ここで，角運動量を L とおくと，上式は，次式のように表せる．

$$N = \frac{\Delta L}{\Delta t} \tag{6.45}$$

$N = 0$，すなわちトルクがゼロのときは，式 (6.45) は次式のようになる．

$$\frac{\Delta L}{\Delta t} = 0 \rightarrow L = \text{一定} \tag{6.46}$$

したがって，角運動量が時間によらず一定であることがわかる．このように，ある

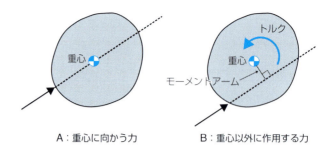

図 6–18　トルクと角運動量
その物体の重心に向かう力はトルクも角運動量も生み出さないが（A），
重心以外に作用する力はトルクと角運動量を生み出す（B）．

点（回転軸）まわりのトルクがゼロの場合，その点まわりの角運動量が一定に保たれることを，角運動量保存の法則という．

　この法則は，物体が空中にあり，作用する外力が重力のみである場合（トルクがゼロで角力積を生じない）や，回転の摩擦を無視できるときに適用される．例えば，フィギュアスケートの氷上でのスピンを考えてみると，回転中の角速度は，腕や脚の曲げ伸ばしに伴って必ずしも一定ではない．すなわち，身体セグメントが動くことで慣性モーメントが増減し，それに伴って角速度もまた増減する．角運動量保存の法則は，その軸まわりのトルクがゼロであり，その物体に作用する力の合力の作用線が重心に向かうのであれば（重力，向心力，遠心力など），角運動量が一定に保たれる，というものである（図 6–18）．

6・4

関節モーメント

6・4・1 関節モーメントとは

　身体がある運動を遂行したり，ある姿勢を保持したりするとき，身体の各関節まわりには，どれだけの力やトルクが作用するだろうか．関節モーメントとは，ある関節まわりに作用するトルクのうち，生体内の力，すなわち筋張力，腱および靱帯などの軟部組織の張力によるものをいう．関節モーメントは，筋張力によるトルクを推定しようとするときには，筋モーメントと呼ばれることもある．

　ヒトの運動を分析する際に，観察や身体部位位置や関節角度の計測により運動の「結果」を示すことはできるが，それだけで運動の「原因」を説明することはできない．運動を生じさせる生体内現象の分析として，運動中の筋活動計測が挙げられるが，筋電図や超音波画像診断装置によるものは，いずれも定量的な計測としては不十分である．現時点では，3次元座標計測装置（モーションキャプチャシステム）と床反力計（フォースプレート）を用いて計測し，得られたデータを運動方程式に当てはめて関節モーメントを算出する方法が，運動中の筋活動を定量的に推定する有力な方法である．

　しかしながら，現在の一般的な算出方法では，生体内に生じている筋と軟部組織の張力をそれぞれ個別に求めることはできない．また，生体の関節まわりには主動作筋，拮抗筋をはじめ多数の筋が存在しているが，これらが同時に筋張力を発生しているときに，それらの筋張力によるトルクを個別に求めることもできない．関節モーメントは，ひとつの関節まわりに作用する生体内に生じているすべてのトルク（筋張力によるトルク，靱帯などの軟部組織による張力など）の総和を示すものである．例えば，屈筋群と伸筋群が，同時に同じ大きさのトルクを発揮したときには，関節モーメントはゼロになってしまう．筋活動（同時収縮など）の有無や程度を，筋電図によって確認することにより，個別の筋の作用をある程度，把握できる．

6・4・2 剛体リンクモデル

　動作解析では，一般に身体を，力が加わっても変形しない剛体が，ジョイント（関節）で連なったものとしてモデル化する．これを，剛体リンクモデル（➡ 79 ページ），

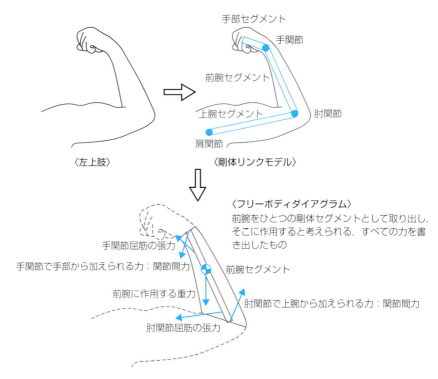

図 6–19　上肢の剛体リンクモデルとフリーボディダイアグラム

あるいは**リンクセグメントモデル**と呼ぶ．身体に作用する力やトルクを考えるにあたり，**フリーボディダイアグラム**（free body diagram：**自由体図**）を用いる．フリーボディダイアグラムとは，剛体リンクモデルから，ひとつの剛体セグメントを取り出して，これに作用する力をベクトルとしてすべて書き込んだものである（図 6–19）．通常，最初に末端のひとつのセグメントについて力学計算を行って力とトルクを求め，次に隣接するセグメントについて求める．この繰り返しにより，求めたいすべての関節の力学計算を行う．

6・4・3　歩行時の関節モーメントの導出

　3 次元座標計測装置と床反力計による計測データをもとに，歩行時の関節モーメントとパワーを計算することができる．ここでは，矢状面における，足関節および膝関節の関節モーメントとパワーの計算方法の一例を示す．この場合では，足部に作用する床反力とその作用点（center of pressure：COP）は床反力計データより，各セグメントの位置と姿勢（角度）は 3 次元座標計測装置より，それぞれ求めることができ，各セグメントの重心位置，体重比および慣性モーメントは，文献デー

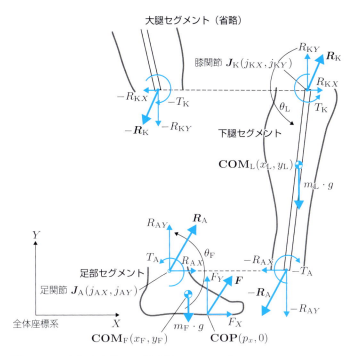

図 6-20 歩行立脚期の下肢剛体リンクモデル

タ[1,2)]を用いることとする．そのうえで，各セグメントの並進運動，および各関節まわりの回転運動について，運動方程式を立てる．

図 6-20 のように，立脚期の矢状面における，右下肢の剛体リンクモデルを考える．ここでは，水平方向に X 軸（進行方向を $+$），鉛直方向に Y 軸（上方向を $+$）をとることとする．右足関節，膝関節，および股関節の位置が計測データより既知であるとし，これらを用いて，セグメント角度と角速度が計算できる．また，各身体セグメントの重心位置（％）を用いて，各セグメントの重心位置とその重心加速度を算出することができる．以上の運動学的データに加え，被験者の体重および体重比から各セグメントの質量と，重心まわりの慣性モーメントといった運動力学的データを得ることができる．そして，床反力計測により，COP 座標 $(p_x, 0)$ と床反力 $\boldsymbol{F} = [F_X, F_Y]$ が測定されている必要がある．

まず，足関節で足部セグメントに作用する関節反力（下腿が足部に加える力）を $\boldsymbol{R}_\mathrm{A} = [R_{AX}, R_{AY}]$，足部セグメントの質量を m_F，足部セグメントの重心座標を $\mathrm{COM}_\mathrm{F} = [x_\mathrm{F}, y_\mathrm{F}]$，重力加速度を g として，足部セグメントの X，Y 方向の運動方程式を記述すると，それぞれ次式のようになる．

$$X \text{ 方向}: R_{AX} + F_X = m_\mathrm{F} \cdot \ddot{x}_\mathrm{F} \tag{6.47}$$

$$Y \text{ 方向}: R_{AY} + F_Y - m_F \cdot g = m_F \cdot \ddot{y}_F \tag{6.48}$$

また，足関節モーメントを T_A，足関節座標を $\boldsymbol{J}_A = [j_{AX}, j_{AY}]$，足部セグメントの重心まわりの慣性モーメントを I_{FG}，全体座標系上の足部セグメント角度 θ_F の2階微分（角加速度）を $\ddot{\theta}_F$ とすると，足部セグメントの重心まわりの回転の運動方程式は，次式のようになる．

$$T_A + \{F_X \cdot y_F + F_Y \cdot (p_x - x_F)\} + \{R_{AX} \cdot (j_{AY} - y_F) + R_{AY} \cdot (j_{AX} - y_F)\}$$
$$= I_{FG} \cdot \ddot{\theta}_F \tag{6.49}$$

以上の3式〔式 (6.47)〜(6.49)〕は，T_A，R_{AX}，R_{AY} を未知数とする3元連立1次方程式であるので，他のパラメータが既知であれば解くことができる．

床反力 $\boldsymbol{F} = [F_X, F_Y]$ と COP 座標 $(p_x, 0)$ は床反力計測から，足部セグメントの質量 m_F，重心座標 $\mathbf{COM}_F = [x_F, y_F]$，および慣性モーメント I_{FG} は計測データおよび文献値より求められる．

同様に，膝関節で下腿セグメントに作用する関節反力（大腿が下腿に加える力）を $\boldsymbol{R}_K = [R_{KX}, R_{KY}]$，下腿セグメントの質量を m_L，下腿セグメントの重心座標を $\mathbf{COM}_L = [x_L, y_L]$，膝関節モーメントを T_K，膝関節座標を $\boldsymbol{J}_K = [j_{KX}, j_{KY}]$，下腿セグメントの重心まわりの慣性モーメントを I_{GL}，全体座標系上の下腿セグメント角度 θ_L の2階微分（角加速度）を $\ddot{\theta}_L$ とすると，下腿セグメントについて，並進および回転の運動方程式は，次式のようになる．

$$R_{KX} - R_{AX} = m_L \cdot \ddot{x}_L \tag{6.50}$$

$$R_{KY} - R_{AY} - m_L \cdot g = m_L \cdot \ddot{y}_L \tag{6.51}$$

$$T_K - T_A + \{-R_{KX} \cdot (j_{KY} - y_L) + R_{KY} \cdot (j_{KX} - y_L)\}$$
$$+ \{R_{AX} \cdot (y_L - j_{AY}) - R_{AY} \cdot (x_L - j_{AX})\}$$
$$= I_{GL} \cdot \ddot{\theta}_L \tag{6.52}$$

ここで，足関節の関節反力 $\boldsymbol{R}_A = [R_{AX}, R_{AY}]$ および足関節モーメント T_A は，式 (6.47)〜(6.49) より求められるが，式 (6.50)〜(6.52) では符号が逆になっていることに注意する．ニュートンの作用・反作用の法則〔第4章の「第三法則（作用・反作用の法則）」の項（➡ 149 ページ）参照〕より，関節を挟んで作用（符号）が逆になるためである．このようにして，式 (6.50)，(6.51) を式 (6.52) に代入して，膝関節モーメント T_K を求めることができる．

膝関節モーメントを求めることができると，同様に股関節モーメントを求めることができる．股関節で大腿セグメントに作用する関節力（骨盤が大腿に加える力）

236　第6章　運動法則の回転運動への拡張──2次元平面上の剛体の回転運動

を $\boldsymbol{R}_\mathrm{H} = [R_{\mathrm{H}X}, R_{\mathrm{H}Y}]$，大腿セグメントの質量を m_T，大腿セグメントの重心座標を $\mathbf{COM}_\mathrm{T} = [x_\mathrm{T}, y_\mathrm{T}]$，股関節モーメントを T_H，股関節座標を $J_\mathrm{H} = [j_{\mathrm{H}X}, j_{\mathrm{H}Y}]$，大腿セグメントの重心まわりの慣性モーメントを I_{GT}，全体座標系上の大腿セグメント角度 θ_T の 2 階微分（角加速度）を $\ddot{\theta}_\mathrm{T}$ とすると，大腿セグメントについて，並進および回転の運動方程式は，次式のようになる．

$$R_{\mathrm{H}X} - R_{\mathrm{K}X} = m_\mathrm{T} \cdot \ddot{x}_\mathrm{T} \tag{6.53}$$

$$R_{\mathrm{H}Y} - R_{\mathrm{K}Y} - m_\mathrm{T} \cdot g = m_\mathrm{T} \cdot \ddot{y}_\mathrm{T} \tag{6.54}$$

$$\begin{aligned}
T_\mathrm{H} - T_\mathrm{K} &+ \{-R_{\mathrm{H}X} \cdot (j_{\mathrm{H}Y} - y_\mathrm{T}) + R_{\mathrm{H}Y} \cdot (j_{\mathrm{H}X} - y_\mathrm{T})\} \\
&+ \{R_{\mathrm{K}X} \cdot (y_\mathrm{T} - j_{\mathrm{K}Y}) - R_{\mathrm{K}Y} \cdot (x_\mathrm{T} - j_{\mathrm{K}X})\} \\
&= I_{\mathrm{GT}} \cdot \ddot{\theta}_\mathrm{T} \tag{6.55}
\end{aligned}$$

　上述の膝関節モーメントと同様にして，式 (6.53)，(6.54) を式 (6.55) に代入して，股関節モーメント T_H を求めることができる．

6·4　関節モーメント　　**237**

6・5

関節パワー

仕事とは，物体に力が加わっているとき，加えられた力の向きにその物体が移動した場合，その力と移動距離の積で定義される．ちなみに物理学において，「仕事」と「エネルギー」という言葉は，同じものを表しており，エネルギーとは仕事をする能力のことである〔第4章の「仕事と力学的エネルギー」の節（➡ 174ページ）参照〕．

この仕事という物理量 W を，関節における回転運動で考えてみる．回転運動では，物体に作用する「力」は「トルク T」に，移動した「距離」は「角度 θ」に相当する．したがって，回転運動の仕事 W は次のように表される．

$$W = T \cdot \theta \tag{6.56}$$

仕事を，力の加わった時間（つまり移動に要した時間）で割った値，すなわち単位時間当たりの仕事を仕事率（パワー）と呼ぶ．回転運動に要した時間を t，角速度を ω とすると，回転運動の仕事率 P は，次式で表される．

$$P = \frac{W}{t} = \frac{T \cdot \theta}{t} = T \cdot \omega \tag{6.57}$$

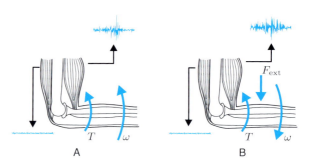

図 6-21 関節モーメントと関節角速度によって決まる関節パワー

A：肘関節屈筋群の収縮により肘関節屈曲モーメントが作用し，肘関節が屈曲する．肘関節屈筋群は求心性収縮し，肘関節パワーは正となる．

B：肘関節屈筋群が収縮し，肘関節屈曲モーメントが作用しているときに，外力 F_{ext} が肘関節伸展を引き起こす．肘関節屈筋群は遠心性収縮し，肘関節パワーは負となる．

〔Winter DA (2009). Mechanical energy and work. In: Winter DA (ed). Biomechanics and Motor Control of Human Movement. 4th ed. Wiley, Hoboken NJ, 139-149 より改変〕

上式より，回転運動の仕事率はトルクに角速度を掛け合わせることで求められることがわかる．この値が正であれば，その回転運動によりエネルギーが生成されていることを示し，負であればエネルギーが吸収されていることを示す．

関節運動の分析では，関節トルクと関節角速度の積により，関節運動の仕事率，すなわち関節パワーを算出する．関節パワーの解釈では，数値の大小と符号が重視され，図 6–21 A のように，関節モーメントと角速度の符号が同じであれば関節パワーは正となり，その関節運動によりエネルギーが生成され，筋活動を伴った関節運動であれば主動作筋の求心性収縮による運動と考えることができる．一方，図 6–21 B のように，関節モーメントと角速度の符号が逆であれば関節パワーは負となり，その関節運動によりエネルギーが吸収され，主動作筋の遠心性収縮による運動と考えることができる．

6·6

歩行中の関節角度，関節モーメント，関節パワー

　健常者（20代男性，身長 1.71 m，体重 56 kg）の自由歩行中の，矢状面における関節角度，関節角速度，関節モーメントおよび関節パワーの代表的な波形を図 6–22 に示す．以下に各関節の関節角度，関節モーメント，および関節パワーの特徴を述べる．

6·6·1 股関節

　正常歩行においては，股関節は屈曲位で接地したのちに伸展し，離地のタイミングで最大伸展位となる．その後の遊脚期の脚振り出しで，股関節は屈曲する．正常歩行では，股関節は1周期に1回の屈伸運動を行う．

　立脚期前期では，接地時の衝撃による体幹前傾と股関節屈曲を防ぎ，重心を前上方へ押し上げるために，伸展モーメントが作用する．このとき股関節パワーは正となり，これは股関節伸展筋群が求心性収縮をしていることを表す．立脚期後期には，重心が前方への並進を続けながら，重力の作用により下降し，股関節が伸展するのに抗するため，屈曲モーメントが作用する．このときの立脚肢の股関節屈曲モーメントとパワー吸収は，股関節屈筋群の遠心性収縮（受動的な伸張）を表している．遊脚期前期には，股関節屈筋群の求心性収縮による屈曲モーメントの作用（股関節パワー生成）により，脚の振り出しを行う．遊脚期後期には，足部接地に向けて下肢を減速させるために伸展モーメントが作用する．

6·6·2 膝関節

　正常歩行の膝関節では，二重膝作用（double-knee action）と呼ばれる1周期に2回の屈伸運動を生じる．膝関節は，まず立脚期前期に軽度屈曲し，これは荷重応答の運動とされる．立脚期中期以降には膝関節は伸展し，その後，遊脚期の振り出しに伴う1回目よりも大きな屈曲運動を行う．遊脚期後期には，膝関節は接地に向けて伸展する．

　立脚期前期の膝関節が軽度屈曲する時期に，伸展モーメントが作用し，膝折れを防ぐ．この時期に生じる負の膝関節パワー（パワー吸収）は，膝関節伸展モーメントの作用とともに生じる膝関節屈曲運動を説明するもので，膝関節伸展筋群の遠心

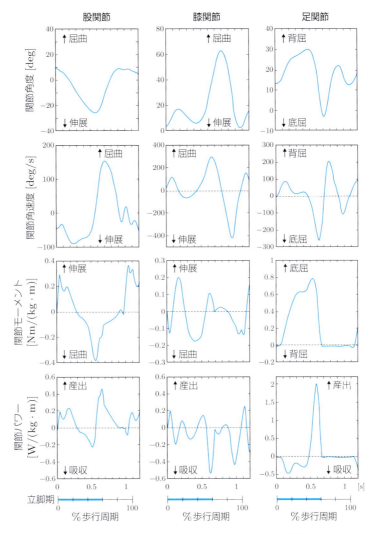

図 6-22 自由歩行中の矢状面における関節角度，関節角速度，関節モーメントおよび関節パワーの代表的な波形
関節モーメントと関節パワーの大きさは体重と身長で正規化されている．

性収縮を表している．同様に，立脚期後期の負の膝関節パワー生成も，膝関節伸展モーメント生成と屈曲運動が同時に生じることを示しており，膝関節伸展筋群の遠心性収縮を反映している．遊脚期後半には，膝関節屈曲モーメントが膝関節伸展運動とともに認められ，負のパワー（パワー吸収）が生じている．この膝関節屈曲モーメントは，膝関節屈曲筋群の遠心性収縮により，過剰な膝伸展運動（下腿の前方回転運動）を制御し，足部接地の準備に役立っている．

6·6·3 足関節

正常歩行では，足関節背屈位で踵接地し，足底全体の接地にかけていったん足関節は底屈する．その後，荷重とともに下腿は足関節を中心に前方回転し，足関節は背屈する．その後，立脚期後期で足関節底屈運動による蹴り出しが行われ，遊脚期では足関節背屈運動により床面とのクリアランスが確保される．

足部の接地直後には床反力は踵に作用し，その作用線は足関節中心の後方を通過するため，足関節を底屈方向に回転させる外力モーメントを生む．これを相殺するために足関節背屈モーメントが生じ，中足部および前足部の接地を制御する[4]（図 6–22 の波形には，この足関節背屈モーメントは表れていない）．全足底接地ののち，床反力作用点（圧中心，COP）は前方へすばやく移動し，床反力作用線が足関節の前方を通過するようになる．これによって，床反力による外力モーメントが足関節背屈の向きに生じ，その大きさも急激に増大する．この床反力の外力モーメントに対抗して足関節底屈モーメントが生じ，立脚期中期の下腿の前方回転を制御する．以上の接地から立脚期中期までの期間，足関節パワーは低値のままである．これは関節パワーが関節モーメントと関節角速度の積で求められるからであり〔式 (6.57)（➡ 238 ページ）〕，この時期の足関節底屈モーメントは大きいが，足関節背屈運動の角速度は小さい．

足関節背屈角度が歩行周期 40% 付近で最大に達したのち，足関節は急速に底屈する．この足関節底屈角速度の増大と大きな足関節底屈モーメントが，爆発的な足関節パワー生成を生じる．この足関節底屈モーメントと正の関節パワー生成が，踵を床面から挙上させ，足関節を前方へと移動させる．このパワー生成は足関節底屈筋群の求心性収縮によるもので，蹴り出し（push-off）と呼ばれる．

●引用文献

1) de Leva P (1996). Adjustments to Zatsiorsky-Seluyanov's segment inertia parameters. *J Biomech*, 29(9), 1223–1230.
2) Winter DA (2009). Anthropometry. In: Winter DA (ed). Biomechanics and Motor Control of Human Movement. 4th ed. Wiley, Hoboken, NJ. pp82–106.
3) Winter DA (2009). Mechanical energy and work. In: Winter DA (ed). Biomechanics and Motor Control of Human Movement. 4th ed. Wiley, Hoboken, NJ. pp139–149.
4) Davis R, Kaufman K (2006). Kinetics of normal walking. In: Rose J, Gamble JG (eds). Human Walking. 3rd ed. Lippincott Williams & Wilkins, Philadelphia. pp53–76.

第7章

第 7 章

相互作用トルク，
３次元の運動表現

7・1　相互作用トルク…244

7・2　３次元の運動表現…258

243

7・1

相互作用トルク

　第6章で多リンク（セグメント）機構における関節トルクを求める逆力学問題を扱ったが，この章ではこの問題をさらに一歩進めよう．多リンク機構では当該関節に生じる角加速度に応じたトルク（力のモーメント）が必要なだけでなく，他関節の角速度や角加速度の発生のために生じるべきトルクがある．これらを**相互作用トルク**（interaction torque）[1,2]といい，この問題を考慮することにより，詳細な動作分析の可能性が広がる（図7–1）．

　相互作用トルクを求める式の導出にはラグランジュの方程式を用いる方法もあるが，ここでは，式の意味の理解しやすさを考慮してベクトル解析による方法を説明する．結果として，図7–3Aの2リンク平面連鎖の運動のために発生すべきすべて

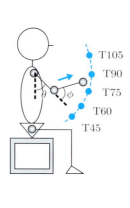
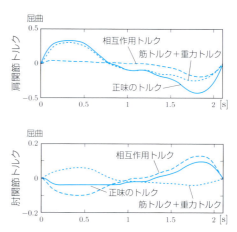

A：実験設定　　　　　　　　　　B：T90へのリーチ時に生じるトルクの各成分

図7–1　低速度のリーチでも相互作用トルクは無視できない
Yamasakiら[1]は，ゆっくりとしたリーチ運動においても，相互作用トルクが無視できない程度に生じることを示した．
Aに示すように，被験者が座位で前方へのリーチ運動を矢状面上で行ったときのキネマティクスが測定され，逆力学計算により，各トルク成分が求められた．
BはT90をターゲットとした低速度リーチ課題時の肩関節と肘関節のトルクを3つの成分に分けて示している．図中の正味のトルクは，第6章（→ 233ページ）で示された関節モーメントに相当するトルクである．相互作用トルクは慣性項，向心力による項，コリオリ力による項に分けられるが，ここでは合成値として示されている（本文中では分けて説明している）．正味のトルク＝筋トルク＋重力トルク＋相互作用トルクであり，結果では筋トルクに重力トルクを加えた形で示している．低速度のリーチであっても，相互作用トルクの影響は比較的大きく，無視できない大きさであることがわかる．
〔Yamasaki H, et al (2008). Interaction torque contributes to planar reaching at slow speed. *Biomed Eng Online* 7, 27 より〕

のトルク成分が式 (7.9) と式 (7.10) のように求められる (➡ 254 ページ).

7・1・1 単リンクの運動を生じるための力とトルク

相互作用トルクを考える前に，まず前準備として図 7–2 に示される単リンクの平面運動を考えてみよう．実際の運動としては，図 7–2 A のように上腕を空間内で固定して肘関節を屈曲したり（前腕と手を 1 つの剛体として扱っている），大腿を固定して膝関節を屈曲したりする状況が当てはまる．リンクの質量を m，重心ま

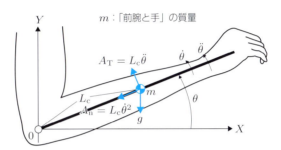

A：ある瞬間の単リンクの平面運動における関節角度 θ，角速度 $\dot{\theta}$，角加速度 $\ddot{\theta}$ および重心に生じる向心加速度 A_n，接線加速度 A_T，重力加速度 g

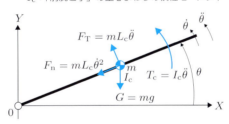

B：A で生じるべき力とトルク：重心に加わる接線力 F_T，向心力 F_n，重力 G，および重心まわりのトルク T_c

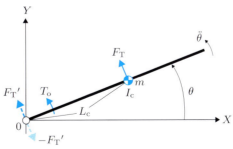

C：力とトルクの置き換えにより，関節に加わる力と関節まわりのトルク T_o を求める．

図 7–2 単リンクの平面運動の力学

わりの慣性モーメントを I_c, 関節を O, 関節から重心位置までの距離を L_c, ある瞬間の関節角度を θ, 角速度を $\dot{\theta}$, 角加速度を $\ddot{\theta}$, 関節に生じるべきトルク（力のモーメント）を T_o として示している（図 7-2 C）. 最初に重力を無視してトルクを求め, これに重力に対抗するトルクを求めて加えればよい.

❶ 重心に作用する力と重心まわりのトルクを考える場合

剛体の運動を運動力学的に考える場合,「重心の並進運動と重心に作用する力」および「重心まわりの回転運動とトルク（力のモーメント）」を考えて解析することが多い.

1）重心に作用する向心力 F_n

図 7-2 A で, 関節 O まわりにリンクが角速度 $\dot{\theta}$ で回転するとき, 発生すべき向心加速度 A_n は, 式 (3.31)（➡ 133 ページ）より

$$A_n = \frac{v^2}{L_c} = \frac{(L_c\dot{\theta})^2}{L_c} = L_c\dot{\theta}^2$$

である. 生じるべき向心力（求心力, centripetal force）F_n は向心加速度（求心加速度, centripetal acceleration）に質量を掛ければ求まるので（図 7-2 B）,

$$F_n = A_n m = mL_c\dot{\theta}^2$$

である. F_n は上腕が前腕に加える力である.

2）重心に作用する接線力 F_T

その瞬間に角加速度 $\ddot{\theta}$ で運動しているのであるから, 接線加速度（tangential acceleration）A_T は（図 7-2 A）,

$$A_T = L_c\ddot{\theta}$$

である. また, 発生すべき接線力 F_T は接線加速度に質量を掛ければよいので（図 7-2 B）,

$$F_T = mL_c\ddot{\theta}$$

となる.

3）重心まわりに生じるトルク T_c

重心まわりに発生すべきトルク T_c は, 生じている角加速度を $\ddot{\theta}$, 重心まわりの慣性モーメントを I_c とすれば（図 7-2 B）,

$$T_c = I_c \ddot{\theta}$$

である．しかし，これは重心まわりに生じるトルクであり，関節に生じるトルク T_o ではない．T_o を求めるためには，O点に作用する力とトルクを考える必要がある．

② 関節に作用する力と関節まわりのトルクを考える場合

関節 O に加わる力と O 点まわりのトルクを考える場合には，図 7–2 C に示す「力の置き換え」を行う．力 F_T と同じ大きさで同じ方向に（平行に），O 点を通る，互いに逆向きで同じ大きさの 2 力（$F_T{}'$ と $-F_T{}'$）を付け加える．この 2 力は互いに打ち消し合ってゼロになるので，元の状態と等価である．F_T と $-F_T{}'$ は $L_c F_T$ の大きさの偶力（反時計まわり，正の向き）を生じるので，力 F_T を O 点に作用する $F_T{}'$ と偶力 $L_c F_T$ に分けることができる．関節 O に発生すべきトルクは，力 F_T の平行移動のぶんだけ偶力によって埋め合わせされて，次のようになる．

$$T_o = I_c \ddot{\theta} + L_c F_T = I_c \ddot{\theta} + m L_c{}^2 \ddot{\theta} = \left(I_c + m L_c{}^2 \right) \ddot{\theta}$$

この結果は，第 6 章の平行軸の定理を適用した場合と一致する．

法線力 F_n は前項と同様である．

③ 重力に対抗するために生じるトルク

関節 O まわりに重力によって発生するトルクは，モーメントアームが $L_c \cos\theta$ であるので（図 7–2 A，B），$-mgL_c \cos\theta$ となる．重力による時計まわり（負の向き）のトルクが生じるため，これに対抗して反時計まわり（正の向き）のトルクが必要である．

$$T_G = mgL_c \cos\theta$$

これを T_o に加えれば，関節 O で発生すべきトルク T を求めることができる．

$$T = T_o + T_G = \left(I_c + m L_c{}^2 \right) \ddot{\theta} + mgL_c \cos\theta$$

$7 \cdot 1 \cdot 2$ 2 リンク平面連鎖の相互作用トルク

第 3 章（➡ 110，112，113，116，118 ページ）でも頻繁に取り上げた 2 リンク平面連鎖で関節トルクを考えてみよう．2 リンク平面連鎖運動は最もシンプルな多リンク機構であるが，そこに作用する力は思いのほか複雑であるので，一つひとつの意味を丁寧に考えてみたい．

図 7–3 A には，ある時点 t において，肩関節と肘関節がそれぞれ角度 θ_1，θ_2，角

7・1　相互作用トルク　　**247**

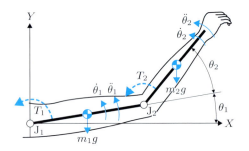

A：上肢の2リンク剛体モデル

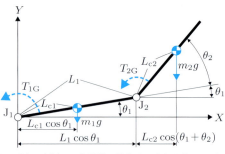

B：重力に対抗して各関節に発生すべきトルク T_{1G} と T_{2G}

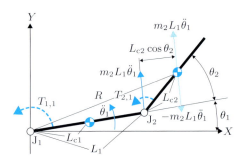

C：角加速度 $\ddot{\theta}_1$ を生じるために発生すべき各関節のトルク $T_{1,1}$ と $T_{2,1}$

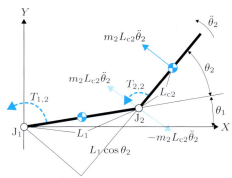

D：角加速度 $\ddot{\theta}_2$ を生じるために発生すべき各関節トルク $T_{1,2}$ と $T_{2,2}$

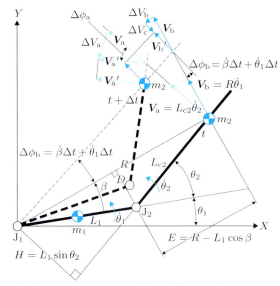

E：向心力とコリオリ力によって発生する関節のトルク

B：L_1 はリンク1の長さ，L_{c1} は J_1 からリンク1の重心までの距離，L_{c2} は J_2 からリンク2の重心までの距離．T_{1G} は重力に対抗して J_1 に発生すべきトルクを，T_{2G} は重力に抗して J_2 に発生すべきトルクを示す．

C：$T_{1,1}$ は $\ddot{\theta}_1$ を生じるために J_1 に発生すべきトルクを，$T_{2,1}$ は $\ddot{\theta}_1$ を生じるために J_2 に発生すべきトルクを示す．

D：$T_{1,2}$ は $\ddot{\theta}_2$ を生じるために J_1 に発生すべきトルクを，$T_{2,2}$ は $\ddot{\theta}_2$ を生じるために J_2 に発生すべきトルクを示す．

図 7–3　2リンク平面運動連鎖に生じる力とトルク

「前腕と手」をひとつの剛体と仮定したときの上肢の2リンク平面運動連鎖を示す（A）．ある瞬間の関節角度，角速度，角加速度，重力を示している．関節1（J_1）と関節2（J_2）が摩擦のない回転運動をすると仮定して，J_1 と J_2 に発生すべきトルクを求める．B には重力に対抗して関節に発生すべきトルクを，C と D には角加速度 $\ddot{\theta}_1$ と $\ddot{\theta}_2$ を生じるために発生すべきトルクを，E には角速度 $\dot{\theta}_1$ と $\dot{\theta}_2$ を生じるために発生すべきトルクを示す．これらの総和として J_1 と J_2 に発生すべきトルク T_1 と T_2 を求める．

速度 $\dot{\theta}_1$, $\dot{\theta}_2$, 角加速度 $\ddot{\theta}_1$, $\ddot{\theta}_2$ で, 反時計まわりに回転している 2 リンク平面連鎖を示している. このような運動を生じるために必要なトルク T_1 と T_2 を求めることがここでの課題である. 回転の向きは慣例に従って反時計まわりを正の向きとしている.

単リンクの運動では, 各リンクの重心に作用する重力, 重心の運動の向きを変える向心力, 重心のスピードを変える接線力, および剛体や関節に作用するトルクを考えたが, 2 リンク連鎖の運動では向心力, コリオリ力 (Coriolis' force), および他関節の角加速度を生じるためのトルクが加わり, さらに複雑になる.

❶ 重力に対抗して各関節に発生すべきトルク

図 7–3 B に示すように, リンク 2 に加わる重力が関節 2 (J_2) に時計まわりのトルクを, リンク 1 とリンク 2 に加わる重力が関節 1 (J_1) に時計まわりのトルクを発生する. これに対抗して各関節に逆向き (反時計まわり) のトルク T_{1G} と T_{2G} を発生する必要がある.

$$T_{1G} = m_1 g L_{c1} \cos\theta_1 + m_2 g \{L_1 \cos\theta_1 + L_{c2} \cos(\theta_1 + \theta_2)\} \tag{7.1}$$

$$T_{2G} = m_2 g L_{c2} \cos(\theta_1 + \theta_2) \tag{7.2}$$

❷ 関節 1 の角加速度 $\ddot{\theta}_1$ を生じるために発生すべき各関節のトルク

1) $\ddot{\theta}_1$ が生じるために関節 1 に発生すべきトルク $T_{1,1}$

図 7–3 C に示すように, $\ddot{\theta}_1$ への抵抗は 2 つのリンク (リンク 1 とリンク 2) の全慣性モーメントによって生じる. I_1 と I_2 は, それぞれリンク 1 とリンク 2 の重心まわりの慣性モーメントとする. 平行軸の定理により, 関節 1 まわりのリンク 1 の慣性モーメントは $I_1 + m_1 L_{c1}{}^2$, リンク 2 の慣性モーメントは $I_2 + m_2 R^2$ であるので, 全慣性モーメントは,

$$
\begin{aligned}
I_{1,1} &= I_1 + m_1 L_{c1}{}^2 + I_2 + m_2 R^2 \\
&= I_1 + m_1 L_{c1}{}^2 + I_2 + m_2 \left(L_1{}^2 + L_{c2}{}^2 + 2L_1 L_{c2} \cos\theta_2\right)
\end{aligned}
$$

となる. 全慣性モーメントに角加速度 $\ddot{\theta}_1$ を掛けたものが, $\ddot{\theta}_1$ を生じるために関節 1 に発生すべきトルク $T_{1,1}$ である.

$$T_{1,1} = \left\{I_1 + m_1 L_{c1}{}^2 + I_2 + m_2 \left(L_1{}^2 + L_{c2}{}^2 + 2L_1 L_{c2} \cos\theta_2\right)\right\} \ddot{\theta}_1 \tag{7.3}$$

2) $\ddot{\theta}_1$ が生じるために関節 2 に発生すべきトルク $T_{2,1}$

関節 1 に生じる角加速度 $\ddot{\theta}_1$ は, 隣接する関節 2 に力とトルクを発生させる.

7·1 相互作用トルク **249**

図 7–3 C に示すように，この角加速度よって引き起こされる関節 2 の並進加速度は $L_1\ddot{\theta}_1$ であり，接線力 $m_2 L_1 \ddot{\theta}_1$ が生じる．この接線力と平行に，リンク 2 の重心に同じ大きさの逆向きの 2 力を加えると，重心に作用する力 $m_2 L_1 \ddot{\theta}_1$ と偶力 $-m_2 L_1 \ddot{\theta}_1 L_{c2} \cos\theta_2$ に置き換えることができる．この偶力に抵抗するための逆向きのトルク $m_2 L_1 \ddot{\theta}_1 L_{c2} \cos\theta_2$ が，関節 2 に発生する必要がある．また，関節 1 に生じる角加速度 $\ddot{\theta}_1$ は，リンク 2 にも同じ大きさの角加速度を発生させる．関節 2 まわりの慣性モーメントは $I_2 + m_2 L_{c2}{}^2$ であるので，必要なトルクは $(I_2 + m_2 L_{c2}{}^2)\ddot{\theta}_1$ である．この 2 つのトルクの和が，関節 2 に発生すべきトルク $T_{2,1}$ である．

$$T_{2,1} = \left(I_2 + m_2 L_{c2}{}^2\right)\ddot{\theta}_1 + m_2 L_1 \ddot{\theta}_1 L_{c2} \cos\theta_2$$
$$= \left\{I_2 + m_2\left(L_{c2}{}^2 + L_1 L_{c2}\cos\theta_2\right)\right\}\ddot{\theta}_1 \tag{7.4}$$

❸ 関節 2 の角加速度 $\ddot{\theta}_2$ が生じるために必要な各関節のトルク

関節 2 の角加速度 $\ddot{\theta}_2$ を生じるために必要な関節 2 のトルク $T_{2,2}$（図 7–3 D）は，単リンクの平面運動（図 7–2）で述べたように，力の置き換えによって（あるいは平衡軸の定理によって）次のように求められる．

$$T_{2,2} = \left(I_2 + m_2 L_{c2}{}^2\right)\ddot{\theta}_2 \tag{7.5}$$

角加速度 $\ddot{\theta}_2$ が生じるために関節 1 に発生すべきトルク $T_{1,2}$ には，反力によるものと反力トルク（reaction moment）によるものがある．$T_{2,2}$ はリンク 2 を反時計まわり（正の向き）に回転させようとするが，リンク 1 には逆向き（時計まわり，負の向き）に作用する．リンク 1 への負の向き（時計まわり）のトルクに対して，関節 1 には正の向き（反時計まわり）のトルクが発生する必要があり，これが $T_{1,2}$ の一部である．

前述の力の置き換えによって，トルク以外に，関節 2 には力 $m_2 L_{c2}\ddot{\theta}_2$ が残る（図 7–3 D）．この力は，リンク 1 がリンク 2 に加える力であるので，リンク 2 がリンク 1 に加える力はその反力 $-m_2 L_{c2}\ddot{\theta}_2$ である．この反力は，関節 1 まわりに時計まわりの向きのトルク $-m_2 L_{c2}\ddot{\theta}_2 L_1 \cos\theta_2$ を生じさせるので，関節 1 には，これに対抗する同じ大きさで反時計まわりのトルク $m_2 L_{c2}\ddot{\theta}_2 L_1 \cos\theta_2$ が必要となる．関節 2 の角加速度 $\ddot{\theta}_2$ を生じるために発生すべき関節 1 のトルク $T_{1,2}$ はこれらの総和であるので，

$$T_{1,2} = T_{2,2} + m_2 L_{c2}\ddot{\theta}_2 L_1 \cos\theta_2 = \left\{\left(I_2 + m_2 L_{c2}{}^2\right) + m_2 L_1 L_{c2}\cos\theta_2\right\}\ddot{\theta}_2 \tag{7.6}$$

となる．

❹ 向心力とコリオリ力によって生じるトルク
（角速度 $\dot\theta_1$ と $\dot\theta_2$ が生じるために発生すべき関節トルク）

図 7–3 E は，それぞれの関節が一定速度（$\dot\theta_1$ と $\dot\theta_2$）で運動している 2 リンク運動連鎖の，時間 t（実線）と微小時間後 $t + \Delta t$（破線）の状態を示している．微小時間 Δt の間に生じる向心加速度とコリオリの加速度を求めれば，質量を掛けて向心力とコリオリ力が即座に求まる．これらの力と関節の位置関係から，関節に発生すべきトルクを求めることができる．以下の議論では，記載の簡潔さのために Δt を極限まで小さくした値として扱う．

1) 角速度 $\dot\theta_1$ と $\dot\theta_2$ が生じるためにリンク 2 に沿って発生すべき「リンク 2 の重心に加わる力」F_a

図 7–3 E に示すように，関節 2 の角速度 $\dot\theta_2$ により重心の接線速度 $V_a = L_{c2}\dot\theta_2$ が生じる．微小時間 Δt 後には V_a の向きは $\Delta\Phi_a$ だけ変化して $V_a{}'$ となる．$\Delta\Phi_a$ は Δt の間の関節 1 と関節 2 の回転角度の総和であるので，次のように求められる．

$$\Delta\Phi_a = \dot\theta_1\Delta t + \dot\theta_2\Delta t = (\dot\theta_1 + \dot\theta_2)\Delta t$$

微小時間 Δt の間の速度変化量は図 7–2 E にベクトル ΔV_a として示されている．ΔV_a の大きさは幾何学的に，

$$\Delta V_a = V_a\Delta\Phi_a = L_{c2}\dot\theta_2(\dot\theta_1 + \dot\theta_2)\Delta t$$

となる．上式の両辺を Δt で割ると，重心から関節 2 に向かう加速度 A_a が求められ，さらに質量を掛けると，力 F_a が求まる．

$$A_a = \frac{\Delta V_a}{\Delta t} = L_{c2}\dot\theta_2(\dot\theta_1 + \dot\theta_2)$$
$$F_a = m_2 A_a = m_2 L_{c2}\dot\theta_2(\dot\theta_1 + \dot\theta_2)$$

F_a は関節 2 を通過するので関節 2 にはトルクを発生させないが（$T_{2a} = 0$），関節 1 には次のような大きさのトルク T_{1a} が発生する必要がある．

$$T_{1a} = m_2 A_a H = -m_2 L_{c2}\dot\theta_2(\dot\theta_1 + \dot\theta_2)L_1\sin\theta_2$$
$$T_{2a} = 0$$

2) 角速度 $\dot\theta_1$ と $\dot\theta_2$ が生じるために "関節 1 とリンク 2 重心を結ぶ線" に沿って発生すべき「リンク 2 の重心に加わる力」F_b

リンク 2 の重心は関節 1 を中心に半径 R の回転運動を生じ，時間 t において接

7・1　相互作用トルク　　**251**

線速度 V_b は

$$V_b = R\dot{\theta}_1$$

である．Δt 後にはその向きは $\Delta\Phi_b$ だけ変化する．$\Delta\Phi_b$ は Δt 秒間に起こる θ_1 と β の角度変化量であるので，次のようになる．

$$\Delta\Phi_b = \dot{\beta}\Delta t + \dot{\theta}_1\Delta t$$

図 7–3E に示されるように，Δt 秒間の速度変化量 ΔV_b は幾何学的に次のように求められる．R は三角関数の公式より $R = \left(L_1{}^2 + L_{c2}{}^2 + 2L_1 L_{c2}\cos\theta_2\right)^{-\frac{1}{2}}$ である．

$$\Delta V_b = V_b \Delta\Phi_b = R\dot{\theta}_1(\dot{\beta}\Delta t + \dot{\theta}_1\Delta t) = R\dot{\theta}_1(\dot{\beta} + \dot{\theta}_1)\Delta t$$

上式の両辺を Δt で割ると，リンク 2 の重心から関節 1 に向かう加速度 A_b が求められ，さらに質量を掛ければ，力 F_b が求められる．

$$A_b = \frac{\Delta V_b}{\Delta t} = R\dot{\theta}_1(\dot{\beta} + \dot{\theta}_1)$$

$$F_b = m_2 A_b = m_2 R\dot{\theta}_1(\dot{\beta} + \dot{\theta}_1)$$

この加速度と力は関節 1 を通過するため，関節 1 にはトルクを生じる必要はないが（$T_{1b} = 0$），関節 2 ではモーメントアーム D があり，トルク T_{2b} が生じる必要がある．

$$T_{1b} = 0$$

$$T_{2b} = F_b D = m_2 R\dot{\theta}_1(\dot{\beta} + \dot{\theta}_1)\frac{L_1 L_{c2}\sin\theta_2}{R} = m_2 L_1 L_{c2}\dot{\theta}_1(\dot{\beta} + \dot{\theta}_1)\sin\theta_2$$

3）関節 1 とリンク 2 の重心を結ぶ線と直角方向に発生すべき リンク 2 の重心の加速度 A_c

図 7–3E に示すように，リンク 2 の重心は関節 1 を中心に半径 R の回転運動（角速度 $\dot{\theta}_1$）を生じ，時間 t において接線速度は $V_b = R(t)\dot{\theta}_1$ であるが，Δt 秒後には $V_b{}' = R(t + \Delta t)\dot{\theta}_1$ となるので，Δt 秒間の速度変化量 ΔV_c は次のように求められる．ここで，$R(t)$ は半径 R が時間 t の関数であることを示す．

$$\Delta V_c = V_b{}' - V_b = R(t + \Delta t)\dot{\theta}_1 - R(t)\dot{\theta}_1 = \{R(t + \Delta t) - R(t)\}\dot{\theta}_1$$

両辺を Δt で割ると，接線加速度 A_c が求められる．$R'(t)$ は R の時間微分である（$\dot{R}$ も同義である）．

$$A_c = \frac{\Delta V_c}{\Delta t} = \frac{R(t + \Delta t) - R(t)}{\Delta t}\dot{\theta}_1 = R'(t)\dot{\theta}_1$$

$R(t)$ を時間で微分すると（θ_2 が時間の関数），

$$R'(t) = \dot{R} = -\frac{L_1 L_{c2} \sin\theta_2}{R(t)}\dot{\theta}_2$$

となるので，これを代入して接線加速度 A_c が求められ，さらに質量を掛けて接線力 F_c が次のように求められる．

$$A_c = -\frac{L_1 L_{c2} \sin\theta_2}{R(t)}\dot{\theta}_2\dot{\theta}_1$$

$$F_c = -\frac{m_2 L_1 L_{c2} \sin\theta_2}{R(t)}\dot{\theta}_1\dot{\theta}_2$$

この接線力を生じるために関節 1 まわりに発生すべきトルク T_{1c} は，

$$T_{1c} = F_c R(t) = -\frac{m_2 L_1 L_{c2} \sin\theta_2}{R(t)}\dot{\theta}_1\dot{\theta}_2 R(t) = -m_2 L_1 L_{c2} \sin\theta_2 \dot{\theta}_1\dot{\theta}_2$$

となる．同様に，関節 2 まわりのトルク T_{2c} は，次のようになる．

$$T_{2c} = F_c E = -\frac{m_2 L_1 L_{c2} \sin\theta_2}{R(t)}\dot{\theta}_1\dot{\theta}_2 \left(R - L_1\cos\beta\right)$$

ここで，$\cos\beta = \dfrac{L_1 + L_{c2}\cos\theta_2}{R}$，$\tan\beta = \dfrac{L_{c2}\sin\theta_2}{L_1 + L_{c2}\cos\theta_2}$，
$\dot{\beta} = \dfrac{L_{c2}{}^2 + L_1 L_{c2}\cos\theta_2}{R}\dot{\theta}_2$ を用いて整理すると，次の式が求められる．

$$T_{2c} = -\frac{m_2 L_1 L_{c2} \sin\theta_2}{R(t)}\dot{\theta}_1\dot{\theta}_2 \left(R - L_1\cos\beta\right) = -m_2 L_1 L_{c2}\dot{\theta}_1\dot{\beta}\sin\theta_2$$

4) 角速度 $\dot{\theta}_1$ と $\dot{\theta}_2$ が生じるために関節 1 と関節 2 に発生すべきトルク

これで角速度 $\dot{\theta}_1$ と $\dot{\theta}_2$ が生じるために必要なすべてのトルクが求められたので，関節 1 に発生すべきトルク T_{1V} と関節 2 に発生すべきトルク T_{2V} が得られる．

$$
\begin{aligned}
T_{1V} &= T_{1a} + T_{1b} + T_{1c} \\
&= -m_2 L_{c2}\dot{\theta}_2(\dot{\theta}_1 + \dot{\theta}_2)L_1\sin\theta_2 + 0 + -m_2 L_1 L_{c2}\sin\theta_2\dot{\theta}_1\dot{\theta}_2 \\
&= -2m_2 L_{c2} L_1 \sin\theta_2\dot{\theta}_1\dot{\theta}_2 - m_2 L_{c2} L_1 \sin\theta_2\dot{\theta}_2{}^2
\end{aligned}
\tag{7.7}
$$

この式で，第 1 項は $2m_2 L_{c2}\dot{\theta}_1\dot{\theta}_2$ のコリオリ力がリンク 2 に沿って関節 2 に向かって生じ，$L_1\sin\theta_2$ のモーメントアームであることを示している．第 2 項は $m_2 L_{c2}\dot{\theta}_2{}^2$ の向心力がリンク 2 に沿って関節 2 に向かって生じ，関節 1 まわりのトルクのモーメントアームが $L_1\sin\theta_2$ であることを示している．

関節 2 まわりのトルクも同様に求められる．

$$T_{2V} = T_{2a} + T_{2b} + T_{2c}$$

7·1 相互作用トルク **253**

$$= 0 + m_2 L_1 L_{c2} \dot{\theta}_1 (\dot{\beta} + \dot{\theta}_1) \sin \theta_2 - m_2 L_1 L_{c2} \dot{\theta}_1 \dot{\beta} \sin \theta_2$$

$$= m_2 L_1 L_{c2} \sin \theta_2 \dot{\theta}_1{}^2 \tag{7.8}$$

図 7–3E（➡ 248 ページ）で，三角形の面積の公式を用いると，$\dfrac{RL_1 \sin \beta}{2} = \dfrac{L_1 L_{c2} \sin \theta_2}{2}$ であり，これを変形して $L_1 \sin \beta = \dfrac{L_1 L_{c2} \sin \theta_2}{R} = D$ であるので，T_{2V} は次のように変形できる．

$$T_{2V} = m_2 L_1 L_{c2} \sin \theta_2 \dot{\theta}_1{}^2 = m_2 \dot{\theta}_1{}^2 R \frac{L_1 L_{c2} \sin \theta_2}{R} = m_2 R \dot{\theta}_1{}^2 D$$

この式は，向心力 $m_2 R \dot{\theta}_1{}^2$ が，関節 1 とリンク 2 重心を結ぶ線上に作用し，モーメントアーム D で関節 2 に $m_2 R \dot{\theta}_1{}^2 D$ のトルクが発生することを示している．

❺ 関節 1 と関節 2 に発生すべきトルク

関節 1 と関節 2 それぞれに発生すべきトルクがすべて明らかとなったので，関節ごとにその総和を求める．ボックスで囲まれた項は，他関節の運動（角速度と角加速度）によって生じる相互作用トルクである．

$$
\begin{aligned}
T_1 &= T_{1G} + T_{1,1} + T_{1,2} + T_{1V} \\
&= m_1 g L_{c1} \cos \theta_1 \\
&\qquad + m_2 g \left\{ L_1 \cos \theta_1 + L_{c2} \cos(\theta_1 + \theta_2) \right\} \qquad &&\text{：重力項} \\
&\quad + \left\{ I_1 + m_1 L_{c1}{}^2 + I_2 \right. \qquad &&\text{：関節 1 まわりの連鎖（リンク} \\
&\qquad \left. + m_2 \left(L_1{}^2 + L_{c2}{}^2 + 2 L_1 L_{c2} \cos \theta_2 \right) \right\} \ddot{\theta}_1 \qquad &&\text{1，2）の慣性効果} \\
&\quad \boxed{+ \left\{ \left(I_2 + m_2 L_{c2}{}^2 \right) + m_2 L_1 L_{c2} \cos \theta_2 \right\} \ddot{\theta}_2} \qquad &&\text{：関節 2 の角加速度の慣性効果} \\
&\quad \boxed{- 2 m_2 L_{c2} L_1 \sin \theta_2 \dot{\theta}_1 \dot{\theta}_2} \qquad &&\text{：コリオリ力による効果} \\
&\quad \boxed{- m_2 L_{c2} L_1 \sin \theta_2 \dot{\theta}_2{}^2} \qquad &&\text{：向心力による効果}
\end{aligned}
\tag{7.9}
$$

$$
\begin{aligned}
T_2 &= T_{2G} + T_{2,1} + T_{2,2} + T_{2V} \\
&= m_2 g L_{c2} \cos(\theta_1 + \theta_2) \qquad &&\text{：重力項} \\
&\quad \boxed{+ \left\{ I_2 + m_2 \left(L_{c2}{}^2 + L_1 L_{c2} \cos \theta_2 \right) \right\} \ddot{\theta}_1} \qquad &&\text{：関節 1 の角加速度の慣性効果} \\
&\quad + \left(I_2 + m_2 L_{c2}{}^2 \right) \ddot{\theta}_2 \qquad &&\text{：関節 2 まわりのリンク 2 の慣性効果} \\
&\quad \boxed{+ m_2 L_1 L_{c2} \sin \theta_2 \dot{\theta}_1{}^2} \qquad &&\text{：向心力による効果}
\end{aligned}
\tag{7.10}
$$

7・1・3 3リンク平面連鎖への拡張

前項の2リンク平面連鎖と同様に考えると，3リンク平面連鎖の運動方程式を導出することができる．図7–4に示す3リンク平面連鎖の運動方程式は読者が導出を試みるか，あるいは文献を参照していただきたい[2]．ここでは最終的な結果のみ記載する．以下の記述では煩雑さを避けるために，次のような記号を用いる．

- m_1, m_2, m_3：それぞれリンク1，2，3の質量
- I_1, I_2, I_3：それぞれリンク1，2，3の重心まわりの慣性モーメント
- $\theta_1, \theta_2, \theta_3$：それぞれリンク1，2，3の関節角度
- $\dot{\theta}_1, \dot{\theta}_2, \dot{\theta}_3$：それぞれリンク1，2，3の関節角速度
- $\ddot{\theta}_1, \ddot{\theta}_2, \ddot{\theta}_3$：それぞれリンク1，2，3の関節角加速度
- L_1, L_2：リンク1とリンク2の長さ
- L_{c1}, L_{c2}, L_{c3}：各関節iからリンクiの重心までの距離
- C_1, C_2, C_3：それぞれ$\cos\theta_1, \cos\theta_2, \cos\theta_3$
- S_1, S_2, S_3：それぞれ$\sin\theta_1, \sin\theta_2, \sin\theta_3$
- C_{12}, C_{23}, C_{123}：それぞれ$\cos(\theta_1+\theta_2), \cos(\theta_2+\theta_3), \cos(\theta_1+\theta_2+\theta_3)$
- S_{12}, S_{23}, S_{123}：それぞれ$\sin(\theta_1+\theta_2), \sin(\theta_2+\theta_3), \sin(\theta_1+\theta_2+\theta_3)$

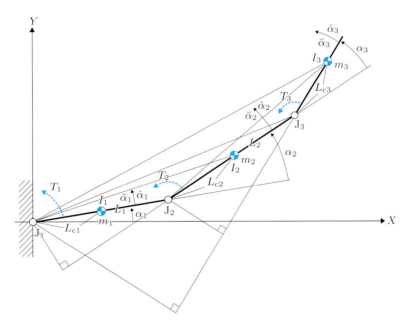

図7–4 3リンクの平面連鎖
m_i：質量，I_i：重心まわりの慣性モーメント，L_{ci}：関節から重心までの距離，L_i：リンクの長さ，J_i：関節，α_i：関節角度

❶ 重力に対抗して各関節に発生すべきトルク

①関節 1

$$T_{1\mathrm{G}} = m_1 L_{\mathrm{c}1} g C_1 + m_2 g (L_1 C_1 + L_{\mathrm{c}2} C_{12}) + m_3 g (L_1 C_1 + L_2 C_{12} + L_{\mathrm{c}3} C_{123})$$

②関節 2

$$T_{2\mathrm{G}} = m_2 g L_{\mathrm{c}2} C_{12} + m_3 g (L_2 C_{12} + L_{\mathrm{c}3} C_{123})$$

③関節 3

$$T_{3\mathrm{G}} = m_3 g L_{\mathrm{c}3} C_{123}$$

❷ 関節 i に角加速度 $\ddot{\theta}_i$ を生じるために，関節 i に発生すべきトルク $T_{i,i}$

①関節 1

$$
\begin{aligned}
T_{1,1} &= I_{1,1}\ddot{\theta}_1 \\
&= \left\{ I_1 + m_1 L_{\mathrm{c}1}{}^2 + I_2 + m_2 \left(L_1{}^2 + L_{\mathrm{c}2}{}^2 + 2 L_1 L_{\mathrm{c}2} C_2 \right) \right. \\
&\quad \left. + I_3 + m_3 \left(L_1{}^2 + L_2{}^2 + L_{\mathrm{c}3}{}^2 + 2 L_1 L_2 C_2 + 2 L_1 L_{\mathrm{c}3} C_{12} + 2 L_2 L_{\mathrm{c}3} C_3 \right) \right\} \ddot{\theta}_1
\end{aligned}
$$

②関節 2

$$T_{2,2} = I_{2,2}\ddot{\theta}_2 = \left\{ I_2 + m_2 L_{\mathrm{c}2}{}^2 + I_3 + m_3 \left(L_2{}^2 + L_{\mathrm{c}3}{}^2 + 2 L_2 L_{\mathrm{c}3} C_3 \right) \right\} \ddot{\theta}_2$$

③関節 3

$$T_{3,3} = I_{3,3}\ddot{\theta}_3 = \left\{ I_3 + m_3 L_{\mathrm{c}3}{}^2 \right\} \ddot{\theta}_3$$

❸ 関節 i に角加速度 $\ddot{\theta}_i$ を生じるために，関節 j に発生すべきトルク $T_{i,j}\ (i \neq j)$

①関節 2 に角加速度 $\ddot{\theta}_2$ を生じるために，関節 1 に発生すべきトルク

$$
\begin{aligned}
T_{1,2} &= I_{1,2}\ddot{\theta}_2 \\
&= \left\{ m_2 \left(L_{\mathrm{c}2}{}^2 + L_1 L_{\mathrm{c}2} C_2 \right) + I_2 \right. \\
&\quad \left. + m_3 \left(L_2{}^2 + L_{\mathrm{c}3}{}^2 + L_1 L_2 C_2 + L_1 L_{\mathrm{c}3} C_{23} + 2 L_2 L_{\mathrm{c}3} C_3 \right) + I_3 \right\} \ddot{\theta}_2
\end{aligned}
$$

②関節 1 に角加速度 $\ddot{\theta}_1$ を生じるために，関節 2 に発生すべきトルク

$$
\begin{aligned}
T_{2,1} &= I_{2,1}\ddot{\theta}_1 \\
&= \left\{ m_2 \left(L_{\mathrm{c}2}{}^2 + L_1 L_{\mathrm{c}2} C_2 \right) + I_2 \right. \\
&\quad \left. + m_3 \left(L_2{}^2 + L_{\mathrm{c}3}{}^2 + L_1 L_2 C_2 + L_1 L_{\mathrm{c}3} C_{23} + 2 L_2 L_{\mathrm{c}3} C_3 \right) + I_3 \right\} \ddot{\theta}_1
\end{aligned}
$$

ここで，$I_{1,2} = I_{2,1}$ である.

③関節 3 に角加速度 $\ddot{\theta}_3$ を生じるために，関節 1 に発生すべきトルク

$$T_{1,3} = I_{1,3}\ddot{\theta}_3 = \left\{ m_3 \left(L_{\mathrm{c}3}{}^2 + L_1 L_{\mathrm{c}3} C_{23} + L_2 L_{\mathrm{c}3} C_3 \right) + I_3 \right\} \ddot{\theta}_3$$

④関節 1 に角加速度 $\ddot{\theta}_1$ を生じるために，関節 3 に発生すべきトルク

$$T_{3,1} = I_{3,1}\ddot{\theta}_1 = \left\{ m_3 \left(L_{\mathrm{c}3}{}^2 + L_1 L_{\mathrm{c}3} C_{23} + L_2 L_{\mathrm{c}3} C_3 \right) + I_3 \right\} \ddot{\theta}_1$$

ここで，$I_{1,3} = I_{3,1}$ である.

⑤関節 3 に角加速度 $\ddot{\theta}_3$ を生じるために，関節 2 に発生すべきトルク

$$T_{2,3} = I_{2,3}\ddot{\theta}_3 = \left\{ m_3 \left(L_{c3}{}^2 + L_2 L_{c3} C_3 \right) + I_3 \right\} \ddot{\theta}_3$$

⑥関節 2 に角加速度 $\ddot{\theta}_2$ を生じるために，関節 3 に発生すべきトルク

$$T_{3,2} = I_{3,2}\ddot{\theta}_2 = \left\{ m_3 \left(L_{c3}{}^2 + L_2 L_{c3} C_3 \right) + I_3 \right\} \ddot{\theta}_2$$

ここで，$I_{2,3} = I_{3,2}$ である．

❹ 向心力とコリオリ力によって発生するトルク

①関節 1

$$T_{1V} = - \left\{ \left(m_2 L_1 L_{c2} + m_3 L_1 L_2 \right) S_2 + m_3 L_1 L_{c3} S_{23} \right\} \left(2\dot{\theta}_1 \dot{\theta}_2 + \dot{\theta}_2{}^2 \right)$$
$$\quad - \left\{ m_3 L_1 L_{c3} S_{23} + m_3 L_2 L_{c3} S_3 \right\} \left(2\dot{\theta}_1 \dot{\theta}_3 + 2\dot{\theta}_2 \dot{\theta}_3 + \dot{\theta}_3{}^2 \right)$$

②関節 2

$$T_{2V} = - \left\{ \left(m_2 L_1 L_{c2} + m_3 L_1 L_2 \right) S_2 + m_3 L_1 L_{c3} S_{23} \right\} \dot{\theta}_1{}^2$$
$$\quad - m_3 L_2 L_{c3} S_3 \left(2\dot{\theta}_1 \dot{\theta}_3 + 2\dot{\theta}_2 \dot{\theta}_3 + \dot{\theta}_3{}^2 \right)$$

③関節 3

$$T_{3V} = \left(m_3 L_1 L_{c3} S_{23} + m_3 L_2 L_{c3} S_3 \right) \dot{\theta}_1{}^2 + m_3 L_2 L_{c3} S_3 \left(2\dot{\theta}_1 \dot{\theta}_2 + \dot{\theta}_2{}^2 \right)$$

$7 \cdot 1 \cdot 4$ 3 次元の相互作用トルク

　ここまで 2 次元平面運動における相互作用トルクを取り上げたが，3 次元運動の相互作用トルクを求める試みもなされている．3 次元運動の力学は，本書の範囲を超えるので，ここでは取り上げない．文献 3, 4) を参照していただきたい．

7·2

3次元の運動表現[5-7)]

　身体運動を表現するときに，解剖学的な3つの基本面〔前額面（前頭面），横断面（水平面），矢状面〕とそれらの面の交線である垂直軸，水平前額軸，矢状軸を用いることが一般に行われている．水平前額軸まわりに矢状面上で生じる屈曲・伸展，矢状軸まわりに前額面上で生じる内転・外転，および垂直軸まわりに横断面上で生じる内旋・外旋である．この表現方法は，基本肢位（0°肢位）を含む基本面上の平面運動を記述する場合には完全な記述が可能であるが，そこから外れた運動を適切に表現することができないため，日常生活のさまざまな動作中の姿勢や運動の解析に用いるためには大きな制約がある．

　3次元の姿勢と運動を動作解析装置で計測し，**カルダン角（オイラー角）**（→ 263ページ）で表現する方法がよく用いられるが，この表現方法も完全なものではなく，後述する2つの重大な弱点（回転順序と特異点）がある．また，幾何学的には行列法やらせん法（screw method）を用いると完全な記述が可能であるが，これらの方法は測定値からの直観的な理解が難しいという欠点がある．残念ながら万能な方法は今のところ存在しないので，状況に応じてより適切な表現方法を用いる必要がある．ここでは，3次元の姿勢と運動を表現するための方法について，解剖学的表現以外のいくつかの表現方法の原理，特徴，および限界を説明する．らせん法は本書の範囲を超えるため取り上げないので，文献7)を参照していただきたい．

　3次元の姿勢と運動を記述するために，一般に**右手系**の直交座標系が用いられる．右手系では，図7–5に示すように，右手の親指，示指，中指を互いに直角に置いた

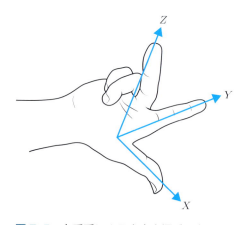

図7–5　右手系による直交座標系の表現

ときに，それぞれの指の向きが $+X$，$+Y$，$+Z$ となるようにとる（YZX あるいは ZXY の順でもよい）．以降の記述でも右手系を用いる．

姿勢を表現する用語も多様で混乱しやすいので，ここで用いる用語を定義しておく．本節では，「位置（location）」を 3 次元座標上での 1 点（例えば，重心点など）の場所を表す言葉として，「向き（orientation）」を 3 次元空間での回転角度を表す言葉として用いる．位置は座標上の 1 点を指定するだけで決まるので，困難さは小さい．ここでは主に向きの表現について述べる．

7・2・1 球座標による表現

図 7–6 に示すように，3 次元空間におけるひとつのセグメントの向きを，球座標を用いて表現する方法がある．図 7–6 のセグメント A は長さが r で，一端が座標の原点 O にあり，長軸が垂直軸から角度 θ（$90-\theta$ を緯度という），水平軸から角度 Φ（経度）であることを示しており，数学では (r, θ, Φ) と表現する．地球上の位置を示す緯度，経度と同じ考え方である．このように 2 つの角度でセグメントの向きが示され，さらにセグメントの長さを指定すればセグメントの端点の位置を示すことができる．

しかし，この方法では長軸まわりの回旋を示すことが困難である．図 7–6 には，肩関節を原点として上肢下垂位と，肩関節外転 90° の上肢が描かれている．下垂位から 90° 外転位になるためには，Y 軸を回転軸として 1 回の回転（外転）で直接達することができるが，最初に X 軸まわりに 90° 回転（屈曲）したのち，Y 軸ま

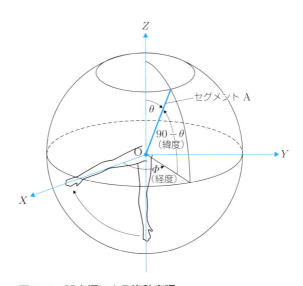

図 7–6　球座標による姿勢表現

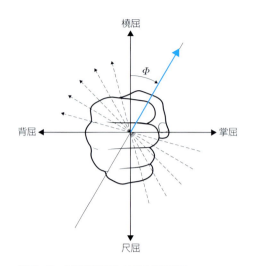

図 7–7　手関節運動の球座標表現
手関節は任意の Φ で全方向の平面運動が可能である．

わりに 90° 水平外転して達することもできる．この 2 つの運動を実際に体験してみると，最終肢位で長軸まわりの回旋が 90° 異なることがわかるであろう．この現象はコッドマンのパラドックス（Codman's paradox）と呼ばれている．解剖学的表現や球座標による表現では，セグメントの長軸まわりの回転が最終位置に至るまでの経路に依存して変化するため，セグメントの向きの完全な表記ができないのである．

このように，球座標表現は 3 次元運動の不完全な表現方法ではあるが，長軸まわりの回旋を問題にする必要がなければ，客観的な表現方法として用いることができる．一例として，図 7–7 に手関節の運動を示す．手関節は 2 軸性の関節に分類され，また，筋の走行の面から長軸まわりの能動的回旋をほとんど生じない．このため，球座標による表現が可能である[8,9]．図 7–7 に示すように，Φ で運動面が決定され，その運動面上での 1 軸性の回転運動が生じるとき，理論上，運動の完全な記述が可能となる．

7・2・2　2つのセグメント座標系の座標軸間の相対角度による表現

❶ 行列法（matrix method）

身体の各セグメントに局所座標系を設定し（貼り付け），全体座標系（実験室座標系）とセグメント座標系の相対角度により，空間におけるひとつのセグメントの向きを表現したり，セグメント間の相対角度により関節角度を示したりすることが

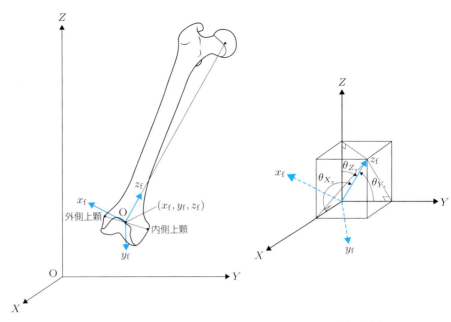

A：全体座標系における大腿骨の位置と向き

B：大腿座標系の z_f 軸の方向角（$\theta_{X_z}, \theta_{Y_z}, \theta_{Z_z}$）
x_f 軸，y_f 軸にも，それぞれ 3 つの方向角がある．

図 7–8　全体座標系に対する大腿の向き
大文字 X, Y, Z は全体座標系を，小文字 x, y, z は局所座標系を示す．

できる．貼り付ける座標系はいずれも直交座標系である．

図 7–8 A は，実験室の特定の位置に設定された全体座標系（global reference system，実験室座標系，XYZ）上での大腿座標系の原点位置と向きを示している．大腿座標系の原点位置は座標値（X, Y, Z）として簡単に示すことができるが，向きについてはやや複雑になる．図に示すように，局所座標系（local reference system）として大腿座標系を設定（定義）する必要がある．ここでは，内側上顆と外側上顆を結ぶ線の中点を原点 O とし，原点から大腿骨頭中心に向かう軸を $+z_f$ 軸とする．次に，内側上顆，外側上顆，および大腿骨頭中心を含む面に垂直で前方向きを $+y_f$ 軸とする．最後に z_f 軸と y_f 軸に直交する方向に x_f 軸をとり，右手系の定義に従って $+x_f$ を決めると，図 7–8 A のように座標系が貼り付けられる．

全体座標系に対するセグメントの向きを定めるためには，図 7–8 B のように，原点の平行移動により，全体座標系の原点とセグメント座標系の原点を一致させて考えるとわかりやすい．全体座標系の 3 つの軸に対する局所座標系の 3 つの軸の角度により，セグメントの向きが決定される．図では z_f 軸を例に幾何学的関係を示している．z_f 軸の向きは，全体座標系の X, Y, Z 軸からの角度 $\theta_{X_z}, \theta_{Y_z}, \theta_{Z_z}$ が決まれば定まる．これらの角度を**方向角**（direction angle）と呼び，行列法ではその余弦（コ

サイン）である 3 つの**方向余弦**（direction cosine）を用いてセグメントの向きを表す．全体座標系上での z_f 軸の向きを表すベクトルは，$\begin{bmatrix} \cos\theta_{X_z} \\ \cos\theta_{Y_z} \\ \cos\theta_{Z_z} \end{bmatrix}$ となる．これは，z_f を単位ベクトルとしたときの全体座標系上の成分である．同様に x_f 軸と y_f 軸について求めて行列の形に整理すると，次のような回転行列（rotation matrix）が求められる〔ベクトルと行列の概略は，付録の「行列」の項（➡ 290 ページ）参照〕．

$$[R] = \begin{bmatrix} \cos\theta_{X_x} & \cos\theta_{X_y} & \cos\theta_{X_z} \\ \cos\theta_{Y_x} & \cos\theta_{Y_y} & \cos\theta_{Y_z} \\ \cos\theta_{Z_x} & \cos\theta_{Z_y} & \cos\theta_{Z_z} \end{bmatrix} \tag{7.11}$$

この回転行列により，局所座標系上で表現されている位置ベクトルを，次のように全体座標系上のベクトルに変換することができる．

$$\begin{bmatrix} X \\ Y \\ Z \end{bmatrix} = [R] \begin{bmatrix} x \\ y \\ z \end{bmatrix}$$

また，局所座標系を単位ベクトル（大きさ "1" のベクトル）で表すと次のような単位行列になるので，これを回転行列 $[R]$ で回転させるには左側から $[R]$ を掛ければよい．単位行列に他の行列を掛けても行列は変化しないので，

$$[R] \begin{bmatrix} 1 & 0 & 0 \\ 0 & 1 & 0 \\ 0 & 0 & 1 \end{bmatrix} = [R]$$

となり，$[R]$ 自体が，回転後の局所座標系の向きを表すことになる．

このように，行列法では 9 つの方向余弦によりセグメントの向きを完全に定めることができる．また，空間におけるセグメントの向きだけでなく，関節肢位も同様に表現することができる．図 7–9 A は，骨盤と大腿骨にそれぞれの局所座標系を貼り付けた例を示している．骨盤の局所座標系は，両上前腸骨棘（ASIS）の中点を骨盤座標系の原点とし，原点から右 ASIS に向かう向きを $+x_\mathrm{p}$，「両上後腸骨棘（PSIS）の中点と x_p 軸で作る平面」と直角で上方向きを $+z_\mathrm{p}$（ベクトルの外積で求める），x_p 軸と z_p 軸に直角で前方向きを $+y_\mathrm{p}$ 軸としている．大腿座標系の定義は前述のとおりであり，図 7–9 B に示すように，骨盤座標系に対する大腿座標系の相対角度を，方向角あるいは方向余弦として求めればよい．

しかし，ひとつのセグメントの向きを決定するには，前述の z_f 軸（図 7–8）の例で考えると，3 つの方向余弦によりひとつの座標軸 z_f の向きが決まり，さらに，

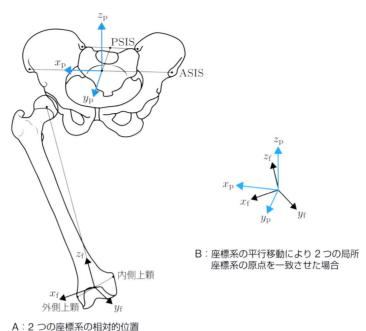

B：座標系の平行移動により2つの局所座標系の原点を一致させた場合

A：2つの座標系の相対的位置

図 7-9 股関節の姿勢表現のために，骨盤座標系と大腿座標系を設定する

もうひとつの座標軸の方向余弦のひとつが決まれば十分である．9つの方向余弦は明らかに情報過多（冗長）である．また，行列法では角度計で測ることもできず，セグメントの向きをこれらの数値から直接理解することも困難である．この方法の詳細は，付録の「ベクトルと行列による回転運動の表現」の項（➡ 293 ページ）を参照していただきたい．

❷ オイラー角とカルダン角

　全体座標系に対する局所座標系の向き，あるいはひとつの局所座標系に対するもうひとつの局所座標系の向き（つまり関節角度）を，座標軸まわりの3回の回転角度により表現する方法がある．ここでは第1回転と第3回転が同じ座標軸まわりで行われるものをオイラー角（Euler angles），すべての回転が異なる座標軸まわりに行われるものをカルダン角（Cardan angles）として区別するが，これらの用語の用い方には混乱があるので注意が必要である（すべてをオイラー角と呼ぶ場合もある）．

1）継時的回転としてのカルダン角とオイラー角

　オイラー角もカルダン角も3回の継時的回転として説明が可能であり，それぞれ

7・2　3次元の運動表現

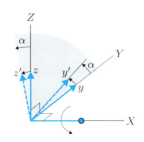 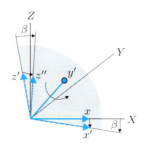 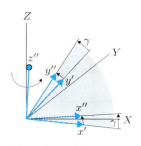

A：第1回転：X軸まわりの回転
X軸まわりにベクトルyとzが回転してそれぞれy'とz'になる

B：第2回転：y'軸まわりの回転
y'軸まわりにベクトルz'とxが回転してz''とx'になる

C：第3回転：z''軸まわりの回転
z''軸まわりにベクトルy'とx'が回転してy''とx''になる

図7-10 Xyz カルダン角の継時的回転による説明
——● は各回転における回転軸を示す．
グレーの領域はそれぞれの回転における運動平面を示す．「′」と破線は各座標軸の1回目の回転後の座標軸を，「″」と点線は2回目の回転後を示す．いずれも正の向き（右ネジに例えて回転軸となる座標軸の正の向きに右ネジが進む回転の向き）の回転を示している．第2回転の回転軸となる y' 軸は YZ 平面と $x''y''$ 平面の交線であり，結節軸と呼ばれる．

6通りの回転順序がある．

　　　　カルダン角：Xyz, Xzy, Yxz, Yzx, Zxy, Zyx

　　　　オイラー角：Xyx, Xzx, Yzy, Yxy, Zyz, Zxz

　全体座標系と局所座標系の向きが一致している状態から第1回転が始まるため，第1回転は大文字で示されている．第2回転，第3回転は局所座標系の座標軸まわりの回転である．プライム（′），とダブルプライム（″）は，それぞれの回転軸の位置をわかりやすくするためにつけている（図7-10の $Xy'z''$ を参照）．

　ここでは身体運動のバイオメカニクスで頻繁に使われるカルダン角（オイラー角と呼ばれることがあるので要注意）について述べる．図7-10は Xyz カルダン角を継時的回転として示したものである．図7-10Aは，X軸まわりに反時計まわり（正の向き）に角度 α の回転が生じ，y軸が y' 軸に，z軸が z' 軸に角度 α だけ移動したことを示している．グレーの領域は，この運動が YZ 平面上の運動であることを示している．第2回転は第1回転終了後の回転であり，図7-10Bに示すように，YZ 平面上にある y' 軸まわりに角度 β 回転し，x が x' に，z' が z'' にそれぞれ移動したことを示している．グレーの領域は，xz' 平面上の運動であることを示している．第3回転は z'' 軸まわりの角度 γ の回転であり，x' が x'' に，y' が y'' に移動している．この運動は最終肢位にある局所座標系の z'' 軸まわりに生じ，運動面は $x''y''$ 平面である（$x'y'$ 平面もこの平面上にある）．第1回転は全体座標系の X 軸，第3回転は最終肢位にある局所座標系の z'' 軸であるが，第2回転の回転軸 y' は全体座標系の軸でもないし，最終肢位における局所座標系の軸でもない．y'

は全体座標系の YZ 平面と回転後の局所座標系の $x''y''$ 平面との交線であり，結節軸（node axis）と呼ばれる．

このように，カルダン角を用いると，3次元空間におけるセグメントの向きを3つの角度を用いて表現することができ，屈曲・伸展，内転・外転，内旋・外旋という用語を当てはめて表現することもできる．また，角度計で直接測定が可能で，直観的に理解しやすいため，身体運動のバイオメカニクスの領域で頻繁に用いられている．しかし，求められる角度が回転の順序に依存して変化してしまうことと，理論上求められない位置（特異点）があるという2つの重大な短所がある．これらの問題についての詳細は後述する（→ 270 ページ）．

2) 入れ子構造としてのカルダン角とオイラー角

カルダン角を継時的回転順序の問題として説明してきたが，カルダン角やオイラー角は必ずしも時間の順序の問題ではない．図 7–11 A に入れ子構造の順序としての Xyz カルダン角のモデルを示している．固定された全体座標系 XYZ（直交座標系）があり，回転軸をもつ3つのフレームが，3重の入れ子構造として取り付けられている．外側からフレーム①，②，③の順である．フレーム①と②，およびフレーム②と③の回転軸は直角の関係にある．

図 7–11 A は全体座標系と局所座標系が一致した状態を示している．フレーム①は全体座標系の X 軸まわりに回転し，これによって局所座標系（フレーム③に固定されている）は全体座標系の YZ 平面上で回転する．図 7–11 A には示していな

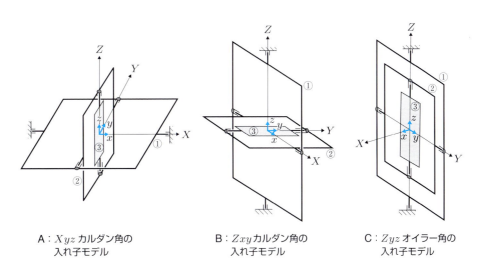

A：Xyz カルダン角の入れ子モデル　　B：Zxy カルダン角の入れ子モデル　　C：Zyz オイラー角の入れ子モデル

図 7–11 オイラー角を理解するための自由度3の関節のモデル化（入れ子構造）
3つの軸まわりの回転により，最も内側にある局所座標系 x, y, z は全体座標系 X, Y, Z に対してあらゆる向き（角度）をとれる．

いが，図 7-10 A で示したように，X 軸まわりの第 1 回転で y 軸と z 軸は YZ 平面上で同じ角度 α だけ回転して y' と z' に移動することを想像してみよう．次に y' 軸を中心に第 2 回転を行うと，z' が z'' に，x が x' に角度 β だけ移動する．最後に z'' 軸を中心に第 3 回転が起こると，x' が x'' に，y' が y'' に角度 γ だけ移動する．これらの結果が図 7-10 で説明したことと同じになることがイメージできるであろう．バイオメカニクスで時々用いられる 3 軸角度計は，このような入れ子構造の原理で作られている．

①②③の順に回転させるという説明をしてきたが，入れ子構造で考えるときには，その時間的回転順序は無関係である．入れ子構造の順序が決まれば時間的順序は影響しない．つまり，3 つの軸まわりのそれぞれの回転角度（① α，② β，③ γ）が決まれば，どの順序で回転させても，最終的な局所座標系の向き（全体座標系上）は同じになる．「継時的な回転順序による説明」と「幾何学的な入れ子構造の順序による説明」は，説明のしかたの違いにすぎず，入れ子構造の順序が決まれば回転の継時的順序を考える必要がない．

このように，入れ子構造で考えるときには，回転の継時的順序は無関係であるが，次のような順序を考えると都合がよいことがある．図 7-11 A の Xyz カルダン角の入れ子モデルで，フレーム③ γ → ② β → ① α の順で回転させることを考えてみよう．この場合には，3 つのどの回転も，回転軸はそれぞれ全体座標系の軸 Z, Y, X と一致する．具体的には，第 1 回転で Z 軸まわりにフレーム③を回転させてもフレーム①と②は動かないので，第 2 回転の軸は全体座標系の Y 軸と一致する．第 2 回転（y 軸まわり）後もフレーム①は動かないので，第 3 回転の軸は全体座標系の X 軸と一致する．このように考えると，3 つの回転を全体座標系の軸 (X, Y, Z) まわりの回転として考えることができ，直感的にわかりやすい．このため，ここでは全体座標系の軸まわりの回転として説明する．

図 7-11 B は Zxy カルダン角の入れ子モデルである．前述のように，ほかにも 4 つのモデルがあり，合計 6 つのカルダン角のモデルがある．また，図 7-11 C に Zyz オイラー角の入れ子モデルを示している．第 1 軸と第 3 軸が同じ軸であるオイラー角の入れ子モデルは，3 つの回転軸がひとつの平面上にある状態から回転をスタートさせる場合であることがわかる．このモデルには，局所座標系（フレーム③に貼り付けられた座標系）に対応する回転軸が存在しない．

❸ カルダン角と回転行列

1）全体座標系の 3 軸まわりの回転として考える場合

前述のように，Xyz カルダン角を入れ子構造で考えて，z 軸，y 軸，x 軸の順に回転させると，いずれの回転も全体座標系上の 3 つの軸 (X, Y, Z) まわりの回転と

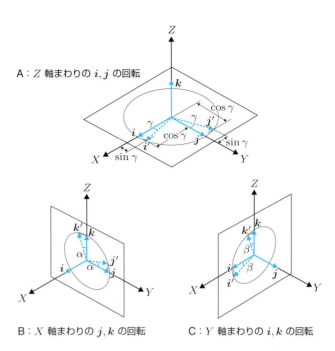

図 7-12 単位ベクトル i, j, k の各軸まわりの回転

みなすことができる．各軸まわりのこの回転は，以下に示すように各座標軸まわりの3つの回転行列として求めることができる．求められた3つの回転行列の積がセグメントの向きや関節肢位を表す回転行列となる．逆に，回転行列からカルダン角 (α, β, γ) を求めることもできる．

図 7-12 A は，全体座標系（固定された座標系）の XY 平面上で，X 方向の単位ベクトル i と Y 方向の単位ベクトル j が Z 軸まわりに角度 γ だけ回転し，単位ベクトル i が i' に，j が j' になることを示している．この変化を全体座標系で表現すると，i から i' への変化は，$i = \begin{bmatrix} 1 \\ 0 \end{bmatrix}$ から $i' = \begin{bmatrix} \cos\gamma \\ \sin\gamma \end{bmatrix}$ と表される．この変化を引き起こす回転行列を仮定して $[R_z]$ とすれば，

$$\begin{bmatrix} \cos\gamma \\ \sin\gamma \end{bmatrix} = [R_z] \begin{bmatrix} 1 \\ 0 \end{bmatrix}$$

と書ける．同様に j から j' は

$$\begin{bmatrix} -\sin\gamma \\ \cos\gamma \end{bmatrix} = [R_z] \begin{bmatrix} 0 \\ 1 \end{bmatrix}$$

となる．この2つの式を統合して行列の形にすると，

$$\begin{bmatrix} \cos\gamma & -\sin\gamma \\ \sin\gamma & \cos\gamma \end{bmatrix} = [R_z] \begin{bmatrix} 1 & 0 \\ 0 & 1 \end{bmatrix}$$

となる．ここで，$\begin{bmatrix} 1 & 0 \\ 0 & 1 \end{bmatrix}$ は単位行列であるので，$[R_z] \begin{bmatrix} 1 & 0 \\ 0 & 1 \end{bmatrix} = [R_z]$ である．

　ゆえに，次のように Z 軸まわりの回転行列が求められる．

$$[R_z] = \begin{bmatrix} \cos\gamma & -\sin\gamma \\ \sin\gamma & \cos\gamma \end{bmatrix}$$

つまり，単位ベクトル（縦ベクトル）$\boldsymbol{i}'$ と $\boldsymbol{j}'$ を並べて行列を作ったものが，直ちに回転行列となる．さらに，Z 軸を含めて 3 次元で考えると，

$$\boldsymbol{i} = \begin{bmatrix} 1 \\ 0 \\ 0 \end{bmatrix}, \quad \boldsymbol{i}' = \begin{bmatrix} \cos\gamma \\ \sin\gamma \\ 0 \end{bmatrix}, \quad \boldsymbol{j} = \begin{bmatrix} 0 \\ 1 \\ 0 \end{bmatrix}, \quad \boldsymbol{j}' = \begin{bmatrix} -\sin\gamma \\ \cos\gamma \\ 0 \end{bmatrix}$$

であり，Z 軸方向の単位ベクトル $\boldsymbol{k}$ はその軸まわりに回転するので変化しない．つまり，

$$\boldsymbol{k} = \boldsymbol{k}' = \begin{bmatrix} 0 \\ 0 \\ 1 \end{bmatrix}$$

である．回転行列 $[R_z]$ を仮定してこれらを行列に統合すると，次のようになる．

$$\begin{bmatrix} \cos\gamma & -\sin\gamma & 0 \\ \sin\gamma & \cos\gamma & 0 \\ 0 & 0 & 1 \end{bmatrix} = [R_Z] \begin{bmatrix} 1 & 0 & 0 \\ 0 & 1 & 0 \\ 0 & 0 & 1 \end{bmatrix}$$

ゆえに，

$$[R_Z] = \begin{bmatrix} \cos\gamma & -\sin\gamma & 0 \\ \sin\gamma & \cos\gamma & 0 \\ 0 & 0 & 1 \end{bmatrix} \tag{7.12}$$

となる．

　同様に，X 軸まわりに角度 α 回転した場合（図 7–12 B）と Y 軸まわりに角度 β 回転した場合（図 7–12 C）の回転行列を求めると次のようになるので，確認していただきたい．

$$X \text{ 軸まわり：} [R_X] = \begin{bmatrix} 1 & 0 & 0 \\ 0 & \cos\alpha & -\sin\alpha \\ 0 & \sin\alpha & \cos\alpha \end{bmatrix} \tag{7.13}$$

$$Y \text{ 軸まわり：} [R_Y] = \begin{bmatrix} \cos\beta & 0 & \sin\beta \\ 0 & 1 & 0 \\ -\sin\beta & 0 & \cos\beta \end{bmatrix} \tag{7.14}$$

カルダン角では，3回の回転によって最終的なセグメントの向きが決まるが，この向きを示す回転行列を，上記の3つの行列の積として求めることができる．行列の積は，前述した入れ子構造で想定した回転の順（Xyz の場合には Z 軸 $\to$ Y 軸 $\to$ X 軸）に，右から左に並べて求める．カルダン角 Xyz の場合には，次のように求める．

$$[R] = [R_X][R_Y][R_Z]$$

$$= \begin{bmatrix} 1 & 0 & 0 \\ 0 & \cos\alpha & -\sin\alpha \\ 0 & \sin\alpha & \cos\alpha \end{bmatrix} \begin{bmatrix} \cos\beta & 0 & \sin\beta \\ 0 & 1 & 0 \\ -\sin\beta & 0 & \cos\beta \end{bmatrix} \begin{bmatrix} \cos\gamma & -\sin\gamma & 0 \\ \sin\gamma & \cos\gamma & 0 \\ 0 & 0 & 1 \end{bmatrix}$$

$$= \begin{bmatrix} \cos\gamma\cos\beta & -\cos\beta\sin\gamma & \sin\beta \\ \cos\alpha\sin\gamma+\cos\gamma\sin\alpha\sin\beta & \cos\alpha\cos\gamma-\sin\alpha\sin\beta\sin\gamma & -\cos\beta\sin\alpha \\ \sin\alpha\sin\gamma-\cos\alpha\cos\gamma\sin\beta & \cos\gamma\sin\alpha+\cos\alpha\sin\gamma\sin\beta & \cos\alpha\cos\beta \end{bmatrix} \tag{7.15}$$

回転の順序が異なると（行列の積の順序が異なると），異なる結果となること（非可換）に注意する．

また，行列の積として求められた回転行列の各成分は，座標軸間の方向余弦と一致する．つまり，方向余弦とカルダン角は次のような関係にある．

$$\begin{bmatrix} \cos\theta_{X_x} & \cos\theta_{X_y} & \cos\theta_{X_z} \\ \cos\theta_{Y_x} & \cos\theta_{Y_y} & \cos\theta_{Y_z} \\ \cos\theta_{Z_x} & \cos\theta_{Z_y} & \cos\theta_{Z_z} \end{bmatrix}$$

$$= \begin{bmatrix} \cos\gamma\cos\beta & -\cos\beta\sin\gamma & \sin\beta \\ \cos\alpha\sin\gamma+\cos\gamma\sin\alpha\sin\beta & \cos\alpha\cos\gamma-\sin\alpha\sin\beta\sin\gamma & -\cos\beta\sin\alpha \\ \sin\alpha\sin\gamma-\cos\alpha\cos\gamma\sin\beta & \cos\gamma\sin\alpha+\cos\alpha\sin\gamma\sin\beta & \cos\alpha\cos\beta \end{bmatrix} \tag{7.16}$$

この関係を用いて，カルダン角 (α, β, γ) から方向余弦を，逆に方向余弦からカルダン角を求めることができる．

7·2　3次元の運動表現　　**269**

動作解析においては，3次元動作解析装置によって計測された各セグメントの計測値を用いて，各身体セグメントに局所座標系 (x, y, z) を貼り付け，全体座標系へのその局所座標系の方向余弦を求め，さらに上記の関係から各セグメントの向きを示すカルダン角を求めることができる．

　関節角度では，身体の左右方向を x 軸，前後方向を y 軸，上下方向を z 軸にとり，ひとつのセグメントに対するもうひとつのセグメントの角度〔図7-9（➡ 263ページ）に股関節の例〕をカルダン角として求め，x 軸まわりの角度を屈曲・伸展，y 軸まわりの角度を内転・外転，z 軸まわりの角度を内旋・外旋と表現することが多い．カルダン角は解剖学的な用語を用いて表現するので感覚的にわかりやすいが，解剖学的表現とは異なる表現方法であることに注意が必要である．また，6つの回転順序があり，順序が異なると得られるカルダン角は通常一致しない（順序依存性があり非可換）．さらに，第2回転の軸を理論上求めることができない（計算されない）角度があり，特異点（singular point）と呼ばれている．

　前述のように（➡ 265ページ），カルダン角の第2回転軸は結節軸と呼ばれ，第1回転軸に直角な面（つまり第1回転の運動面）と第3回転軸に直角な面（第3回転の運動面）の交線として求められる．このため，この2つの面（あるいは2つの軸）が平行であると交線が存在しないため特異点となる．肩関節の Xyz カルダン角を考えてみよう．90° 外転位のカルダン角は {0°, 90°, 0°} として求まるべきであるが，第1軸（X 軸）と第3軸（z 軸）は 90° 外転位では平行関係にあり，結節軸が決まらないため，理論上カルダン角が求められないのである．このように，カルダン角を用いるとき，90° の関節肢位を含む姿勢や運動をする場合には，回転の順序を考慮する必要が生じる．

2）局所座標系の3軸まわりの回転として考える場合

　これまでは全体座標系の各軸まわりの回転として説明してきたが，カルダン角は局所座標系の各軸まわりの継時的回転として説明されることが多いので，この関係を説明しておこう．図7-12 では，全体座標系上での局所座標系の回転を考えたが，今度は，同じ回転を「継時的回転としてのカルダン角とオイラー角」の項（➡ 263ページ）で述べた局所座標系の軸まわりの回転として考えてみよう．この場合の各軸まわりの回転行列は，前述の回転行列〔式 (7.12)～(7.14)〕の転置行列（行と列を入れ替えた行列）で表される．

$$[R_x] = [R_X]^T = \begin{bmatrix} 1 & 0 & 0 \\ 0 & \cos\alpha & \sin\alpha \\ 0 & -\sin\alpha & \cos\alpha \end{bmatrix} \tag{7.17}$$

$$[R_y] = [R_Y]^T = \begin{bmatrix} \cos\beta & 0 & \sin\beta \\ 0 & 1 & 0 \\ -\sin\beta & 0 & \cos\beta \end{bmatrix} \tag{7.18}$$

$$[R_z] = [R_Z]^T = \begin{bmatrix} \cos\gamma & \sin\gamma & 0 \\ -\sin\gamma & \cos\gamma & 0 \\ 0 & 0 & 1 \end{bmatrix} \tag{7.19}$$

これらを，回転の順序にあわせて右から左に掛けたものが局所座標系の回転行列 $[R]'$ となり，全体座標系の回転行列 $[R]$ の転置行列となる．

$$[R]' = [R_z][R_y][R_x]$$

$$= \begin{bmatrix} \cos\gamma & \sin\gamma & 0 \\ -\sin\gamma & \cos\gamma & 0 \\ 0 & 0 & 1 \end{bmatrix} \begin{bmatrix} \cos\beta & 0 & \sin\beta \\ 0 & 1 & 0 \\ -\sin\beta & 0 & \cos\beta \end{bmatrix} \begin{bmatrix} 1 & 0 & 0 \\ 0 & \cos\alpha & \sin\alpha \\ 0 & -\sin\alpha & \cos\alpha \end{bmatrix}$$

$$= \begin{bmatrix} \cos\gamma\cos\beta & \cos\alpha\sin\gamma+\cos\gamma\sin\alpha\sin\beta & \sin\alpha\sin\gamma-\cos\alpha\cos\gamma\sin\beta \\ -\cos\beta\sin\gamma & \cos\alpha\cos\gamma-\sin\alpha\sin\beta\sin\gamma & \cos\gamma\sin\alpha+\cos\alpha\sin\gamma\sin\beta \\ \sin\beta & -\cos\beta\sin\alpha & \cos\alpha\cos\beta \end{bmatrix}$$

$$= [R]^T \tag{7.20}$$

3）カルダン角と回転行列（方向余弦行列）の関係を具体例で確認する

右股関節に図 7–9 （➡ 263 ページ）のような座標系を設定すると，右股関節 15° 屈曲，30° 外転，45° 外旋の Xyz カルダン角は，右ねじの法則で回転の向きを決める（回転軸となる座標軸の正の向きに右ネジが進むときの回転の向きを正の向きの回転とする）ため，$\alpha = 15°$，$\beta = -30°$，$\gamma = -45°$ である．この角度から

（1）この股関節肢位を表す方向余弦行列〔回転行列，式 (7.16)〕を求め，

（2）求められた方向余弦行列から，Xyz カルダン角を求め，さらに

（3）求められた方向余弦行列から，Xyz 以外のカルダン角を求めてみよう．

（1）方向余弦行列（回転行列）を求める

　α，β，γ を式 (7.15) に代入して回転行列 $[R]$ を求める．

$$[R] = \begin{bmatrix} \cos\gamma\cos\beta & -\cos\beta\sin\gamma & \sin\beta \\ \cos\alpha\sin\gamma+\cos\gamma\sin\alpha\sin\beta & \cos\alpha\cos\gamma-\sin\alpha\sin\beta\sin\gamma & -\cos\beta\sin\alpha \\ \sin\alpha\sin\gamma-\cos\alpha\cos\gamma\sin\beta & \cos\gamma\sin\alpha+\cos\alpha\sin\gamma\sin\beta & \cos\alpha\cos\beta \end{bmatrix}$$

$$
= \begin{bmatrix} 0.612372 & 0.612372 & -0.5 \\ -0.774519 & 0.591506 & -0.224144 \\ 0.158494 & 0.524519 & 0.836516 \end{bmatrix}
$$

(2) 方向余弦行列から Xyz カルダン角を求める（確認する）

（1）の式から，以下の連立方程式を抜き出して解けば，$\alpha = 15°$，$\beta = -30°$，$\gamma = -45°$ となる．

$$\cos\gamma\cos\beta = 0.612372$$

$$-\cos\beta\sin\gamma = 0.612372$$

$$\sin\beta = -0.5$$

$$-\cos\beta\sin\alpha = -0.224144$$

$$\cos\alpha\cos\beta = 0.836516$$

(3) 方向余弦行列から Xyz 以外のカルダン角を求める

Xzy カルダン角を求めるためには，回転の順序に従って，式 (7.15) の行列の積の順序を入れ替えて行列の積を求める．

$$[R] = [R_X][R_Z][R_Y]$$

$$
= \begin{bmatrix} 1 & 0 & 0 \\ 0 & \cos\alpha & -\sin\alpha \\ 0 & \sin\alpha & \cos\alpha \end{bmatrix} \begin{bmatrix} \cos\gamma & -\sin\gamma & 0 \\ \sin\gamma & \cos\gamma & 0 \\ 0 & 0 & 1 \end{bmatrix} \begin{bmatrix} \cos\beta & 0 & \sin\beta \\ 0 & 1 & 0 \\ -\sin\beta & 0 & \cos\beta \end{bmatrix}
$$

$$
= \begin{bmatrix} \cos\beta\cos\gamma & -\sin\gamma & \sin\beta\cos\gamma \\ \sin\alpha\sin\beta+\cos\alpha\cos\beta\sin\gamma & \cos\alpha\cos\gamma & -\sin\alpha\cos\beta+\cos\alpha\sin\beta\sin\gamma \\ -\cos\alpha\sin\beta+\sin\alpha\cos\beta\sin\gamma & \sin\alpha\cos\gamma & \cos\alpha\cos\beta+\sin\alpha\sin\beta\sin\gamma \end{bmatrix}
$$

$$
= \begin{bmatrix} 0.612372 & 0.612372 & -0.5 \\ -0.774519 & 0.591506 & -0.224144 \\ 0.158494 & 0.524519 & 0.836516 \end{bmatrix}
$$

この式を解くと，$\alpha = 41.6°$，$\beta = -39.2°$，$\gamma = -37.8°$ となる．

同様に，Yxz，Yzx，Zxy，Zyx のカルダン角を求めると次のようになる．

	Yxz	Yzx	Zxy	Zyx
α	13.0	20.7	31.6	32.1
β	-30.9	-14.5	-10.7	-9.1
γ	-52.6	-50.8	-46.0	-51.7

このように，回転の順序により，得られる角度がかなり異なることがわかる．

7・2・3　3次元肢位を表現するための関節座標系（joint coordinate system）

Groodら[11]は，関節の機能を図 7-13 のようにモデル化した関節運動の考え方を提唱している．図に示すように，膝関節の3次元肢位を3つの1軸性関節で表す

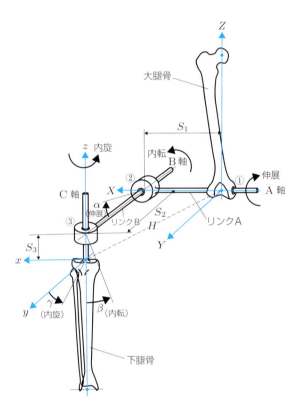

図 7-13　膝関節の関節回転規約
3つの1軸性関節（①，②，③）により，膝関節の3次元肢位を実現する機械的モデルを示している．関節①は A 軸まわりに屈曲・伸展を，関節②は B 軸まわりに内転・外転を，関節③は C 軸まわりに内旋・外旋が生じる構造である．
大腿骨には直交座標系 (X, Y, Z) が，下腿骨には直交座標系 (x, y, z) がそれぞれ貼り付けられている．大腿骨の原点は大腿骨外側顆と内側顆の中央，下腿骨の原点は下腿骨の内側顆と外側顆の中央に設定されている．大腿骨に対する下腿骨の並進位置はベクトル H で示されている．大きく離れて描かれているのは構造をわかりやすくするためであり，$S_1 = S_2 = S_3 = 0$ のときに，大腿骨と下腿骨の原点が一致する．H は各軸（A，B，C）に沿う長さ S_1，S_2，S_3 で決まるので，S_1，S_2，S_3 を用いて関節の内外側スラスト，前後の引き出し，離開を表現できる．A 軸と B 軸は直角，B 軸と C 軸は直角であるが，A 軸と C 軸は直角とは限らないことに注意を要する（S_1，S_2，S_3 は直交座標系の成分ではない）．
図は大腿座標系と下腿座標系が同じ向きのときを示しており，この状態を 0° として，関節肢位を3つの角度 α（伸展），β（内転），γ（内旋）で表現することができる．
〔Grood ES, Suntay WJ (1983). A joint coordinate system for the clinical description of three-dimentional motions: Application to the knee. J Biomech Eng 105, 136-144 より一部改変〕

もので，近位から，関節①，関節②，関節③の順である．それぞれ，屈曲・伸展を行う内外側軸（A 軸，X 軸），内外転を行う前後軸（B 軸，y 軸と平行），内外旋を行う下腿軸（C 軸，z 軸）に対応している．この順序は，前述のカルダン角の回転の順序（入れ子構造の順序でも同じ）と対応したものであることを認識する必要がある．図 7–11 A の Xyz カルダン角の入れ子モデルと等価であることを確認していただきたい．図 7–13 の大腿骨が図 7–11 A の全体座標系に，リンク A がフレーム①に，リンク B がフレーム②に，下腿骨がフレーム③にそれぞれ対応している．このため，前述のカルダン角の計算手続きを用いて，それぞれの軸まわりの回転として角度を求めることができ，屈曲・伸展，内転・外転，内旋・外旋という臨床的用語を用いて 3 次元関節運動を表現できる．この関節モデルは構造的に入れ子モデルと等価であるので，入れ子構造の順序で行列計算の順序が決まることになり，カルダン角の回転順序（6 種類ある）の問題を回避できる．

しかし，図 7–13 の機械構造は，考えられる可能な 6 つの構造のひとつであり，このほかに 5 つのモデルが考えられる．読者には，どのような構造になるか考えていただきたい．どのモデルを選択するのかを決定するには，何らかの最適性の基準が必要である[10]．このように，関節座標系は，カルダン角のもつ回転順序の問題を根本的に解決するものではないことに注意を要する．

このモデルを用いると，回転運動だけでなく，並進運動も表現することができる．図 7–13 に，大腿骨座標系に対する脛骨座標系原点位置（並進位置）が H として示されている．この位置は 3 つの軸に沿って示される距離（S_1，S_2，S_3）によって決定される．S_1 は A 軸に沿う運動であり，臨床的な内外側スラストに，S_2 は B 軸に沿う運動であり前後引き出しに，S_3 は C 軸に沿う運動であり離開に，それぞれ対応させることができる．

国際バイオメカニクス学会（International Society of Biomechanics：ISB）は，Grood ら[11]の関節座標系の考え方に基づいた全身の関節運動表現規約を提案し，推奨している．詳細は文献を参照していただきたい[12-14]．

7・2・4 3次元の回転における計算上の制約

3 次元空間におけるセグメントの向きや関節角度の表現方法を述べてきたが，最後に，3 次元の回転の複雑さを示すもうひとつの特徴を挙げる．2 次元の角度は時間で微分して角速度や角加速度を求めたり，角速度を積分して角変位を求めることができたが，3 次元の回転では，求められたカルダン角を微分して角速度を求めることや，求められた角速度（回転行列の微分，つまり方向余弦の微分により求めることができる）を積分してセグメントの向きを求めたりすることができない．この

ため，カルダン角を用いて力学計算をすることもできない．角変位はベクトルとして扱うことができず，カルダン角で3つの回転の合成として表現された向きや運動には順序依存性がある（非可換）ことがこの背景にある．

3次元の角速度や角加速度を求めて力学計算をするためには行列法が用いられるが，本書の範囲を超えるので詳細は取り上げない．文献2,5) を参照していただきたい．

●引用文献

1) Yamasaki H, et al (2008). Interaction torque contributes to planar reaching at slow speed. *Biomed Eng Online* 7, 27.
2) Zatsiorsky VM (2002). Kinetics of Human Motion. Human Kinetics.
3) Hirashima M, et al (2007). A new non-orthogonal decomposition method to determine effective torques for three-dimentional joint rotation. *J Biomech* 40, 871–882.
4) Hirashima M, et al (2007). Control of SD limb dynamics in unconstrained overarm throws of different speeds performed by skilled baseball players. *J Neurophysiol* 97, 680–691.
5) 広瀬茂男（1996）. ロボット工学—機械システムのベクトル解析. 改訂版, 裳華房.
6) Winter DA (2005). Biomechanics and Motor Control of Human Movement. 3rd ed. John Wiley & Sons.
7) Zatsiorsky VM (1998). Kinematics of Human Motion. Human Kinetics.
8) Crisco JJ, et al (2011). The mechanical axes of the wrist are oriented obliquely to the anatomical axes. *J Bone Joint Surg Am* 93, 169–177
9) Mitsukane M, et al (2018). Motion-plane dependency of the range of dart throw motion and the effects of tendon action due to finger extrinsic muscles during the motion. *J Phy Ther Sci* 30, 355–360.
10) Baker R (2001). Pelvic angles: A mathematically rigorous definition which is consistent with a conventional clinical understanding of the terms. *Gait Posture* 13(1), 1–6.
11) Grood ES, Suntay WJ (1983). A joint coordinate system for the clinical description of three-dimentional motions: Application to the knee. *J Biomech Eng* 105, 136–144.
12) Wu G, Cavanagh PR (1995). ISB recommendations for standardization in the reporting of kinematic data. *J Biomech* 28(10), 1257–1261.
13) Wu G, et al (2002). ISB recommendation on definitions of joint coordinate system of various joints for the reporting of human joint motion—part I: ankle, hip, and spine. *J Biomech* 35, 543–548.
14) Wu G, et al (2005). ISB recommendation on definitions of joint coordinate systems of various joints for the reporting of human joint motion—part II: shoulder, elbow, wrist and hand. *J Biomech* 38, 981–992.

付録 A 数学の基礎事項

A・1　ベクトル…278

A・2　角度の表現…282

A・3　三角関数…283

A・4　微分と積分…284

A・5　指数と対数…289

A・6　行列…290

A・7　フィルター…297

A·1

ベクトル

　速度，加速度，力など，大きさと向きをもつ量をベクトルという．図 A–1，A–2 のように矢印で表したり，その成分を用いて数値の組み合わせとして表したりすることができる．これに対して大きさだけをもつ量をスカラーという．本書ではベクトルをゴシックの太字で示している．

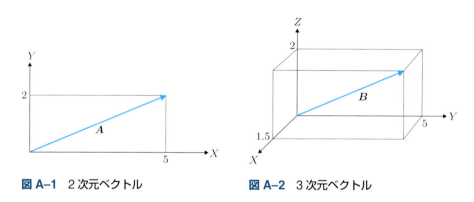

図 A–1　2次元ベクトル　　　　図 A–2　3次元ベクトル

A·1·1 直交座標系におけるベクトルの成分

　身体運動のバイオメカニクスでは，直交座標系を用いた運動表現が頻繁に用いられる．図 A–1 の2次元ベクトル A は $\begin{pmatrix} 5 \\ 2 \end{pmatrix}$，図 A–2 の3次元ベクトル B は $\begin{pmatrix} 1.5 \\ 5 \\ 2 \end{pmatrix}$ と表すことができる．

　ベクトルの大きさ $|A|$ と $|B|$ は，それぞれの成分の2乗和の平方根として次のように求める．

$$|A| = \sqrt{5^2 + 2^2} = 5.39, \quad |B| = \sqrt{1.5^2 + 5^2 + 2^2} = 5.59$$

A・1・2 単位ベクトルによるベクトル表現

「大きさが 1」のベクトルを単位ベクトルという．図 A–3 に示すように，直交座標系で X 軸，Y 軸，Z 軸方向にそれぞれ i，j，k と表現する．単位ベクトルを用いると，図 A–1 のベクトル A は $A = 5i + 2j$，図 A–2 のベクトル B は $B = 1.5i + 5j + 2k$ と表現できる．あるベクトルと同じ向きに単位ベクトルを求めるためには，元のベクトルをそのベクトルの大きさで割ればよい．図 A–1 のベクトル A の向きの単位ベクトルは，

$$\frac{1}{\sqrt{5^2 + 2^2}} \begin{pmatrix} 5 \\ 2 \end{pmatrix} = \begin{pmatrix} 0.928 \\ 0.371 \end{pmatrix} = 0.928i + 0.371j$$

となる．

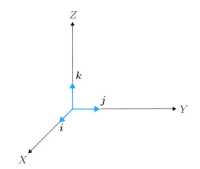

図 A–3 単位ベクトル
i，j，k はそれぞれ X，Y，Z 方向の大きさ「1」のベクトル

一般に 3 次元ベクトルを扱う空間には右手系が用いられ，図 7–5（➡ 258 ページ）に示すように右手の親指，示指，中指を直角に置いたときに，それぞれの指の示す向きが X，Y，Z の正の向きとなるようにとる（Y，Z，X あるいは Z，X，Y でもよい）．

A・1・3 ベクトルの演算

❶ ベクトルの加算と減算

図 A–4 に示されるように，ベクトルの和 $A + B$ を幾何学的に平行四辺形の対角線として求めることもできるし，次式のように各成分の和として求めることもできる．単位ベクトルを用いて表すことも，縦ベクトルとして表すこともできる．

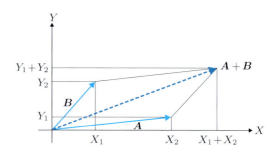

図 A–4 ベクトルの合成

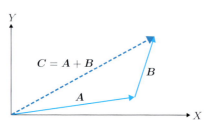

図 A–5 ベクトルの合成

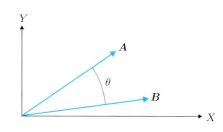

図 A–6 ベクトルの内積

$$A + B = X_1 i + X_2 i + Y_1 j + Y_2 j = (X_1 + X_2)\,i + (Y_1 + Y_2)j = \begin{bmatrix} X_1 + X_2 \\ Y_1 + Y_2 \end{bmatrix}$$

また，ベクトルは向きが同じであれば，どこへでも平行移動が可能なので，図 A–5 のように考えることもできる．$A + B = C$ とおけば，$B = C - A$，$A = C - B$ である．

2 ベクトルの内積（スカラー積）

2つのベクトルを A，B とすると（図 A–6），内積は「$A \cdot B$」で表され，A と B のなす角が θ のとき，

$$A \cdot B = |A|\,|B| \cos \theta$$

と定義される．$|A|$，$|B|$ はそれぞれのベクトルの大きさを表すスカラーであり，内積もスカラーである．内積には次のようなルールがある．

① $A \cdot B = B \cdot A$
② $A \cdot (B + C) = A \cdot B + A \cdot C$
③ A と B が直交するときには，$A \cdot B = |A|\,|B| \cos 90° = 0$
④ 単位ベクトルは互いに直交するので，$i \cdot j = j \cdot k = i \cdot k = 0$
⑤ 同じ向きの単位ベクトルの内積は，$i \cdot i = j \cdot j = k \cdot k = 1$
⑥ 2次元では（図 A–7），$A = A_x i + A_y j$，$B = B_x i + B_y j$ として，ベクトルの

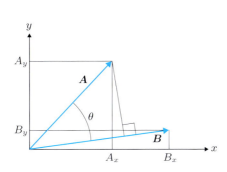

図 A–7 ベクトルの内積

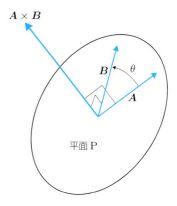

図 A–8 ベクトルの外積（ベクトル積）

成分で内積を考えると，④と⑤より，次のようになる．

$$\boldsymbol{A} \cdot \boldsymbol{B} = (A_x\boldsymbol{i} + A_y\boldsymbol{j}) \cdot (B_x\boldsymbol{i} + B_y\boldsymbol{j}) = A_xB_x\boldsymbol{i} + A_yB_y\boldsymbol{j}$$

⑦ 3 次元では，$\boldsymbol{A} = A_x\boldsymbol{i} + A_y\boldsymbol{j} + A_z\boldsymbol{k}$，$\boldsymbol{B} = B_x\boldsymbol{i} + B_y\boldsymbol{j} + B_z\boldsymbol{k}$ として，ベクトルの成分で内積を考えると，同様に④と⑤より，次のようになる．

$$\boldsymbol{A} \cdot \boldsymbol{B} = (A_x\boldsymbol{i} + A_y\boldsymbol{j} + A_z\boldsymbol{k}) \cdot (B_x\boldsymbol{i} + B_y\boldsymbol{j} + B_z\boldsymbol{k}) = A_xB_x\boldsymbol{i} + A_yB_y\boldsymbol{j} + A_zB_z\boldsymbol{k}$$

❸ ベクトルの外積（ベクトル積）

2 つのベクトルの外積は「$\boldsymbol{A} \times \boldsymbol{B}$」で表される（図 A–8）（$\boldsymbol{A}$ と $\boldsymbol{B}$ は同一平面上にあるベクトル）．その大きさは，$\boldsymbol{A}$ と $\boldsymbol{B}$ のなす角が θ のとき，

$$|\boldsymbol{A} \times \boldsymbol{B}| = |\boldsymbol{A}||\boldsymbol{B}|\sin\theta$$

である．その向きは，$\boldsymbol{A}$ から $\boldsymbol{B}$ に向けて右ねじを回すときにねじの進む向きである．外積をベクトルの成分で表すと，

$$\boldsymbol{A} \times \boldsymbol{B} = (A_x\boldsymbol{i} + A_y\boldsymbol{j} + A_z\boldsymbol{k}) \times (B_x\boldsymbol{i} + B_y\boldsymbol{j} + B_z\boldsymbol{k})$$
$$= (A_yB_z - A_zB_y)\boldsymbol{i} + (A_zB_x - A_xB_z)\boldsymbol{j} + (A_xB_y - A_yB_x)\boldsymbol{k}$$

❹ スカラー 3 重積

$$\boldsymbol{A} \cdot (\boldsymbol{B} \times \boldsymbol{C}) = \boldsymbol{B} \cdot (\boldsymbol{C} \times \boldsymbol{A}) = \boldsymbol{C} \cdot (\boldsymbol{A} \times \boldsymbol{B})$$

❺ ベクトル 3 重積

$$\boldsymbol{A} \times (\boldsymbol{B} \times \boldsymbol{C}) = -(\boldsymbol{B} \times \boldsymbol{C}) \times \boldsymbol{A} = (\boldsymbol{C} \times \boldsymbol{B}) \times \boldsymbol{A} = (\boldsymbol{A} \cdot \boldsymbol{C})\boldsymbol{B} - (\boldsymbol{A} \cdot \boldsymbol{B})\boldsymbol{C}$$

A·2

角度の表現

度（°）とラジアン（弧度法）が用いられるが，力学計算ではラジアンを用いる必要がある．図 A–9 に示すように，θ [rad]，半径 r，弧の長さ s の間には次のような関係がある．

$$\theta = \frac{s}{r},$$

$$180° = \pi \,[\text{rad}], \quad 1\,\text{rad} = \frac{180}{\pi} = 57.3°$$

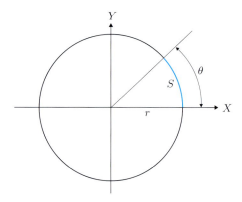

図 A–9 ラジアン（弧度法）による角度表現

A・3 三角関数

図 A–10 の直角三角形では，次のような関係がある．

$$a^2 = b^2 + c^2$$

$$\sin\theta = \frac{b}{a} \qquad \left(\theta = \sin^{-1}\frac{b}{a}\right)$$

$$\cos\theta = \frac{c}{a} \qquad \left(\theta = \cos^{-1}\frac{c}{a}\right)$$

$$\tan\theta = \frac{b}{c} \qquad \left(\theta = \tan^{-1}\frac{b}{c}\right)$$

$\sin^{-1}$, $\cos^{-1}$, $\tan^{-1}$ は，それぞれアークサイン，アークコサイン，アークタンジェントと読み，式の示す内容は，サイン，コサイン，タンジェントの式と同じである．エクセルなどのソフトウェアでは，asin, acos, atan が用いられている．

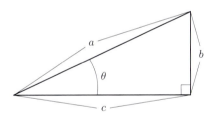

図 A–10 三角関数の定義

A·4

微分と積分

身体運動のバイオメカニクスでは，変位（長さや角度）の時間的変化を扱うことが多いので，変位の時間微分と時間積分を取り上げて説明する．

A·4·1 微分

図 A–11 のように，時間に伴って長さ $X(t)$ が図のように変化するとき，ある時点を a とし，a 以降にとりうる時間を t とする．a から t までの間の平均速度は，

$$\frac{X(t)-X(a)}{t-a}$$

である．t を極限まで a に近づけると，

$$\lim_{t \to a} \frac{X(t)-X(a)}{t-a} = \frac{dX}{dt} = v$$

となり，時点 a における接線の傾き，つまり時点 a における速度となる．微分の厳密な表記は上式のとおりであるが，本文中では記述の繁雑さを避けるために，Δt が十分小さいものとして，lim 記号をつけずに，$\Delta x/\Delta t$ を微分として表記している．

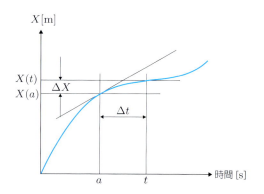

図 A–11 微分により速度を求める

A·4·2 数値微分

変数の微小変化量を Δ 記号で表すと，変位の微小変化は ΔX，その微小変化に要した時間は Δt である．身体運動のバイオメカニクスでは，一般に 1/1000～

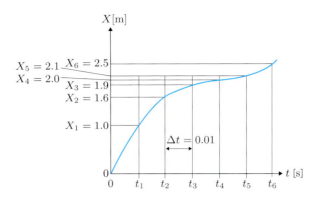

図 A–12 数値微分により速度を求める

1/100 秒程度の時間間隔で計測を行い（サンプリング周波数 1000〜100 Hz），Δt を 1/1000〜1/100 秒程度として近似的な数値微分を行う．

❶ 2 点数値微分

図 A–12 に，時間 t に伴う変位 $X(t)$ が曲線で示され，Δt を 0.01 秒として計測した場合の $X(t)$ の値が示されている．i はフレーム数を表し，$t = i \times \Delta t$ である．各区間の平均速度は，

$$\frac{X_i - X_{i-1}}{\Delta t}$$

として求めることができる．具体的な数値で示すと次のようになる．

t [s]	X [m]	$v = \dfrac{\Delta X}{\Delta t}$ [m/s]
$t_0 = 0.00$	0.0	
$t_1 = 0.01$	1.0	$\dfrac{1.0 - 0.0}{0.01 - 0.00} = 100.0$
$t_2 = 0.02$	1.6	$\dfrac{1.6 - 1.0}{0.02 - 0.01} = 60.0$
$t_3 = 0.03$	1.9	$\dfrac{1.9 - 1.6}{0.03 - 0.02} = 30.0$
$t_4 = 0.04$	2.0	$\dfrac{2.0 - 1.9}{0.04 - 0.03} = 10.0$
$t_5 = 0.05$	2.1	$\dfrac{2.1 - 2.0}{0.05 - 0.04} = 10.0$

2 点数値微分では，Δt の 1/2 だけ時間にずれが生じる．

❷ 3 点数値微分

微分したい時点のひとつ前とひとつ後のデータを用いて次のように数値微分を行

うと，時間のずれが生じない．

$$\frac{X_{i+1} - X_{i-1}}{2\Delta t}$$

図 A–12 のデータに適用すると，次のようになる．

t [s] $\quad X$ [m] $\quad v = \dfrac{\Delta X}{\Delta t}$ [m/s]

$t_1 = 0.01 \quad 1.0 \quad \dfrac{1.6 - 0}{0.01 \times 2} = 80.0$

$t_2 = 0.02 \quad 1.6 \quad \dfrac{1.9 - 1.0}{0.01 \times 2} = 45.0$

$t_3 = 0.03 \quad 1.9 \quad \dfrac{2.0 - 1.6}{0.01 \times 2} = 20.0$

$t_4 = 0.04 \quad 2.0 \quad \dfrac{2.1 - 1.9}{0.01 \times 2} = 10.0$

$t_5 = 0.05 \quad 2.1 \quad \dfrac{2.5 - 2.0}{0.01 \times 2} = 25.0$

このように，変位の時間微分により速度を求めることができるが，縦軸に速度をとれば，同様の処理により加速度を求めることができる．

❸ 積分

身体運動のバイオメカニクスでは，力積や積分筋電図など，面積を求める積分（定積分）がよく用いられる．

1）数値積分

図 A–13 で台形公式を用いた数値積分を説明しよう．等間隔に分けられた各区間について，台形の面積を求めてそれらを合計すれば，全体の面積を近似的に求める

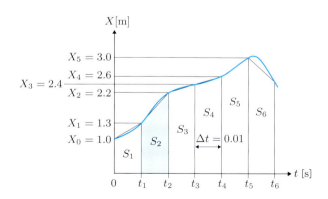

図 A–13　台形公式による数値積分

ことができる．図 A–13 の水色部分の面積は，

$$S_2 = \frac{(X_1 + X_2) \times 0.01}{2}$$

である．各区間の面積 S_i と，区間 n までの累積面積 D_n は次のようになる．ここでは縦軸が速度 [m/s] であるので，面積は変位の大きさを示す．

$t\,[\mathrm{s}]$	$v_i\,[\mathrm{m/s}]$	$S_i = \dfrac{(v_i + v_{i-1}) \times 0.01}{2}\,[\mathrm{m}]$	$D_n = \displaystyle\sum_{i=1}^{n} S_i$
$t_0 = 0.00$	1.0		0.000
$t_1 = 0.01$	1.3	0.023	0.023
$t_2 = 0.02$	2.2	0.0175	0.0405
$t_3 = 0.03$	2.4	0.023	0.0636
$t_4 = 0.04$	2.6	0.025	0.0885
$t_5 = 0.05$	3.0	0.028	0.1165

図 A–13 では，縦軸に速度をとって数値積分により変位を求めたが，縦軸に加速度をとれば数値積分により速度を求めることができる．台形公式を用いると，本来曲線であるものを直線で近似するため，ある程度の誤差が生じる．近似精度を上げる方法としては，Δt を小さくする（サンプリング周波数を大きくする）ことや，3 次のスプライン関数を用いる近似などがある．

2) 定積分

時間間隔 Δt が十分小さければ，台形公式やスプライン関数でなく，矩形面積の公式を用いても誤差は小さくなり，累積面積 S は次のように表される．

$$S \approx \sum_{i=1}^{n} S_i = \sum_{i=1}^{n} X_i \Delta t$$

ここで，Δt を極限まで小さくしていくと（分割数を無限に大きくしていくと），$t = 0$ から $t = T$ までの面積は次のような定積分の形になる．

$$S = \lim_{n \to \infty} \sum_{i=1}^{n} X_i \Delta t = \int_0^T X(t)dt$$

④ 偏微分

2 つ以上の独立変数からなる多変数関数について，特定の独立変数だけを取り上げて，他の変数を定数とみなして微分することを偏微分という．

例）$f(x, y) = x^2 + y^3 + 2y + xy$ のとき，

x に関する偏微分は，$\dfrac{\partial f(x,y)}{\partial x} = 2x + y,$

y に関する偏微分は，$\dfrac{\partial f(x,y)}{\partial y} = 3y^2 + 2 + x$

である．∂ はラウンドと読む．

指数と対数

$a^x = b$ のとき,x を**指数**という.同じことを対数で示すと,$x = \log_a b$ であり,a を**底**,x を**対数**という.次のような関係がある.

$$\log_a MN = \log_a M + \log_a N$$
$$\log_a \frac{M}{N} = \log_a M - \log_a N$$
$$\log_a M^k = k \log_a M$$

対数の底としては,2,10(常用対数),ネイピア数 $e = 2.718$(自然対数の底,自然数)がよく用いられる.

自然数(自然対数の底)e は,$e = \lim_{n \to \infty} \left(1 + \frac{1}{n}\right)^n$ で定義される.$y = e^x$ のとき,その微分は $\frac{d}{dx} y = \frac{d}{dx} e^x = e^x$ であり,微分しても元の関数から変化しない.

A·6

行列

　身体運動のバイオメカニクスでは，3次元空間における剛体の回転を表すために3行×3列の正方行列（行と列の数が同じ行列）を用いる．平面運動は2行×2列の行列で表現できる．

A·6·1 行列の演算

行列とベクトルの積：
$$\begin{bmatrix} a & b \\ c & d \end{bmatrix} \begin{bmatrix} x \\ y \end{bmatrix} = \begin{bmatrix} ax + by \\ cx + dy \end{bmatrix}$$

2×2 の行列の積：
$$\begin{bmatrix} a & b \\ c & d \end{bmatrix} \begin{bmatrix} e & f \\ g & h \end{bmatrix} = \begin{bmatrix} ae + bg & af + bh \\ ce + dg & cf + dh \end{bmatrix}$$

3×3 の行列の積：
$$\begin{bmatrix} a & b & c \\ d & e & f \\ g & h & i \end{bmatrix} \begin{bmatrix} r & s & t \\ u & v & w \\ x & y & z \end{bmatrix}$$
$$= \begin{bmatrix} ar + bu + cx & as + bv + cy & at + bw + cz \\ dr + eu + fx & ds + ev + fy & dt + ew + fz \\ gr + hu + ix & gs + hv + iy & gt + hw + iz \end{bmatrix}$$

A·6·2 行列による座標変換

　図 A–14 の XY 座標系上に点 $\mathrm{P}(X_0, Y_0)$ があり，XY 座標系と原点を共有する xy 座標系が $\theta°$ だけ左まわりに回転した位置にあるとする．このとき，xy 座標系上における点 P の位置は，

$$x_1 = X_0 \cos\theta + Y_0 \sin\theta, \quad y_1 = -X_0 \sin\theta + Y_0 \cos\theta$$

である．これを行列とベクトルの積の形に書き直すと，

$$\begin{bmatrix} x_1 \\ y_1 \end{bmatrix} = \begin{bmatrix} \cos\theta & \sin\theta \\ -\sin\theta & \cos\theta \end{bmatrix} \begin{bmatrix} X_0 \\ Y_0 \end{bmatrix} = [R] \begin{bmatrix} X_0 \\ Y_0 \end{bmatrix}$$

となり，この行列 $[R]$ を回転行列という．逆に xy 座標系上の点を XY 座標系上の

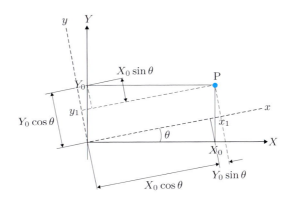

図 A–14　2次元の回転
XY 座標系上の点 $P(X_0, Y_0)$ を，xy 座標系上の点 $P(x_1, y_1)$ に変換する．

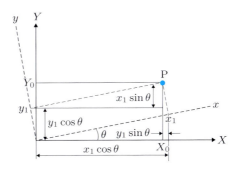

図 A–15　2次元の回転
xy 座標系上の点 $P(x_1, y_1)$ を，XY 座標系上の点 $P(X_0, Y_0)$ に変換する．

点に変換する場合には，図 A–15 のように考えればよい．

$$\begin{bmatrix} X_0 \\ Y_0 \end{bmatrix} = \begin{bmatrix} \cos\theta & -\sin\theta \\ \sin\theta & \cos\theta \end{bmatrix} \begin{bmatrix} x_1 \\ y_1 \end{bmatrix} = [R]' \begin{bmatrix} x_1 \\ y_1 \end{bmatrix}$$

2つの回転行列は，互いに行と列を入れ替えた関係にあり，この操作を**転置**といい，

$$[R]' = [R]^T$$

と表現する．3次元の場合も同様である．

A·6·3 逆行列

$\begin{bmatrix} 1 & 0 \\ 0 & 1 \end{bmatrix}$ や $\begin{bmatrix} 1 & 0 & 0 \\ 0 & 1 & 0 \\ 0 & 0 & 1 \end{bmatrix}$ のように，左上から右下へ対角線上に 1 が並び，他

の要素が 0 の行列を単位行列と呼び，$[I]$ で表す．ある行列に単位行列 $[I]$ を左から
掛けても右から掛けても，元の行列と変わらない．2 つの行列 $[A]$ と $[B]$ があると
き，$[A][B] = [B][A] = [I]$ であるとき，$[B]$ を $[A]$ の（あるいは $[A]$ を $[B]$ の）逆
行列といい，$[A]^{-1}$ で表す．$[A]^{-1}[A] = [A][A]^{-1} = [I]$ である．2 次元行列の逆行
列は次式で求めることができる．式が示すように $ad - bc \neq 0$ のときにのみ逆行列
が存在し，

$$\begin{bmatrix} a & b \\ c & d \end{bmatrix}^{-1} = \frac{1}{ad - bc} \begin{bmatrix} d & -c \\ -b & a \end{bmatrix}$$

となる．

3 次元行列の逆行列は次式で求められ，その分母が $a_{11}a_{22}a_{33} + a_{21}a_{32}a_{13} + a_{31}a_{12}a_{23} - a_{11}a_{32}a_{23} - a_{21}a_{12}a_{33} - a_{31}a_{22}a_{13} \neq 0$ のときに存在する．

$$\begin{bmatrix} a_{11} & a_{12} & a_{13} \\ a_{21} & a_{22} & a_{23} \\ a_{31} & a_{32} & a_{33} \end{bmatrix}^{-1}$$

$$= \frac{\begin{bmatrix} a_{22}a_{33} - a_{32}a_{23} & -(a_{12}a_{33} - a_{32}a_{13}) & a_{12}a_{23} - a_{22}a_{13} \\ -(a_{21}a_{33} - a_{31}a_{23}) & a_{11}a_{33} - a_{31}a_{13} & -(a_{11}a_{23} - a_{21}a_{13}) \\ a_{21}a_{32} - a_{31}a_{22} & -(a_{11}a_{32} - a_{31}a_{12}) & a_{11}a_{22} - a_{21}a_{12} \end{bmatrix}}{a_{11}a_{22}a_{33} + a_{21}a_{32}a_{13} + a_{31}a_{12}a_{23} - a_{11}a_{32}a_{23} - a_{21}a_{12}a_{33} - a_{31}a_{22}a_{13}}$$

逆行列を求めて連立一次方程式を解くことができる．

例

$\left.\begin{cases} p = ax + by \\ q = cx + dy \end{cases}\right\}$ を行列とベクトルで表すと，$\begin{bmatrix} p \\ q \end{bmatrix} = \begin{bmatrix} a & b \\ c & d \end{bmatrix} \begin{bmatrix} x \\ y \end{bmatrix}$

$= [A]\begin{bmatrix} x \\ y \end{bmatrix}$ となる．$[A]$ の逆行列 $[A]^{-1}$ を求めて，両辺の左側から掛けると，

$[A]^{-1}\begin{bmatrix} p \\ q \end{bmatrix} = [A]^{-1}[A]\begin{bmatrix} x \\ y \end{bmatrix} = \begin{bmatrix} x \\ y \end{bmatrix}$ となり，x と y が求まる．

A・6・4 ベクトルと行列による回転運動の表現

　身体運動のバイオメカニクスでは，身体の各セグメントに座標系を設定し（局所座標系を貼り付け），相対的な位置関係を行列で表現する．このとき，空間内での変位（並進）は各剛体の原点位置（重心がよく用いられる）の変位として扱い，剛体の回転運動はこれとは独立に扱う．回転は2つの座標系の原点を一致させて考えるとわかりやすい．

❶ 局所座標系の並進運動

　図 A–16 に示すように，局所座標系の原点を定め，ある点の位置を全体座標系上の位置ベクトル $\boldsymbol{L} = \begin{bmatrix} L_x \\ L_y \\ L_z \end{bmatrix}$ により簡単に表現できる．局所座標系の原点として重心がよく用いられる．

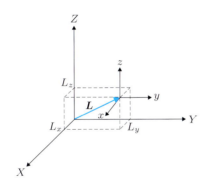

図 A–16　3次元ベクトルで表される局所座標系の原点
図は回転のない場合を示している．

❷ 2次元における局所座標系の回転

　図 A–17 は，全体座標系（固定された座標系）XY に対して，原点を共有する局所座標系（移動座標系）xy が θ だけ反時計まわりに回転した状態を示している．局所座標系の位置は，局所座標系上の単位ベクトル $\boldsymbol{u}_x = \begin{bmatrix} 1 \\ 0 \end{bmatrix}$, $\boldsymbol{u}_y = \begin{bmatrix} 0 \\ 1 \end{bmatrix}$ で示されている．大きさ「1」の単位ベクトル $\boldsymbol{u}_x$ と $\boldsymbol{u}_y$ を全体座標系で表現すると，$\boldsymbol{u}_x$ は，

$$\begin{bmatrix} X_{u_x} \\ Y_{u_x} \end{bmatrix} = \begin{bmatrix} \cos\theta \\ \sin\theta \end{bmatrix} = \begin{bmatrix} \cos\theta \\ \cos(90° + \theta) \end{bmatrix}$$

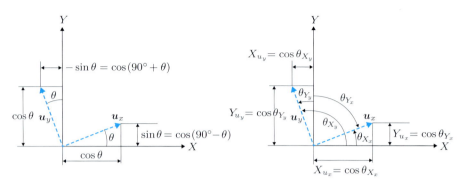

A：正弦と余弦による表現　　　　　　　　B：方向余弦による表現

図 A–17　2次元における局所座標系の回転（単位ベクトルの回転）

となり，$\boldsymbol{u}_y$ は，

$$\begin{bmatrix} X_{u_y} \\ Y_{u_y} \end{bmatrix} = \begin{bmatrix} -\sin\theta \\ \cos\theta \end{bmatrix} = \begin{bmatrix} \cos(90°+\theta) \\ \cos\theta \end{bmatrix}$$

となる．ここで，図 A–17 B に示すように，θ の代わりに各単位ベクトルの X 成分は X 軸からの角度 θ_{X_x} と θ_{X_y}，Y 成分は Y 軸からの角度 θ_{Y_x} と θ_{Y_y} を用いて，次のように表現できる．

$$\begin{bmatrix} X_{u_x} \\ Y_{u_x} \end{bmatrix} = \begin{bmatrix} \cos\theta_{X_x} \\ \cos\theta_{Y_x} \end{bmatrix}$$

$$\begin{bmatrix} X_{u_y} \\ Y_{u_y} \end{bmatrix} = \begin{bmatrix} \cos\theta_{X_y} \\ \cos\theta_{Y_y} \end{bmatrix}$$

θ_{X_x}，θ_{X_y}，θ_{Y_x}，θ_{Y_y} を方向角，それらの余弦を **方向余弦** と呼ぶ．2つの方向余弦ベクトルを合成して行列を作ると，局所座標系の回転を示す回転行列 $[R]$ となる．

$$\begin{bmatrix} X_{u_x} & X_{u_y} \\ Y_{u_x} & Y_{u_y} \end{bmatrix} = \begin{bmatrix} \cos\theta_{X_x} & \cos\theta_{X_y} \\ \cos\theta_{Y_x} & \cos\theta_{Y_y} \end{bmatrix} = [R]$$

また，局所座標系を表す単位ベクトル $\boldsymbol{u}_x$ と $\boldsymbol{u}_y$ を合成して行列の形に表すと，次のように局所座標系の座標軸を表す行列となる．

$$\begin{bmatrix} \boldsymbol{u}_x & \boldsymbol{u}_y \end{bmatrix} = \begin{bmatrix} 1 & 0 \\ 0 & 1 \end{bmatrix}$$

以上のことを行列の積として，次のようなひとつの式で表すことができる．

$$[R]\begin{bmatrix} \bm{u}_x & \bm{u}_y \end{bmatrix} = \begin{bmatrix} \cos\theta_{X_x} & \cos\theta_{X_y} \\ \cos\theta_{Y_x} & \cos\theta_{Y_y} \end{bmatrix}\begin{bmatrix} 1 & 0 \\ 0 & 1 \end{bmatrix} = \begin{bmatrix} \cos\theta_{X_x} & \cos\theta_{X_y} \\ \cos\theta_{Y_x} & \cos\theta_{Y_y} \end{bmatrix}$$

$[R]$ は局所座標系の回転を表しており,「行列による座標変換」の項(→ 290 ページ)で述べた座標変換と同様に,局所座標系上のベクトルに左側から $[R]$ を掛けると,全体座標系のベクトルに変換できる.

$$\begin{bmatrix} X_0 \\ Y_0 \end{bmatrix} = [R]\begin{bmatrix} x_1 \\ y_1 \end{bmatrix}$$

方向余弦は 3 次元の回転に対しても同様に用いることができる.

❸ 3 次元における局所座標系の回転

2 次元と同様に,「全体座標系の各軸」と「局所座標系の各軸」の間の相対角度を,方向余弦を用いて表すことができる.図 A–18 に,全体座標系 XYZ 上での局所座標系 xyz の回転位置を,単位ベクトル $\bm{u}_x$, $\bm{u}_y$, $\bm{u}_z$ で示している.局所座標系の 3 つの軸のうち $\bm{u}_y$ だけを取り上げて説明しよう.$\bm{u}_y$ の XYZ 上の成分を X_{u_y}, Y_{u_y}, Z_{u_y}, 方向角を θ_{X_y}, θ_{Y_y}, θ_{Z_y} として示す.$\bm{u}_y$ は単位ベクトルであるので,X_{u_y}, Y_{u_y}, Z_{u_y} は成分であると同時に方向余弦であり,局所座標系の y 軸が定まる.

$$\cos\theta_{X_y} = \frac{X_{u_y}}{|\bm{u}_y|} = X_{u_y}, \quad \cos\theta_{Y_y} = \frac{Y_{u_y}}{|\bm{u}_y|} = Y_{u_y}, \quad \cos\theta_{Z_y} = \frac{Z_{u_y}}{|\bm{u}_y|} = Z_{u_y}$$

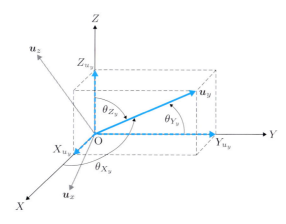

図 A–18　3 次元における局所座標系の回転表現

$\bm{u}_x$, $\bm{u}_y$, $\bm{u}_z$ は局所座標系を単位ベクトルで示している.図には全体座標系 (XYZ) 上での $\bm{u}_y$ の成分 ($X_{u_y}, Y_{u_y}, Z_{u_y}$) と方向角 ($\theta_{X_y}, \theta_{Y_y}, \theta_{Z_y}$) を示しているが,$\bm{u}_x$, $\bm{u}_z$ についても同様に考えればよい.

残りの x 軸あるいは z 軸の方向余弦のひとつが決まれば局所座標系の位置が定まるが，回転行列では 9 つの方向余弦により回転を表現する．

$$[R] = \begin{bmatrix} \cos\theta_{X_x} & \cos\theta_{X_y} & \cos\theta_{X_z} \\ \cos\theta_{Y_x} & \cos\theta_{Y_y} & \cos\theta_{Y_z} \\ \cos\theta_{Z_x} & \cos\theta_{Z_y} & \cos\theta_{Z_z} \end{bmatrix} = \begin{bmatrix} X_{u_x} & X_{u_y} & X_{u_z} \\ Y_{u_x} & Y_{u_y} & Y_{u_z} \\ Z_{u_x} & Z_{u_y} & Z_{u_z} \end{bmatrix}$$

この回転行列によって剛体の回転が完全に決まるが，必要な情報量に対してこの回転行列は情報過多であり，直観的理解が困難という短所がある．

フィルター

　測定値には，測定しようとする特性以外に，程度の差はあっても必ずノイズが混入する．そのノイズの周波数が，測定する特性には含まれないと仮定されるときには，フィルターによるノイズの除去が必要なことがある．高すぎる周波数の成分を減衰させるものをハイカットフィルター（ローパスフィルター），低すぎる周波数を減衰させるものをローカットフィルター（ハイパスフィルター），一定幅の周波数帯を残し，高域と低域を減衰させるものをバンドパスフィルター，特定の周波数帯域だけを減衰させるものをバンドストップフィルターという．種々の特性をもつフィルターが考案されているが，詳細は他書を参照していただきたい．

　歩行分析のキネマティクスでは，6 Hz 程度のローパスフィルターがよく使われる．特に微分を行って速度や角速度を求める場合には，高周波を含むデータの微分が現実とかけ離れた結果を生じるので注意が必要である．

索引

太字は詳細な解説がある頁

【数字】

3 次元座標計測装置　233

【あ】

圧縮性流体　188
圧力抵抗　206
アルキメデスの原理　193

【い】

位置　259
位置エネルギー　180
引力　19

【う】

運動エネルギー　179
運動学　98
運動の法則　147
運動力学　98
運動量　165
運動量保存の法則　169

【え】

永久ひずみ　39
エネルギー　238
遠隔作用　22
遠心加速度　138
遠心性収縮　175

【お】

オイラー角　**258**, 263
オイラーの運動方程式　216
応力　37

【か】

回転運動　**53**, 103, 216
回転行列　**109**, 262, 266, 290
回転軸　218
回転中心　104
解剖学的滑車　30
踵接地　161
踵接地期　35
角運動量　231
角運動量保存の法則　232
角加速度　**117**, 216
角速度　**117**, 217
角変位　103
角力積　231
加速度　114
加法の結合則　11
ガリレイ変換　123
カルダン角　**258**, 263, 266
慣性　146
慣性系　133, **146**
慣性抵抗　206
慣性による加速度　137
慣性の法則　146
慣性モーメント　216, **218**
関節空間　117
関節座標系　273
関節パワー　238
関節モーメント　233

完全弾性衝突　170

【き】

軌道　101
キネティクス　98
キネマティクス　98
逆運動学　107
逆運動力学　99
逆行列　131, **292**
球座標　259
求心加速度　132
求心性収縮　175
行列法　260
極座標系　101
局所座標系　**104**, 261
筋モーメント　233
筋力測定法　211

【く】

偶力　**13**, 247
組立単位　21

【け】

結節軸　265
ケプラーの法則　99
蹴り出し　242

【こ】

弧　120
向心加速度　246
向心力　246
合成ベクトル　9

299

剛性率　40
剛体　**79**, 216
剛体の運動　216
剛体リンクモデル　**79**, 233
降伏点　39
合力　9
コリオリの加速度　142
コンパスモデル　176

【さ】

サイクロイド　120
最大静止摩擦力　32
座標変換　108
作用　**5**, 149
作用線　3
作用点　3
作用・反作用の法則　**6**, 149

【し】

仕事　**174**, 238
仕事の原理　**181**, 192
仕事率　**175**, 238
視座の変換　106
支持基底面　89
矢状面　176
指数　289
質点　146
質点系　**146**, 210
質量　**19**, 146
ジャンプ動作　105
重心　24
重心線　89
自由体　77
自由体図　234
自由歩行　161
自由落下運動　156
重力　18
重力加速度　21
重力補正　214
順運動学　107
順運動力学　99
冗長　109
衝突　168

【す】

垂直抗力　33

数値微分　115
スカラー　**9**, 278
スクワット動作　154
ストークスの法則　205
ずれ応力　40
ずれ弾性率　40

【せ】

静圧　200
静止摩擦係数　32
静止摩擦力　32
静力学　**31**, 46
接線加速度　134
接線速度　114, **124**
全体座標系　261
せん断応力　40
せん断弾性率　40

【そ】

相互作用トルク　244
相対速度　123
足尖離地期　35
速度　114
塑性　39

【た】

対数　289
ダイナミクス　98
単位行列　292
弾性　38
弾性エネルギー　182
弾性限界　39
単振り子　183

【ち】

力　2
力の合成　9
力の成分　9
力の分解　15
力のモーメント　53
置換積分　179
中立面　41
張力　28
直交座標系　100

【て】

底　289
定常流　197
手空間　117
てこの腕の長さ　55
転置　291

【と】

動圧　200
等角らせん　102
等尺性筋力測定法　212
等尺性収縮　175
等速性筋力測定法　213
動摩擦係数　34
動摩擦力　34
特異点　265, **270**
時計まわり　55
トルク　53

【に】

二重支持期　176
二重膝作用　240
ニュートン　21
ニュートン・オイラー法　218
ニュートンの運動方程式　**148**,
　216

【ね】

ねじり変形（ねじれ変形）　42
粘性　188, **205**
粘性抵抗　206
粘性率　205
粘稠性　205
粘度　205

【は】

ハイカットフィルター　297
破壊応力　39
パスカルの原理　191
ばね　181
ばね返り係数　169
ばね定数　47
パワー　238

反作用　**5**, 149
反時計まわり　55
バンドストップフィルター　297
バンドパスフィルター　297
反発係数　169
ハンマー投げ　139
万有引力　20
万有引力定数　20
反力トルク　250

【ひ】

非圧縮性流体　188
膝伸展筋力測定　212
ひずみ　37
左まわり　55
比例限界　39

【ふ】

フックの法則　38
フリーボディー　77
フリーボディダイアグラム　234
不良設定問題　109
浮力　193
分力　15

【へ】

平行軸の定理　**229**, 247

平行四辺形の法則　10
並進運動　53, **103**, 216
並進運動と回転運動の比較　217
ベクトル　**9**, 278
ベルヌーイの定理　200
変位　103

【ほ】

方向　4
方向角　261
方向余弦　**262**, 294
放物運動　150
歩行　161

【ま】

曲げ変形　40
摩擦抵抗　206
摩擦力　32

【み】

右手系　258
右まわり　55

【む】

向き（orientation）　259
向き（sense）　4

【も】

モーメントアーム　55

【や】

ヤコビアン　131

【ゆ】

床反力　**6**, 154
床反力計　**154**, 233

【り】

リーチ動作　109
力学的エネルギー保存則　182
力積　166
流体　188
リンクセグメントモデル　234

【れ】

連続の式　198

【ろ】

ローカットフィルター　297

力学で読み解くからだの動き
動作理解のための基礎バイオメカニクス

発　　　行	2019 年 5 月 30 日　第 1 版第 1 刷 Ⓒ
編　　　著	関屋　昇
発 行 者	青山　智
発 行 所	株式会社　三輪書店
	〒113-0033　東京都文京区本郷 6-17-9　本郷綱ビル
	TEL 03-3816-7796　FAX 03-3816-7756
	https://www.miwapubl.com
装　　　丁	中島美佳
組　　　版	株式会社ウルス
印 刷 所	シナノ印刷株式会社

本書の内容の無断複写・複製・転載は，著作権・出版権の侵害となることが
ありますのでご注意ください．

ISBN 978-4-89590-658-6 C 3047

JCOPY ＜出版者著作権管理機構　委託出版物＞

本書の無断複製は著作権法上での例外を除き禁じられています．
複製される場合は，そのつど事前に，出版者著作権管理機構（電
話 03-5244-5088, FAX 03-5244-5089, e-mail: info@jcopy.or.
jp）の許諾を得てください．